petite philosophie de la chirurgie

© *Éditions Michalon 2006*
Collection *encre marine*
dirigée par jacques neyme
ISBN 2-84186-340-9

philippe hubinois

petite philosophie
de la chirurgie

présentation de pierre magnard

encre marine

Sommaire

Présentation

Quelle salutaire réflexion que celle qu'opère sur lui-même un chirurgien-philosophe, sentant l'urgence de revenir aux sources de son art, pour en juger et contenir les tentations prométhéennes d'aujourd'hui ! La médecine aurait-elle cessé d'être la servante de la nature pour la prétendre dominer, transformer, recréer ? Les techno-sciences auraient-elles accru les pouvoirs de l'homme au point qu'elles en auraient fait un démiurge ? C'est bien ce que semble exprimer ce geste – mais est-ce encore un geste – qui voudrait transcender l'espace, de la télé-chirurgic robotique devenue emblématique des dernières avancées de la pratique chirurgicale. Voilà qui cependant bouscule et bouleverse un savoir et un savoir-faire qui, depuis qu'il y a des hommes, étaient l'apanage de la main. Avec toute son expérience de praticien, sa très grande science, son exercice aussi de la réflexion philosophique, sa grande culture, Philippe Hubinois redécouvre pour nous cette vérité élémentaire que la chirurgie est une affaire de main : n'est-ce point la main qui explore, débusque le mal caché, apprécie la texture des tissus, évalue les possibilités d'intervention et en définitive

« opère » à tous les sens du mot ? La main est, à ce niveau, l'organe de l'esprit, elle touche, elle palpe, elle juge, elle décide, elle agit ; elle calme aussi, apaise, détend, soulage, titille, caresse, rassure et tranquillise. Le chirurgien pense avec sa main.

Il n'est pas le seul. Souvenons-nous du mot d'Anaxagore : « C'est la main qui a rendu l'homme intelligent ». La philosophie grecque en tirera la leçon, faisant du travail manuel le paradigme de l'activité mentale. Si connaître, c'est mettre en forme une matière brute, on connaît comme le menuisier fabrique des coffres, comme le potier façonne des jarres ou des amphores, comme le forgeron martèle des épées ; l'hylémorphisme aristotélicien sort de là ; mais il y a plus, la main ne modélise pas seulement le travail de l'entendement, elle nous révèle la nature même de la sensibilité. Tout est affaire de tact, à la faveur du diaphane, cet intermédiaire qui permet à la vue, à l'ouïe, à l'odorat et au goût d'entrer en contact avec leur objet. Voir c'est toucher des yeux et se laisser toucher ; entendre de même. Il n'est de sentir sans ce retour sur soi où le touchant éprouve qu'il est lui-même touché. Ce chiasme perceptif qui est, primordialement, vécu dans le toucher, fait en sorte qu'il n'est de perception qui n'implique ce retour sur soi : la main ne touche que parce qu'elle se laisse toucher.

Quel enrichissement pour le geste du praticien que d'en prendre conscience, que de découvrir qu'il ne doit sa prise sur le corps du patient que dans la mesure où il se laisse prendre par lui, actif et passif à la fois ! Ce retour de l'appréhension sur elle-même mesure l'emprise du malade sur son médecin. Quand l'action se fait passion, on ne sait plus qui a prise sur qui, tant les rôles se sont inversés. Patient et praticien échangent et vraiment coopèrent, agent et patient prennent la place l'un de l'autre.

A-t-on vraiment voulu suspendre cet échange ? Toujours est-il que le toucher a été peu à peu disqualifié au profit d'une vue armée de techniques toujours plus sophistiquées. La palpation, l'auscultation elle-même auront cédé la place aux approches « scopiques » qui sont autant de mises à distance, comme si la condition d'une investigation véridique était de différer toujours davantage le contact. L'intervention ne saurait être en reste ; elle se voudra aussi distante que possible. Comment en effet cette main, qui répugne à explorer, serait-elle habilitée à opérer ? On lui préférera la machine sans doute plus sûre, car il n'est pas de doute que le praticien qui la conduit trouve dans cette mécanisation de son geste une garantie de précision. Le bras du robot ne saurait trembler. Pourtant qui peut trembler peut aussi sentir et ressentir, gauchir son geste, en dévier le cours, imaginer une solution à une situation imprévisible. Infinie est la plasticité du geste de la main.

Sans remettre en cause les conquêtes de la robotique, Philippe Hubinois tient à mettre la chirurgie en garde du prestige du virtuel en lui rendant sa signification première par cette réhabilitation de la main qui en est la très humble et très noble ouvrière.

Pierre MAGNARD.

À mon Maître, le professeur Dominique FOLSCHEID
sans lequel ce livre n'aurait pu exister.
Mes chaleureux remerciements.

Introduction

« *Amour de la vie*, vie d'amour ». Ainsi parle Ingmar Granstedt, Suédois né en 1946, d'Etty Hillesum, qui a donné – avant de périr, à l'âge de 29 ans, après avoir consacré ses derniers mois, non pas à se « faire un nom » littéraire, ce qu'à l'évidence elle méritait mille fois, mais à aider l'humanité souffrante – un récit d'une lumineuse beauté, où domine la joie de vivre, en des temps barbares.

Le 3 juillet 1942, Etty Hillesum, quatorze mois avant sa disparition, note dans ses *Carnets* : « Je trouve la vie pleine de sens, oui, pleine de sens malgré tout, même si j'ose à peine le dire en société... Il faut se contenter d'être ». Ce qu'elle a su enseigner, c'est la manière de devenir toujours plus « soi-même », en aidant et « profitant » des autres, dans un dynamisme réciproque, malgré la rudesse des temps.

Nous qui avons l'infinie chance de ne pas connaître des temps aussi barbares, sommes confrontés cependant, tous les jours de nos vies, aux petits – et moins petits – problèmes de l'existence. Pour les professions de santé, ces petits problèmes – professionnels – prennent à la fois, depuis une dizaine d'années, le masque du *burn-out* et celui du *blues*. Et pourtant, l'adage d'Ingmar Granstedt devrait, en théorie, leur convenir parfaitement...

En ce début du XXIᵉ siècle, une bonne partie des praticiens médicaux « broie du noir », frappée d'apathie et de doute. Les spécialités chirurgicales et obstétricales paraissent particulièrement exposées. Ballottées qu'elles sont entre les demandes de « consommateurs » devenus « usagers des systèmes de santé », qui confinent à la demande de « perfection », et les risques propres de l'action directe sur le vivant, redoublés d'une judiciarisation et d'une pénalisation croissantes, que la juridicisation de l'activité, par la multiplication des textes de lois spécifiques à la médecine ne semble pas, jusqu'à présent, avoir su juguler.

Il est, pourtant, en chirurgie, des avancées techniques considérables. L'une d'elles est apparue, en chirurgie viscérale, il y a plus de quinze ans, et ne cesse de se développer : la cœliochirurgie, dite « chirurgie mini-invasive ». À la diminution de l'agressivité du geste opératoire qu'elle a permise, s'associe désormais la possibilité de faire entrer en jeu des robots-chirurgiens, dont la commande reste cependant humaine, en dehors de rares logiciels, encore expérimentaux, permettant de réaliser des fractions bien définies et parfaitement réglées de certaines interventions. Cette « nouvelle chirurgie », dont les avantages sont immenses pour les patients, pourra, dans un futur proche, être pratiquée à distance, et même à grande distance, dans des cas précis, grâce à de tels opérateurs artificiels.

La distanciation géographique patient-opérateur, puisque ce dernier reste en l'état nécessaire et incontournable, n'est cependant pas anodine. Ni au plan de l'éthique médicale, ni au plan de l'évolution organisationnelle de la spécialité. Non plus qu'au plan de la formation des chirurgiens, ni même au plan juridique. Elle invite à se demander si demain il n'y aura pas différents types de chirurgiens et différents types de chirurgies. Des techniciens hyper-spécialisés pour opérer à distance, d'autres pour poser les indications thérapeutiques, d'autres enfin pour assurer les suites opératoires. On ne pourrait plus parler alors de la chirurgie comme d'un « art » univoque, devant départager désormais le « travailleur de proximité » et le « travailleur de longue distance ». Sans d'ailleurs pouvoir toujours éviter l'emprise des médias, de la publicité, sur les évolutions, comme Jacques Ellul l'a montré il y a déjà presque trente ans.

C'est pour envisager les modifications de la profession, non plus de l'intérieur, mais autant que faire se peut de l'extérieur, tentant de regarder de l'autre côté du miroir, que le chirurgien a entrepris ici une approche décentrée de son métier. S'essayant d'abord à la description « phénoménologique » de l'acte d'opérer, après l'avoir replacée dans son évolution historique, depuis la Renaissance. Puis, par le détour des évolutions juridiques et judiciaires récentes, imposées de l'extérieur à la profession, tentant de retrouver le chemin d'une éthique en quelque sorte spécifique à cette dernière. Ce faisant, l'auteur a emprunté un chemin qu'on pourra dire « philosophique » si, comme l'écrit Nietzsche, « tout art, toute philosophie peuvent être considérés comme un remède et un secours au service de la vie en croissance, en lutte ». Vie en *lutte*, pour ne pas laisser les évolutions sociétales, parfois discutables, venir étrécir l'action, aussi indispensable demain qu'hier et aujourd'hui. Vie *en croissance*, parce que la chirurgie, au même titre que les autres spécialités médicales, a contribué, et contribuera demain encore plus, à un considérable accroissement de l'espérance de vie de nos concitoyens, ainsi qu'à l'amélioration de leur bien-être. À condition toutefois qu'elle sache « raison garder ».

Dans le passage de la chirurgie classique, « immédiate », à la chirurgie « mini-invasive », « médiate », « télévisuelle[1] », il y a deux temps : le premier, devenu routinier, est celui dans lequel l'opérateur n'introduit plus ses mains, au moins ses doigts, dans le corps du patient ; le second s'effectuera demain *à distance*, sans que l'ouvrier n'en garde alors forcément autre sensation que lointaine – géographiquement et affectivement – et ne ressente plus qu'à peine, de la présence d'un être réel, en « chair et en os », sur lequel il « travaille », la consistance des tissus, car il ne sera plus celui qui tient directement « l'outil », les pinces.

Ce qu'il faudra alors tenter d'apprécier, c'est si une telle modification de nature du geste chirurgical, désormais « délocalisé », pourra engendrer ou non une modification épistémologique de l'acte d'opérer, s'il aura ou non un « effet collatéral ». Ce qui sera « vu », en pareil cas, c'est l'intérieur du corps humain, dans lequel la caméra zoomera au

---

1. Le média télévisuel *im-médiatise* pourtant, lorsque l'on est dans la position de spectateur.

plus près de l'organe, de la portion d'organe à supprimer ou à « réparer ». Avec le risque que l'absence de « recul » ne fasse passer au second plan le « tissu » psychologique, social, professionnel, qui fait l'être entier, corps et âme mélangés. Restreignant peut-être aussi, à terme, la place de la parole, du regard, dans l'échange inter-humain. Bénéfice pour le patient, le chirurgien, les deux ?

L'engouement pour les techniques « sensationnelles », aussi vieux que la médecine, répond peut-être à la remarque de Jules Lagneau, selon laquelle l'espace est la marque de notre puissance, le temps la marque de notre impuissance. C'est pourquoi nous nous pencherons sur ces deux intuitions kantiennes fondamentales, intuitions pures *a priori* selon l'auteur, indépendantes du contenu sensoriel empirique, conditionnant toute connaissance sensible. Mais le temps n'est peut-être pas la condition formelle a priori de *tous* les phénomènes sensibles, en particulier de l'intuition d'espace. Du temps dépend la liberté de l'homme. De lui, en tant que son accès y est de l'ordre *du* métaphysique, dépend également la possibilité que la raison pratique ne soit pas un simple espace de connaissance scientifique, mais un espace de réflexion critique et d'action. Toute morale, toute éthique supposent liberté, qui n'y suffit pas. Il y faut encore, selon nous, responsabilité. C'est pourquoi il nous a paru utile de faire un détour par l'évolution juridique récente en matière médicale, et plus précisément chirurgicale. Considérant si celle-ci est compatible avec une quelconque marche vers le « progrès », conçu non pas comme purement technique, mais aussi social, « humain ». Nous n'hésiterons pas, pour cela, au moment où les électeurs européens mettent en cause l'élargissement de l'Union à rythme forcé, que les élites technocratiques leur imposent, sans qu'ils aient eu forcément le temps d'en appréhender tous les tenants et aboutissants, à tenter de comprendre pourquoi des variantes très disparates peuvent cœxister, du Nord au Sud de l'Europe, au plan des contentieux médicaux.

La vision humaniste du rôle du médecin est-elle en voie de disparition, confrontée qu'elle est de plus en plus au règne sans partage de la technique, aux notions d'efficience et de rentabilité ? N'est-ce pas parce qu'elle est en perte de vitesse, parce que l'éthique médicale se transforme, que la dérive judiciaire survient ? À mesure que la médecine devient plus efficace au cours des âges, elle évacue, plus ou moins délibérément, la considération de l'homme dans sa « globalité », de l'homme dans son milieu, pour envisager plus spécifiquement et plus modestement des problèmes organiques ciblés, sur lesquels elle peut agir de plus en plus aisément. Ce faisant, toute une dimension « ontologique » de la maladie disparaît du champ des préoccupations thérapeutiques. Est-ce une évolution sans conséquence ? Si on lui suppose des retombées négatives, est-il possible de l'enrayer ?

Y a-t-il entre la vision mécaniste de la médecine et la situation que décrivent les soignants, médicaux et paramédicaux confondus, celle d'une surcharge de travail, d'une absence de reconnaissance de leur fonction sociétale, d'une « dévalorisation » de leur profession – situation qui témoigne en fait du remplacement progressif chez eux du sentiment de responsabilité par un sentiment de culpabilité – un quelconque rapport ? Le développement d'une chirurgie robotisée, voire réalisée à distance, peut-il ou non aggraver les différends, par la modification du regard du praticien sur le patient, dans le secteur bien précis de la chirurgie viscérale ? L'ouverture des frontières européennes à de nouveaux membres peut-elle représenter un moment propice à la réflexion et à la réforme ? Une éthique médicale, ou à tout le moins chirurgicale, qui s'appuierait sur une « réécriture des arts de la loi », selon la formule de Pierre Legendre, est-elle possible ? À ces questionnements divers nous tenterons ici d'apporter réponse.

Il apparaît, en réalité, que l'évolution actuelle s'intègre dans une modification du *regard* des praticiens et du public lui-même sur la médecine. Celle-ci démarre avec le XVIᵉ siècle, s'accélère rapidement au passage du XVIIIᵉ au XIXᵉ siècle, et explose dans la deuxième moitié du XXᵉ siècle.

C'est pourquoi nous brosserons d'abord un rapide tableau historique de l'apparition de l'anatomie « scientifique » au XVIᵉ siècle, de sa diffusion au public grâce à la peinture et l'imprimerie, ainsi que des premiers véritables progrès de la chirurgie depuis les temps hippocratiques que cette nouvelle « science » autorise (I). Puis nous nous livrerons à la description du travail du chirurgien contemporain, dans ses versions « classique » et « mini-invasive » (II). Nous analyserons ensuite la notion de *sécurité chirurgicale* qui marque, de sa forte empreinte, les dernières années du XXe siècle (III), pour nous demander enfin s'il est possible, et si oui comment, de « penser » une éthique du chirurgien (IV).

Première partie

Petite histoire du corps chirurgical

*I*L N'EST PAS QUESTION ici de prétendre écrire ne serait-ce qu'un minuscule pan de l'histoire de la chirurgie. Tel n'est pas notre dessein. Bien plutôt est-ce de replacer certaines évolutions, peut-être certaines dérives, dans un courant de pensée. Nous ne remonterons pas pour cela à Hippocrate, sauf points de détail, mais à la Renaissance.

En préambule, insistons sur le fait qu'il n'est pas question non plus de prendre position dans un débat sans nuances entre technophiles et technophobes. Ce que l'on a souhaité, c'est prendre un peu de recul, tâchant de ne pas rester englué dans l'action, sans possibilité de regard critique. Un pas de côté, pour rechercher si l'évolution, en matière chirurgicale, est linéaire depuis quelques siècles, ou bien s'il y existe des ruptures de paradigmes.

Entre peinture et dissections anatomiques, du XVIe au XXe siècle, il nous a semblé que la façon qu'a chacun de « vivre son corps » s'était modifiée.

Les progrès de la science anatomique reprennent au début de cette période, facilités par la dissection de cadavres humains, qui avait disparu depuis presque quinze cents ans (I). La peinture accompagne ces changements, imprimant sur eux sa marque, les déterminant d'une part, les subissant de l'autre, maintenant sur la *scienza nuova* un regard critique

(II). Les connaissances progressivement acquises permettent, dès lors, le renouveau de la chirurgie (III). Depuis les temps hippocratiques et jusqu'alors, seules de rares « inventions » chirurgicales avaient vu le jour, la panoplie de l'école de Cos étant, ou peu s'en faut, aussi large que celle des chirurgiens-barbiers du Moyen Âge.

I. Anatomie et chirurgie

> « On se trompe cependant bien grossièrement, si l'on croit que les Médecins, quelque expérience qu'ils puissent avoir auprès des malades, soient dispensés de savoir l'Anatomie ; car ce n'est qu'à sa lueur qu'ils peuvent marcher avec quelque sûreté dans les routes ténébreuses de la Pratique. »
>
> Lieutaud, *Essais anatomiques*, 1776

« L'invention » de l'anatomie ou plutôt de la dissection anatomique « scientifique » est-elle simplement concomitante de la naissance de la médecine mécaniciste ou bien la prépare-t-elle, déterminant son apparition ? La naissance de l'anatomie et son développement ouvrent-ils la porte aux progrès de la chirurgie ? L'aura du chirurgien, qui de barbier devient un jour maître-chirurgien, est-elle parallèle au développement de l'anatomie ? Est-ce avec le début de la scopie que prend fin le règne de l'anatomiste, et conséquemment décroît celui du chirurgien ? Ou bien la scopie ne poursuit-elle pas plutôt l'œuvre entreprise par l'anatomie, prenant un jour sa place ? Ce sont là des questions qu'il nous semble judicieux de se poser et auxquelles nous tenterons de répondre.

Une première remarque : pendant cinquante ans environ, vers l'an 300 avant notre ère, apparaissent les premières dissections anatomiques. Et disparaissent quelques décades plus tard, pour ne resurgir qu'au XIIIᵉ siècle, environ quinze cent ans plus tard. Sans que pour expliquer cet intermède, d'autres explications que la proscription des Églises variées qui se succèdent au cours du temps ne soient fournies. En réalité, on ne peut retenir l'influence du christianisme, cause habituellement retenue par la suite, pour expliquer qu'à Alexandrie, sous le règne des Ptolémées, les dissections s'épuisent avec la disparition d'Hérophile de Chalcédoine et d'Érasistrate de Céos.

Deux facteurs, finalement, semblent y contribuer : d'abord l'opposition de l'école des Empiriques, qui juge la dissection inutile en médecine humaine, et pour qui seule compte la clinique ; d'autre part, l'expulsion des intellectuels, au milieu du IIᵉ siècle avant notre ère, par Ptolémée III Evergète. Peut-être aussi peut-on imaginer que les vivisections, concernant des condamnés à mort livrés par les autorités, autorisées et organisées sur une large échelle par les Dogmatiques, entachèrent à juste titre ces agissements, mais par extension également les dissections cadavériques, d'une ombre durable, à travers les siècles.

Ce n'est en tout cas pas la décrétale *Detestande feritatis* (se détourner de la cruauté, de la barbarie, des « mœurs de sauvages ») du pape Boniface VIII, le 27 septembre 1299, qui peut expliquer ce qui s'est passé au cours des siècles précédents. Texte qui d'ailleurs s'élève non pas contre la dissection anatomique mais contre la coutume de dépecer les cadavres des individus « solvables », décédés loin de leur domicile et dont il faut rapporter les ossements, tout en enterrant sur place les parties corruptibles, non transportables, ayant séparé les uns des autres.

Tout au long des XIIIᵉ, XIVᵉ et XVᵉ siècles, voire des siècles ultérieurs jusqu'à la Révolution française, c'est plus souvent le vol de corps fraîchement inhumés, en raison de la difficulté à obtenir des cadavres pour la dissection, qui sera formellement interdit et sanctionné.

L'influence de Roger Bacon (1214-1294), le « docteur admirable », théologien franciscain en partie formé à Paris, est en ce domaine d'une importance singulière. Considéré par certains comme un pionnier de la méthode expérimentale, parce qu'il conseille de s'affranchir de l'autorité scolastique en recourant à l'expérience, il invite à se préoccuper de l'*equalis complexio*, l'équilibre des éléments du corps, qui prévient la décomposition, et permet l'immortalité du corps « glorieux », ultérieurement. On voit mal comment le dépècement des cadavres aurait pu obtenir son assentiment. L'idée d'une résurrection de la chair, impossible en dehors de l'intégrité du corps, flotte indiscutablement sur les habitants des contrées européennes au Moyen Âge, au début de la Renaissance, et bien des siècles encore au-delà, justifiant qu'on se fournisse pour la dissection chez les condamnés à mort, voire les suppliciés, qui viennent d'être exécutés.

L'influence de Paul, utilisant la résurrection de Jésus pour obtenir plus aisément la conversion des païens est, dès la fin du Ier siècle de notre ère, quand à sa parole et son apostolat font suite les écrits de Luc qui l'accompagnait le plus souvent dans ses pérégrinations, une explication qu'il ne faut non plus négliger, pour comprendre la rareté des pratiques de dissection. « Et par cette parole : "à l'heure de la régénération", il a, sans aucun doute, voulu faire entendre la résurrection des morts. Car notre chair sera régénérée par l'incorruptibilité, comme notre âme est régénérée par la foi », écrit Augustin dans le Livre XX de *La Cité de Dieu*. Mais il ajoute cependant, presque aussitôt, que le corps « dévoré par les bêtes ou le feu » (celui des martyrs donc, en particulier) retrouvera son intégrité tout autant que les autres. On peut donc imaginer qu'au Moyen Âge, encore à la Renaissance, c'est plus l'effroi païen envers ce qui touche à la dépouille humaine – et fait par exemple le drame d'Antigone – que des interdits religieux, qui justifie l'ostracisme envers les dissecteurs et autres « détrousseurs de cadavres ».

L'analyse de Rafael Mandressi est qu'il y aurait « une correspondance significative entre la prégnance du dogme de la résurrection des morts dans les esprits et la présence ou l'absence de la dissection du cadavre humain dans le paysage du possible ; au moment où cette prégnance s'affaiblit, les dissections deviennent concevables et font irruption »[1]. Il n'est pas absolument certain que cette explication soit la bonne, si l'on en juge par les écrits des Pères de l'Église, en particulier ceux d'Augustin, rappelés plus haut. Si l'on en juge également par le fait que l'Église chrétienne n'a *formellement* interdit la dissection cadavérique, à

---

1. Rafael Mandressi, *Le regard de l'anatomiste*, Paris, Seuil, « L'univers historique », pp. 32-33.

des fins scientifiques en tout cas, que pendant à peine quatre-vingts ans, au cours des deux derniers tiers du XIII⁰ siècle.

Le pape Innocent III ordonne, dès 1209, des examens de cadavres, *post mortem*, par des médecins et des chirurgiens, pour rechercher la cause de la mort, à des fins *judiciaires* donc, plus que véritablement scientifiques. Ce qui ne doit pas surprendre, si l'on tient compte du fait que son chapelain est David de Dinant, philosophe aristotélicien, naturaliste, médecin et auteur d'un traité d'anatomie. Petit à petit, le droit canonique, confronté à la naissance, puis au développement des facultés de médecine (Bologne, Paris, Montpellier), commence à organiser les pratiques nouvelles, plutôt que de les interdire.

Avec la naissance de l'Inquisition pourtant, aux alentours de 1229, les temps deviennent difficiles pour les amateurs de dissections anatomiques justifiées par la *seule soif de connaissances nouvelles*. Innocent IV, le 15 mai 1252, légitime le recours à la torture, *ad extirpenda*, prêtant le matériel chirurgical aux bourreaux, interdisant concomitamment la pratique de la dissection, parce que le cadavre a droit à l'absolu respect dû à Dieu, quand les cris du corps vivant, soumis à la torture, ne sont que vociférations sataniques qui doivent « ouvrir l'esprit ». L'Inquisition plonge à nouveau l'Europe dans une régression médicale comparable à celle qu'elle a connue au Moyen Âge. Ce qui n'empêchera pas les premières dissections, *officieuses,* d'apparaître, selon Charles Singer, à Bologne, entre 1266 et 1275[1].

Les deux premières dissections cadavériques humaines longuement rapportées par écrit dans son *Anatomia* par leur auteur, Mondino de Liuzzi, professeur d'anatomie à Bologne, ont lieu en janvier et mars 1315, après un intervalle de quinze siècles environ, en Italie, pays où le statut des chirurgiens est proche de celui des médecins.

La *levée officielle* des interdictions de disséquer débute en Italie à Bologne, se poursuit à Padoue en 1341, Venise en 1368, Florence en 1388, Lérida en 1391, Vienne en 1404, Prague en 1460, Tübingen en 1485. Depuis 1340, « l'incision des défunts » est *tolérée* à Montpellier, puis officialisée en 1376 par Louis, duc d'Anjou (un corps de supplicié est remis

1. Rafael Mandressi, *Le regard de l'anatomiste, op. cit.*, p. 21.

33

à l'Université chaque année, dès ce moment). En Avignon même, les papes Clément VI, Innocent VI et Urbain V octroient annuellement à Guy de Chauliac les restes d'un condamné à mort.

Le médecin des papes en Avignon publie en 1363 *La grande Chirurgie*, où, en écho à Mondeville, il justifie l'anatomie par ses quatre utilités : « démontrer la puissance de Dieu, discerner les parties affligées, prévoir les futures dispositions du corps et guérir les malades »[1]. Si l'on passe outre les précautions d'usage à l'époque (la première utilité est un visa obligatoire), on constate que pour Chauliac, la guérison passe par l'observation des organes lésés, bien avant la naissance de ce que Michel Foucault dénommera ultérieurement « la médecine anatomo-clinique ». Élève de Bertuccio de Bologne, Chauliac rappelle que son maître procédait en quatre étapes, tenant compte de la vitesse de « dégradation » des pièces anatomiques, pour ses dissections *post mortem* : d'abord les organes abdominaux, ensuite ceux du thorax, puis les membres, enfin le « ventre supérieur », *id est* la boîte crânienne.

Il faudra attendre, en France, l'an 1407, soit plus de cent ans encore, pour que Jean Lelièvre, maître régent de la Faculté de médecine, « anatomise » l'évêque d'Arras, Jean Canard, découvrant chez lui un volumineux calcul de la vessie, et pour que cette autopsie soit relatée dans *Les commentaires de la Faculté de médecine de Paris*, officialisant ainsi la nécessité, parfois, de la dissection.

Le pape Sixte IV, dans une bulle de 1472, considère l'anatomie discipline « utile à la pratique médicale et artistique »[2]. À la fin du XVe siècle, « les anatomies en plein air sont déjà des cérémonies publiques, des formes morbides de spectacles drainant un auditoire fasciné de notables »[3]. L'attrait pour des scènes jugées sacrilèges peu de temps auparavant, existe bien, dès cette époque, comparable en quelque sorte – bien qu'il s'agisse ici du cadavre, là du corps en vie – à l'attrait pour les exécutions capitales et les supplices variés.

Clément VII, dans le premier tiers du XVIe siècle, autorise formel-

---

1. Cité par David Le Breton, in *La chair à vif*, Paris, Métailié, 1993, p. 58.
2. *Ibid.*, p. 41.
3. *Ibid.*, p. 57.

lement l'enseignement de l'anatomie, jusqu'alors simplement toléré. À Salamanque, où la chaire d'anatomie est créée en 1551, la faculté de théologie proclame que « la dissection de cadavres humains sert des propos utiles et que par conséquent elle est permise aux chrétiens de l'Église catholique »[1].

En 1532, Charles Quint fait voter une *constitutio criminalis*, qui fait de l'examen judiciaire du cadavre par les médecins une étape essentielle de la procédure de justice. C'est le début de ce que l'on nommera plus tard « l'expertise judiciaire ». Henri IV, à l'aube du XVIIe siècle, établit une liste de chirurgiens autorisés, dans chaque localité, à anatomiser les cadavres suspects et rédiger un rapport d'autopsie. En 1555, le roi autorise les chirurgiens à se servir de certains cadavres aux fins de recherches anatomiques. Mais si l'on excepte quelques cas isolés, la dissection se borne encore à un inventaire organique de l'intérieur du cadavre, la parole du maître reproduisant celle des Anciens, spécialement celles de Galien et d'Avicenne. Dans une miniature illustrant le traité de Guy de Chauliac, le *magister* est représenté à distance du cadavre, disséqué par deux barbiers. Il tient en main un ouvrage de Galien et désigne d'une longue baguette les organes intra-thoraciques et intra-abdominaux, à mesure qu'il les découvre dans le texte magistral et que les barbiers les exhibent.

C'est à Vésale que l'on doit, au milieu du XVIe siècle, la défense la plus inspirée de l'anatomie. Il n'hésite pas à la qualifier de « branche de la philosophie naturelle », insistant sur la nécessaire prise en main des dissections par les anatomistes eux-mêmes, seule façon à son sens de progresser dans la connaissance, quitte à rectifier certaines erreurs des Anciens. C'est pour lui la seule méthode permettant d'acquérir légitimité. Simultanément, après Léonard de Vinci (Vésale aurait pu avoir connaissance de ses dessins d'anatomie par Francesco de Melzi, et les artistes de la *Fabrica* s'en inspirer), Michel-Ange, et la plupart des peintres italiens de l'époque (Titien, Raphaël, Cellini, entre autres), s'adonneront à la dissection, aux fins de connaissance artistique.

En 1678, Malebranche écrit, dans *De la recherche de la vérité* : « Il

---

1. Cité par David Le Breton, *ibid.*, p. 44.

est bon que plusieurs personnes s'appliquent à l'anatomie, puisqu'il est extrêmement utile de la savoir, et que les connaissances auxquelles nous devons aspirer, sont celles qui nous sont les plus utiles »[1]. Les séances de dissection prennent place d'ailleurs, en Italie parfois, mais très régulièrement aussi en pays protestants, dans les lieux de culte, la table d'anatomie prenant alors la place du maître-autel.

La recherche de cadavres pour la dissection devient cependant si difficile avec le temps qu'on verra, au siècle des Lumières, Diderot, isolé il est vrai, s'inscrire en faveur d'une « loi qui défendît l'inhumation d'un corps avant son ouverture », en faveur également de la vivisection : « Je ne voudrais être ni Chirurgien, ni Anatomiste, mais c'est en moi pusillanimité ; et je souhaiterais que ce fût l'usage parmi nous d'abandonner à ceux de cette profession les criminels à disséquer, et qu'ils en eussent le courage. De quelque manière qu'on considère la mort d'un méchant, elle serait bien autant utile à la société au milieu d'un amphithéâtre que sur un échafaud ; et ce supplice serait tout au moins aussi redoutable qu'un autre »[2]. L'esprit des Lumières, ou la nécessité du supplice, le plus redoutable possible pour les criminels, et pourquoi pas la vivisection, qui servirait la science anatomique, à condition que certains aient le courage de s'en charger…

Sans se laisser aller à ces excès, l'*Encyclopédie* recensera six raisons qui montrent la nécessité « universelle » de connaître l'anatomie, que l'on soit médecin, chirurgien, philosophe, magistrat, peintre ou sculpteur, ou bien simple citoyen, pour « être éclairé sur les moyens de se bien porter, de prolonger sa vie, d'expliquer plus nettement le lieu, les symptômes de sa maladie, quand on se porte mal ; de discerner les charlatans ; de juger, du moins en général, des remèdes ordonnés ».

Le siècle des Lumières fait donc de l'anatomie la panacée, au sens presque mythologique du terme. Avant lui déjà, sont apparus, dès le XVIe siècle, des locutions telles que « faire l'anatomie » d'un système ou

---

1. Malebranche, *De la recherche de la vérité*, Livre IV, chapitre VII, 4ème édition, Paris, André Pralard, M. DC. LXXVIII, p. 255.
2. *Encyclopédie*, t. I, art. "Anatomie", p. 410, cité par Rafael Mandressi, *Le regard de l'anatomiste*, *op. cit.*, p. 191.

d'une œuvre d'art pictural, ainsi que le terme anglais *anatomies*, pour des ouvrages qui poursuivent la vérité, démontent les systèmes d'écriture et de philosophie, décortiquent telle maladie de l'âme (*The Anatomy of Melancoly*, Robert Burton, 1621). Le *Novum Organum* de Francis Bacon (1620) consiste, selon son propre auteur, en une « dissection et une très diligente anatomie du monde » (aphorisme CXXIV).

L'intérieur du corps, ses merveilles, intéressent tout un chacun, et pas seulement les professionnels, comme en attestent les séances de dissection du Jardin du Roi Louis XIV à Versailles. Le Roi-Soleil les souhaite ouvertes à tout un chacun. Diafoirus propose à sa fiancée Angélique de venir voir, pour se divertir, la dissection d'une femme. Toinette[1], la servante, considère que « donner une dissection est quelque chose de plus galant » que de « donner une comédie à sa maîtresse ». La dissection mondaine des XVIe, XVIIe et XVIIIe siècles est bientôt remplacée, vers la fin du XVIIIe siècle, puis au XIXe, par les magasins de curiosités et les modèles de cire, moins cruels, plus durables. Mais le modèle anatomique, aux plans méthodologique autant qu'esthétique, sera vulgarisé, étendu à de nombreux domaines, grâce aux gravures, tableaux, ouvrages céruloplastiques, jusqu'à être immortalisé, au début du XXe, par l'invention du cinématographe. « Ouvrez quelques cadavres, vous verrez aussitôt disparaître l'obscurité que la seule observation n'avait pu dissiper », écrit Xavier Bichat en 1800, définissant la méthode anatomo-clinique, qui « consiste à lier les signes du paysage clinique et les lésions constatées *post mortem*, codées par le discours médical. »[2]

Il n'est sans doute pas anodin que Friedrich Hegel écrive, dès les prémices de la *Préface de la Phénoménologie de l'esprit*, en mars 1807, pour distinguer la philosophie des autres disciplines :

> « En outre, dans ce genre d'agrégats de connaissances, qui ne porte pas, et à bon droit, le nom de science, il n'y a pas de différence, [habituellement], entre un entretien sur la fin poursuivie et autres généralités de même espèce,

1. Molière, *Le malade imaginaire*, acte II, scène V.
2. Roland Gori, Marie-José Del Volgo, *La santé totalitaire*, Paris, Denoël, « L'espace analytique », 2005, p. 29.

et la façon historique et non conceptuelle de parler du contenu proprement dit, de tels nerfs, de tels muscles, etc. »

Ce qui signifie qu'en anatomie, modèle de la connaissance empirique, il n'y a pas de contradiction entre l'exposé général et abstrait des fins, qui peut être d'emblée annoncé, et le développement juxtaposant des exposés particuliers successifs. Alors qu'en philosophie, la fin ne se peut découvrir, pour l'auteur, qu'après que le développement a été mené dans son intégralité, l'universel englobant le particulier. Hegel s'attaque donc à *la* « science » à la mode, pour montrer que les philosophies qui procèdent par jugements disjonctifs sont inadéquates à l'exposition du vrai philosophique, par opposition au vrai empirique, par exemple au vrai anatomique, exprimable en une succession de planches dessinées, plus ou moins indépendantes les unes des autres.

L'âge d'or de l'anatomie est, selon nous, atteint à ce moment où, parallèlement, se développent l'hégélianisme et les philosophies du soupçon, qui en découlent.

Ce bref survol de « l'histoire de l'anatomie » nous paraît pouvoir expliquer, au moins en partie, les heurs et malheurs du chirurgien, du XVIᵉ au XXᵉ siècle. À mesure qu'apparaît et se développe l'anatomie, qui enflamme sans tarder le monde des arts, puis la société dans son entier, la place du chirurgien se fait plus grande, le détachant progressivement de l'étiquette de *barbier*, rompu aux soins des phanères et au traitement des plaies et bosses. La révolution anatomo-clinique renforce encore sa position, l'attrait pour la classification *post mortem* des lésions et pour le « visionnage » de l'intérieur du cadavre ne pouvant qu'en faire un praticien important.

Mais en retour, les progrès de la chirurgie, sans cette banalisation de la dissection, auraient été difficiles, voire impossibles, comme en atteste la longue léthargie de la discipline, entre Hippocrate et Ambroise Paré.

À l'orée du XXᵉ siècle pourtant, la radiographie fait un premier pas vers la désopacification du corps humain. L'échographie, le scanner, la résonance magnétique nucléaire emboîteront son pas. Plus n'est besoin d'ouvrir ; l'anatomie n'a plus de secret pour les rayons X et les ultrasons, les lésions sont décrites sans qu'il ne soit besoin d'aller y regarder de très près. Plus de tache aveugle, tout est vu, tout est su. La pulsion scopique, qui n'est pas nouvelle, installe durablement son règne. Vision sans toucher, et chaque fois que l'on peut voir sans ouvrir, l'opérateur perd une part de son pouvoir. Explication ici peut-être, au moins partielle, du lent déclin de la chirurgie par rapport aux disciplines non « invasives », après cent cinquante ans de domination chirurgicale, vers la fin du XXᵉ siècle. Et de l'apparition de la chirurgie mini-invasive qui – nouveau renversement – regagnera quelques onces du pouvoir perdu.

Dans la résurgence de l'anatomie à la Renaissance, il est pourtant deux entités bien distinctes : *l'anatomie scientifique*, celle de Vésale, que nous aurons l'occasion de revisiter, et *l'anatomie artistique*, celle des peintres si inventifs de Florence, Rome et Venise. Et celle-ci va contribuer, à son tour, à la modification du regard que l'Européen, dès lors, portera sur son corps.

II. Histoire de corps

Les tableaux sont immenses, à l'*Accademia* de Venise, qui « racontent » sainte Ursule. Et le recul parfois insuffisant, pour en prendre l'exacte mesure, bénéficier des couleurs, de la construction, pour en rechercher le sens caché. Celle des neuf toiles qui peint le supplice de la jeune promise et celui des onze jeunes filles qui l'accompagnent dans son périple au retour d'Italie, est sans doute réalisée entre 1490 et 1496, par le peintre Vittore Carpaccio. Massacrée par les Huns à Cologne, tel est le destin de la suite de la princesse bretonne venue, dit-on, en pèlerinage à Rome, pour que son fiancé anglais se convertisse au catholicisme.

Ce n'est pas le plus célèbre des tableaux de Carpaccio que conserve la Sérénissime, tant *L'arrivée des ambassadeurs anglais*, à la construction géométrique savante et parfaitement équilibrée, chatoyant du rouge vif des brocards dorés du premier plan et du rose des bâtiments de l'arrière-fond central, semble l'effacer. *La Sainte Conversation*[1], dont Salvator Dali, forcément, semble s'être inspiré, ou *La Déploration du Christ*, visible à Berlin, le relèguent au second plan, de même que *La prédication de saint Étienne*, pour laquelle on parlera de « révolution carpaccienne »[2].

Pourtant, le cycle de sainte Ursule, ici, importe plus. Pour la manière dont la tuerie est mise en scène, que la couleur, en particulier le fameux rouge Carpaccio[3], rendrait presque esthétique, malgré la violence. Un rouge que les restaurations font apparaître immensément lumineux, et qui n'est qu'à la marge utilisé pour peindre le sang, celui-ci à peine suggéré, malgré le réalisme de la scène. Rouge qui enflamme, à l'opposé, les riches atours des meurtriers, leurs brocards, leurs manteaux, leurs pantalons. Dont celui de l'archer du premier plan, au milieu du tableau, justaucorps d'argent et d'or, pantalon rouge, carquois noir et doré, qui s'apprête à transpercer la sainte. Comme si l'on sublimait la violence, la déportant des blessures vers les meurtriers.

Le Caravage, cent ans plus tard, en 1610, dans *Le martyre de sainte Ursule*, traduira autrement l'agonie de la princesse, lui faisant un blanc visage de neige, des mains exsangues, crispées sur une flèche à peine visible, enfoncée jusqu'à la garde dans sa poitrine. Ici encore, à peine un filet de sang autour du trait criminel. L'archer meurtrier, tyran de Cologne, visage rubicond, bestial, sanguinaire, porte, comme chez Carpaccio, un justaucorps rouge, sous l'armure, concentrant sur lui une bonne partie de la violence de la scène.

Entre les deux tableaux, Vésale a publié, en 1543, *De corporis humani fabrica*, « inventé » la méthode expérimentale fondée sur la dissection. La blancheur des mains et du visage de l'héroïne du Caravage semble inspirée de celle des corps disséqués…

Au XXe siècle, *L'homme-carpaccio*, c'est le nom d'une série de coupes anatomiques, réalisées en 1993, avec son assentiment, sur le corps d'un condamné à mort, dans le cadre du *Visible human project*, banque

---

1. Le tableau est visible en Avignon, au musée tout proche du palais des Papes.
2. Michel Serres, *Esthétiques sur Carpaccio*, Paris, Hermann « Savoir sur l'art », 1975, p. 99.
3. C'est en hommage à la couleur rouge vif utilisée par l'artiste que naît le mot *carpaccio*, pour désigner la spécialité culinaire faite de fines lamelles de bœuf cru macérées dans l'huile d'olive.

de données de l'*U.S. library of medicine*, destinée à permettre l'exploration dans les trois plans d'un corps d'homme. Coupes en fines lamelles d'un millimètre d'épaisseur, comme on en réalisait déjà depuis longtemps en anatomie, pour l'enseignement des étudiants en médecine, et d'eux seuls. Tradition qu'avait par ailleurs, dès le début du XXe siècle, instaurée le docteur Doyen. Doyen invente un système de projection cinématographique à partir de coupes opaques bidimensionnelles pouvant être disséquées en direct devant un auditoire nombreux, qui génère une impression de profondeur, laquelle permet aussi de peaufiner l'analyse des radiographies. Quelle différence avec le « corps transparent » du *Visible human project* ? La suivante : tout autant pour les coupes anatomiques universitaires, conservées d'abord dans le formol, puis incluses dans des plastiques variés, que pour les planches du docteur Doyen, la diffusion est scrupuleusement limitée, au moins en théorie, à un public spécialisé de médecins et d'étudiants en médecine. Avec *L'homme-carpaccio*, d'un simple clic de la souris, chacun peut désormais voyager dans l'écorché de son prochain, dans un « écorché sériel », qui n'a plus rien de l'écorché d'anatomie que les peintres ont si souvent représenté[1]. Chacun peut y voyager, qu'il soit anatomiste, médecin, soignant, ou bien même simple internaute intéressé par le dedans du corps humain, en une pulsion pour visionner ce qui nous réunit, hommes de tous pays et de toutes conditions, internautes et condamnés à mort.

S'agit-il pour autant d'une information scientifique que tous doivent pouvoir acquérir, ou bien y a-t-il là quelque voyeurisme, qui pousserait l'homme du XXIe siècle à rechercher la vision directe de scènes plus ou moins morbides ou d'interventions chirurgicales parfois sanglantes ? Il semble exister un déplacement, de Carpaccio à *L'human project*. Ce n'est plus le meurtrier qui est sanglant, c'est la scène observée tout entière, comme si la responsabilité du premier disparaissait plus tard, diluée dans

1. Léonard de Vinci procéda lui-même à la dissection de plus de trente cadavres entre 1490 et 1510, réalisa des coupes sériées d'organes ainsi que leur reconstitution tridimensionnelle, mais il en cryptait en miroir les reproductions dans ses *Carnets*, ce qui bien sûr en interdisait la diffusion. Les deux cents cahiers manuscrits et leurs 1500 dessins restèrent pratiquement inconnus jusqu'au début du XXe siècle. La connaissance de l'anatomie fait partie de la formation du peintre : « Les muscles, ce sont mes amis », disait Ingres.

la seconde. Une similitude pourtant : comme les théâtres d'anatomie du XVIᵉ siècle, les coupes anatomiques du XXᵉ siècle voient leur auditoire progressivement s'élargir, des spécialistes aux amateurs, du docteur Doyen à *L'human project*. L'attrait pour les scènes morbides est une constante au cours des siècles, comme le montrent la saga des dissections anatomiques à la Renaissance et l'influence qu'elles exercent sur les artistes de l'époque. En Italie aujourd'hui, des chaînes de télévision « offrent » à des candidats volontaires des interventions chirurgicales, à condition qu'elles soient intégralement filmées. Volontaires qui n'ont pas véritablement le choix, et dont les « images » serviront à faire grimper les taux d'« écoute ».

Mais si l'attrait pour le morbide est consubstantiel à l'homme, ce qui a changé, s'est amplifié désormais, c'est l'utilisation commerciale, grâce à la diffusion télévisuelle à l'échelle de la planète, de telles scènes, filmées pour être diffusées, en *live* ou en différé, à des milliers de téléspectateurs. On pense à Heidegger qui, soulignant que l'homme doit « veiller au secret de l'être », l'invite également « à préserver *l'inviolabilité du possible* »¹.

De Carpaccio à *carpaccio*, il se pourrait qu'on soit passé d'une représentation sublimée de la mort et du supplice, idéalisée, mythifiée, pathétique, à une autre, infiniment plus réaliste, désacralisée, « chirurgicale »… En passant par le dévoilement de l'intérieur du cadavre, avec la médecine anatomo-clinique du XIXᵉ siècle, puis le dévoilement en direct, sur les circuits de télévision, du vivant en train d'être opéré, au XXIᵉ siècle.

Il y a sans doute une autre différence entre la représentation du supplice dans l'Italie de la Renaissance et les scènes filmées ou télévisées qu'on projette de nos jours : la disparition de la narration de « l'histoire » individuelle, du récit historique d'une vie, que racontait la fresque, florentine ou vénitienne. Du condamné à mort de *L'human project*, on ne saura jamais rien, visionnant des planches anatomiques sans spécificité. Sans que ce visionnage ne permette à la pensée, à la réflexion, d'introduire, en cours de projection extemporanée, des questionnements sur le bien-fondé des images « reçues ». De ce condamné à mort, de cet

---

1. Martin Heidegger, *Essais et conférences*, Paris, Gallimard, « Tel », 1980, p. 114. C'est nous qui soulignons.

individu singulier et irremplaçable, *L'human project* ne nous dira un mot, non plus que le film cœlioscopique en *live*, qui jamais ne dézoome, de l'organe opéré vers l'individu dans son originalité, son « histoire ». Le pan de vie, que racontait le tableau carpaccien, semble avoir disparu avec la fin de la Renaissance.

Influence sans doute, en ce *cinquecento*, du Florentin Leon Battista Alberti et de son *De pictura* de 1435, qui invente la perspective, laquelle se déploie à partir de la place (l'*agora* grecque), où se déroule l'*historia*, l'histoire que l'on peint et raconte, dans l'espace et le temps, qui prouve que l'homme n'est pas qu'un animal, n'est pas qu'un corps. Perspective, forme symbolique, présente dans l'Antiquité gréco-romaine, absente au Moyen Âge, et qui réapparait dans les Flandres et l'Italie du XVe siècle. Et que l'anatomie de Vésale ne remet, selon nous, nullement en question. Car l'objectif de Vésale est *la* connaissance, la seule et « vraie » connaissance scientifique, qui demande à être confirmée par la dissection, bien loin de la sempiternelle répétition stérile des traités antiques, « récités » et transmis sans la moindre remise en question, aux temps moyenâgeux.

Il ne s'agit pas encore avec lui du corps-machine, celui que La Mettrie, après Descartes, décrira, en 1748, quelques années après que Vaucanson aura construit son *Joueur de flûte traversière* (1737) et son *Canard* (1738). Corps-machine qu'il suffit de disséquer pour le comprendre, comme le fonctionnement de l'automate est expliqué par ses rouages internes, vis, poulies et ressorts mélangés. Un corps qui n'a donc rien, pour l'instant, en ce XVIe siècle, de l'artifice. Canguilhem a montré que les tentatives d'explication *mécanique* des fonctions de la vie apparaissent au XVIIe siècle, et pas avant, avec la construction des premiers automates. Il les rattache à l'école des iatro-mécaniciens, fondée par Borelli, lui-même directement influencé par Descartes, plus que par Galilée. Même si, pour lui, c'est en réalité Aristote, plus que le médecin espagnol Gomez Pereira au XVIe siècle, qui est le véritable précurseur de la théorie cartésienne de l'animal-machine[1].

Daniel Arasse fait de la résurgence de « l'*historia* », de la remise de

---

1. Aristote assimile les mouvements animaux à ceux des catapultes de guerre. Voir sur ce point Georges Canguilhem, *La connaissance de la vie*, Paris, Vrin, 2003, pp. 133 sqq.

l'individu au centre du monde, un signe de *commensuratio* du monde[1], de mesure de celui-ci à l'aune de l'homme, de géométrisation de l'espace et du temps. L'unité de lieu toutefois (le tableau) n'est pas unité de temps ni d'action, comme en atteste le *Martyre de sainte Ursule* de Carpaccio, qui décrit trois scènes différentes de la vie de la princesse, espacées dans le temps, mais réunies dans une même œuvre picturale.

En presque exactement cinq cents ans, du XVIe siècle au XXe siècle, le corps, après la mort, est progressivement déshabillé, privé des riches coloris de l'artiste[2], qui ne font que suggérer les signes de la blessure mortelle, et sont remplacés par les couleurs infiniment moins variées et plus monomorphes de l'écorché. Plus tard, il est même déshabillé de son vivant, *l'intérieur humain en voie de réparation* se donnant à voir dans toute sa crudité et sa nudité intégrales. Plus de simulacre, la raideur du vécu, une possibilité de voyeurisme, d'instinct morbide. « Un biologiste à la télévision sort d'un bocal le cœur humain et le montre à des millions de ses semblables. Sait-il qu'il assassine une métaphore ? »[3], écrit Pierre Legendre.

Simone Weil parlait d'« un tableau tel qu'on puisse le mettre dans la cellule d'un condamné à l'isolement perpétuel, sans que ce soit une atrocité, au contraire ». Qui, en pareil cas, choisirait un autoportrait

1. Voir Daniel Arasse, *Histoires de peintures*, Paris, France Culture-Denoël, 2005, p. 46.
2. Lorsque l'on admire à l'*Accademia* les tableaux récemment restaurés de Carpaccio, on se rend compte que le rouge « Carpaccio » est un rouge éclatant, immensément lumineux, un rouge vermillon, et pas ce rouge grenat que l'on observe parfois de nos jours sur ses tableaux, qui n'est sans doute dû qu'à l'oxydation progressive des pigments de la couleur utilisée au cours de restaurations antérieures, peu respectueuses des originaux. Vermillon, vermeillon, vermeil, c'est l'écarlate (*scarlata*, draps aux couleurs vives) de la teinture extraite de la cochenille du chêne (*vermis*, ver en latin, d'où vermiller et vermillonner, quand pullulent les vers, en vieux français), qui sera remplacée plus tard par le sulfure de mercure naturel. Le vermeil du visage (et des atours chez Carpaccio), comme l'or tirant sur le rouge de la vaisselle royale. Du ver au sang et au mélange d'or et d'argent, étrange et pourtant logique voyage sémantique ! Un extrait naturel de cochenille plus chatoyant, malgré les années, dans la peinture du XVe et du XVIe siècles, que le minerai utilisé plus tard, au XVIIIe siècle, par exemple ? (Carpaccio *versus* Tiepolo ?).
3. *La fabrique de l'homme occidental*, Arte, « Les mille et une nuits », 2000, p. 28. Il s'agit là du cœur du supposé Louis XVII, conservé en la basilique de Saint-Denis, et dont les historiens se demandaient s'il appartenait certainement à ce fils de Louis XVI, mort jeune, de privations, à la prison du Temple.

« écorché » de Francis Bacon ? Qui choisirait le *Visible human project* ? Un objet d'art doit-il être nécessairement beau ? Si oui, un corps « estropié », mutilé volontairement ou pas, peut-il être beau ? On concevrait, sans trop de peine, qu'un condamné puisse choisir lui-même un tableau de Zoran Music, portant témoignage de sa vie à Dachau. Mais si l'on devait lui en procurer un, il semblerait plus charitable de privilégier ses tableaux abstraits des années soixante, où les ôcres-rouges inspirés de Venise permettent de rendre supportable le souvenir, à force d'abstraction.

La Renaissance semble démarrer par une *révolution du regard*, l'art précède et enveloppe la science naissante. Il se fait esthétisme, mais aussi raison, contrôlant de son œil critique d'éventuels débordements savants. Léonard de Vinci recherche dans ses anatomies figurées, dans ses anatomies comparées, l'harmonie de la forme, les proportions magiques, l'élégance. Aussi la connaissance, universelle. Pour voir, il faut regarder, « ce dont rendront témoignage les 120 livres qu'[il a] composés sans être arrêté ni par la cupidité, ni par la négligence, mais seulement par le temps »[1].

Mais où s'arrête la science, où commence le morbide ? Dans les premières pages de *Surveiller et punir*, Michel Foucault décrit minutieusement l'effroyable supplice du parricide Robert-François Damiens, dont la conduite fut en quelque sorte exemplaire, à l'heure de sa mort lente, en dépit de son horrible crime. Cent ans plus tard, les supplices ont disparu du droit pénal, mais sans doute pas l'attrait morbide de certains (chacun d'entre nous ?) pour le sang et l'écartèlement des chairs. Et si l'on a dit que la Faculté de médecine avait contribué à retarder au maximum la diffusion des films chirurgicaux du docteur Doyen, hors l'enceinte des spécialistes, on voit bien, comme le rappelle Nathalie Ruaux, que des expositions tel *Le corps mutant*, des expériences semblables à celle de l'artiste Orlan, qui s'est, à sept reprises, faite « opérer » sans aucune indication médicale, considérant que son corps est le matériau privilégié de son art, rallument un certain « goût » du supplice visionné en direct ou bien observé à travers le prisme de la peinture, en nos temps dits post-modernes. Ainsi Marc Quinn, artiste anglais âgé de 41 ans,

1. A. Velter, Marie-Josée Lamothe, *Les outils du corps*, Milan, « Hier et demain », 1978, p. 133.

recueille en quatre mois quatre litres et demi de son propre sang, pour en emplir, après l'avoir congelé, un moulage de sa tête, dans un « auto-portrait » nommé *Self*. Les peintres, après l'invention de la radiographie en 1895, avaient déjà cédé à de telles sirènes, Frantisek Kupka expliquant par exemple que « l'art consiste à faire de l'invisible une réalité visible »[1]. De là à qualifier d'art un film de cœlio-chirurgie diffusé en *live*, il n'y aurait qu'un pas… Pourtant, « voir quelque chose, et saisir proprement du regard ce qu'on voit sont deux choses différentes. Saisir du regard veut dire ici : pénétrer du regard ce qui, de la chose vue, tourne vers nous son regard proprement, c'est-à-dire comme étant *ce qu'elle a de plus en propre* »[2].

Quand Vésale fait paraître à Bâle, en 1543, son traité d'anatomie en sept livres et 700 pages, c'est un groupe d'élèves du Titien, à Venise, qui en réalise les 300 planches d'illustration, gravées sur bois[3]. Et le résultat est à la mesure de l'art consommé des peintres, pour « mettre sous les yeux de tous les savants médecins l'œuvre de la Nature, comme s'ils se trouvaient devant un corps disséqué »[4], écrit le grand médecin. Niant l'existence d'une communication entre les deux ventricules cardiaques, niant le caractère bicorne de l'utérus (un côté pour les filles, un côté pour les garçons), chers à Galien et jamais questionnés jusqu'à lui, Vésale pourtant s'arrête là où finit la description purement anatomique. Le fonctionnement mécanique du cœur le jette dans l'embarras, bien qu'il l'imagine, semble-t-il, très différent de ce qu'en disait Galien. « J'hésite à tenter, écrira-t-il, une description complètement nouvelle des fonctions du cœur. »[5] En 1543, Vésale a 28 ans. Il a donné l'essentiel de son œuvre.

1543, c'est très exactement l'année où Copernic publie, quelques

1. Cité par François Dagognet, *Pour une philosophie de la maladie*, Paris, Textuel, « Conversations pour demain », 1996, p. 27.
2. Martin Heidegger, cité par André Préau dans *Dépassement de la métaphysique, Essais et conférences*, Paris, Gallimard, « Tel », 2004, p. 115, note n° 3.
3. On peut avoir une idée de ce qui était réalisé en page 297 de l'ouvrage d'André Velter, *Les outils du corps*, Milan, Hier et demain, 1978, où un écorché de dos (*musculorum tabula*) est dessiné par Jean-Étienne Calcar, élève du Titien.
4. Cité par Roger Dachez, *Histoire de la médecine*, Paris, Tallandier, 2004, p. 362. C'est nous qui soulignons.
5. André Velter et Marie-José Lamothe, *Les outils du corps, op. cit.*, p. 137.

jours avant sa mort, *De revolutionibus orbium cœlestium*, opérant pour la science et l'astronomie la même révolution que le traité de Vésale pour l'anatomie, remettant en cause des dogmes jusqu'alors indiscutés. L'héliocentrisme ne sera jugé contraire aux Écritures qu'en 1616, par Paul V. Et Galilée abjurera le contenu du *Dialogue sur les deux principaux systèmes du monde* en 1633 devant l'Inquisition, avant de finir sa vie en résidence surveillée.

Toutefois le public de la dissection est encore « trié sur le volet », quand Fabrice d'Acquapendente fonde à Padoue, en 1594, un « théâtre anatomique » ne réunissant que des étudiants en médecine en provenance de l'Europe entière… Il est taillé comme un œil, comme une métaphore de la vision, et peut accueillir deux cents personnes sur cinq étages. Il utilise les mêmes ellipses et cercles architecturaux que ceux que l'anatomiste utilisera dans son ouvrage *De visione, voce, auditu,* en 1600, pour illustrer les structures qui composent l'œil.

Anatomia sensibilis de Berengerio, connaissance accessible aux sens, qui peut être vue et touchée. *Teste sensu, visus testificatio,* connaissance accessible au sens du toucher, mais qui demande à être prouvée par l'œil. Les ouvrages d'anatomie, en ce XVIe siècle de découvertes et de renaissance, sont presque tous illustrés par des artistes vénitiens, qu'il s'agisse en 1573 de *Chirurgiæ libri septem* de Giovanni Andrea della Croce, ou de l'ouvrage de Tagliacozzi, publié en 1597, qui illustre la prise d'un lambeau tubulé sur le bras, pour refaire un nez, coupé sur le champ de bataille.

Vésale est considéré, sans qu'il n'ait sans doute rien fait pour, comme le véritable « inventeur » du corps dans la pensée occidentale, dissociant l'homme de son cadavre, amas sans vie de chair et d'os. Et l'on passe sans doute, avec lui, de l'anatomie-outil de *savoir* pour apprentis-médecins et peintres, à l'anatomie-outil-de-*connaissance*, pour traiter la maladie devenue « organique », la maladie séparée de ses composantes sacrée, sociale, culturelle, « psycho-somatique ». Chez les Égyptiens et les peuplades traditionnelles, à l'opposé, les autopsies ne pouvaient avoir pour visée que de mettre à jour la « substance sorcière », ou bien de préparer le voyage dans l'au-delà par la momification, en tous les cas jamais d'accroître le savoir médical, signe que l'image du corps, la « valeur » de la chair, n'étaient pas les mêmes que dans la civilisation occidentale renaissante. L'intervention du *paraschiste* égyptien, premier embaumeur intervenant après les lamentations publiques dans le rite de momification, authentifie la crainte des populations de l'époque, qui restera présente tout au long du Moyen Âge occidental, pour la profanation de la dépouille humaine. Réalisant une incision du flanc au couteau en pierre d'Éthiopie, le paraschiste s'enfuyait aussitôt sous les injures, les malédictions et les jets de pierre ritualisés de la foule. Le *taricheute*, qui le remplaçait, était au contraire ovationné, plaçant les viscères recueillis dans les *canopes*.

L'hagiographie, cependant, fait aussi de Vésale un « meurtrier », un homme et une femme, si l'on en croit certains, se révélant vivants sous son scalpel d'anatomiste. Soumis à la question, il est contraint, pour échapper à l'Inquisition, de réaliser un pèlerinage en Terre Sainte. Il en mourra d'ailleurs, naufragé sur la route maritime du retour. De même en est-il de Berengerio da Carpi, soupçonné de vivisection et obligé pour cela de fuir Bologne. Toujours cette dualité, cette ambiguïté, dans la représentation populaire de l'anatomiste et du chirurgien, hommes bravant le destin, qui osent là où d'autres s'arrêtent, mais jouissent d'une double et sulfureuse réputation, de savant et… de diable.

C'est le plus souvent toutefois *La leçon d'anatomie du docteur Tulp*, peinte par Rembrandt en 1632, une centaine d'années après les dissections de Vésale, qui témoigne de la science anatomique, en ce début des temps modernes. Le tableau, centré par les sept visages des notables (la Guilde des chirurgiens) et celui du maître, en chapeau à larges bords, ne fait que très peu de place au sensationnel. Du supplicié, seul l'avant-bras gauche, écorché, laisse voir muscles et tendons, soulevés par la pince chirurgicale, tandis que le visage reste dans l'ombre ménagée par le torse penché en avant de l'un des deux seuls assistants manifestement intéressés par la dissection, les cinq autres semblant fixer le peintre ou le manuel, à l'arrière-plan. Nulle trace d'émotion dans cette scène, à laquelle, dit-on, Descartes aurait pu participer. D'où, peut-être, en la *Méditation seconde* : « Ce qui se présentait d'abord, c'est bien que j'avais un visage, des mains, des bras et toute cette machine d'organes qu'on observe aussi dans un cadavre, que je désignais du nom de corps »[1]. Il nous semble effectivement y avoir déplacement, dès ce moment, dans le regard que porte l'artiste sur le corps humain anatomisé. D'une véritable anatomie « figurée », telle que la pratique Léonard de Vinci, encore prégnante dans les esthétiques écorchés de Stefan von Calcar en 1543, on passe, en ce début du XVIIe siècle, au corps-mécanisme, au corps-fiction, de poulies, de tendons et de forces seulement constitué.

Vingt-quatre ans plus tard, une autre leçon d'anatomie, du même Rembrandt, celle du docteur Joan Deyman, objectivera le fait que, désormais, l'exercice de dissection peut être montré dans sa réalité *la plus crue* : large scalp retourné du cuir chevelu, hémisphères cérébraux ensanglantés, exposés par le décalottage de la boîte crânienne... Cette fois-ci pourtant, l'aide-anatomiste, qui tient la voûte crânienne sciée retournée dans sa main, semble perdu dans ses pensées, le regard fixé sur l'abdomen éviscéré du condamné, comme s'il se posait la question du bien-fondé de la mise en peinture d'une telle séance.

Paradoxe : le corps, *res extensa*, cette machine sans noblesse, il faut s'en dégager par l'esprit, comme l'indique le philosophe formé à La Flèche. Mais simultanément le corps s'autonomise, il n'est plus seul *signe*, habit d'emprunt de l'âme dans son séjour terrestre, comme le voulait Platon. La figuration artistique introduit un *coin* dans le dualisme cartésien, met en cause implicitement les spectacles payants des théâtres d'anatomie, où esprits savants et avides de sensations fortes se précipitent ensemble avec le « peuple ». Leon Battista Alberti, dès le début du XVe siècle, avait d'ailleurs insisté sur les trois biens que possédait l'homme : son âme, le temps, et son corps, ce dernier devant être conservé « sain, robuste et beau », grâce à l'exercice physique[2]. Si François de Sales, en 1587, malade, envisage de donner, en cas de décès, son corps à disséquer aux étudiants en médecine, tant il en fait peu de cas, parallèlement, avec la Renaissance, émerge le corps « moderne », celui qui se libère des forces occultes, de l'influence des planètes, et trouve en lui-même le

1. Descartes, *Méditations métaphysiques*, Paris, Poche, « Classiques », 2003, p. 55.
2. Voir *Histoire du corps*, t. I, sous la direction de Vigarello et A. Corbin, Paris, Seuil, 2005, p. 419.

ressort de sa survie. La Réforme insiste sur le souhait légitime de garder le corps en bonne santé ; soulagement de la douleur et tentative de guérison de la maladie deviennent un objectif louable.

Toutefois, l'attitude ambiguë envers le chirurgien, admiration et rejet à la fois, ne disparaît pas pour autant. Elle perdure, inchangée, à partir de la Renaissance. On la retrouve encore dans le *Discours aux chirurgiens* de Paul Valéry, le 17 octobre 1938 :

> « Cet être ne peut plus être pour vous ce qu'il est pour nous, qui ne savons pas. Il n'est plus pour vous cet objet clos, ce vase fermé, sacré, arcane, dans lequel s'élabore en secret le mystère de la conservation de la vie et celui de la préparation de ses pouvoirs d'action extérieurs. Nous vivons sans être obligés de savoir que cela exige un cœur, des viscères, tout un labyrinthe de tubes et de fils… »[1]

Contre cette méconnaissance par le commun des mortels, à l'exception des médecins, du fonctionnement interne du corps humain, s'insurgeront, à la fin du XXᵉ siècle, des artistes tels Orban ou Stelarc, voulant égaler, dépasser même la connaissance des anatomistes et des chirurgiens, en payant pour cela de leur propre corps, de leur vivant. Pourtant, il y a un monde entre l'endurcissement apparent du médecin – qu'il soit étudiant, dès le rite initiatoire représenté par la première dissection cadavérique, ou qu'il soit anatomiste chevronné – et le ressenti, parfois, d'un geste chirurgical, si banal soit-il, réalisé par le praticien lui-même sur son propre corps. Et l'on se remémore à cette occasion la tentative de faire l'exérèse sur soi, en position debout, d'une lésion cutanée, qu'il fallait enlever largement. L'impression de tailler dans des tissus insensibles (rôle de l'anesthésie locale), mais surtout les filets de sang qui ruisselaient, eurent ce jour-là raison, avant la fin de l'intervention, du volontarisme du chirurgien, obligé de laisser son aide poursuivre… Preuve qu'il faut parfois faire retour sur soi, physiquement puis réflexivement, pour appréhender les conséquences de certains gestes professionnels…

S'est-on éloigné de la médecine au sens strict, en s'enfonçant dans l'univers de l'image – parfois pervers – qui n'a pas grand-chose à voir,

---

1. Cité par David Le Breton, *La chair à vif*, Paris, Métaillié, 1993, p. 7.

au moins en théorie, avec le progrès médical ? Pas forcément. « On n'entend pas assez ce que disent les peintres », disait Gilles Deleuze.

Sydenham écrit, en 1676 :

> « Celui qui voudra donner une histoire des maladies doit renoncer à toute hypothèse philosophique et noter avec beaucoup d'exactitude les plus petits phénomènes des maladies qui sont clairs et naturels, imitant en cela les peintres qui, dans leurs portraits, ont grand soin de reproduire jusqu'aux moindres taches des personnes qu'ils veulent représenter. »

C'est l'influence de Bacon (le trisaïeul du peintre du XXᵉ siècle) qui se manifeste en ces mots. La conversion à la « clinique », à l'observation, se fait jour, et s'exprimera plus nettement à partir de 1750. Aussi l'influence de Locke, qui sans doute fait Sydenham écrire, concernant la pratique de la médecine : « Il doit y avoir en premier lieu une histoire de la maladie qui soit autant que possible à la fois graphique et naturelle. Il doit y avoir en deuxième lieu une *praxis* ou une *methodus* relative au même objet, et celle-ci doit être régulière et exacte »[1]. L'analyse, la recherche du *détail* prévalent tout à coup sur l'appréhension *globale* du phénomène maladif, sur la figure du malade dans son rapport à l'environnement et aux dieux. Bientôt, ce sera la méthode anatomo-clinique, au tournant du XVIIIᵉ siècle, qui ira poursuivre la maladie « jusque dans l'organe qu'elle a altéré et surprendre ses secrets dans les entrailles mêmes de ses victimes »[2].

Cette révolution, que l'on attribue à Bichat, est en fait une invention de Vésale et de ses pairs, deux siècles et demi plus tôt. De l'intérieur du cadavre, pour appréhender la maladie, on passera, au XIXᵉ siècle, à l'exploration de l'intérieur du corps vivant, développant, affinant, qui le *spéculum* vaginal, qui le laryngo-*scope* (1851), l'urétro-*scope* (1853), l'oto-*scope*, l'ophtalmo-*scope* (1878). Toujours en se servant de l'œil, préférentiellement à tous les autres sens. À l'aube du XXᵉ siècle, Röntgen, en 1895, découvre les rayons X qui, du vivant du patient, peuvent en dessiner le squelette. Suivront ensuite le recto-*scope* (1897), le fibro-*scope*

1. F. Duchesneau, cité par Philippe Meyer dans *Philosophie de la médecine*, Paris, Grasset, « Le collège de philosophie », 2000, p. 94.
2. Citation de Fleury Imbert par Olivier Faure, *Histoire du corps*, tome II, *op. cit.*, p.22.

digestif et le broncho-*scope* (1922), puis le laparo-*scope* et, plus tard encore, la caméra de télévision, parcourant le tube digestif de haut en bas, ou bien installée sur le cœlioscope. Objectivant l'intérieur des viscères creux dans le premier cas, l'intérieur de la cavité abdominale et de la cavité thoracique dans le second, donnant un accès complémentaire à celui du fibroscope. C'est-à-dire l'accès à l'extérieur des organes, mais depuis leur milieu « naturel », à peine « effracté »[1], à la grande différence de la chirurgie classique. Tout un « dispositif de visibilité » se met en place, dont l'objectif est de se débarrasser de la naturelle « obscurité » du corps, comme la radiologie, au début du XXe siècle, a supprimé l'« opacité » de l'enveloppe charnelle et musculaire du squelette.

À cette presque totale « visibilité », désormais acquise grâce à la technique, on peut encore ajouter la représentation photographique, filmographique, de l'acte chirurgical. Totalement tronquée, biaisée, du fait de l'extériorité de la caméra, elle était, avant la cœlio et la thoraco-chirurgies, contrainte de composer avec l'éloignement, avec le minuscule champ opératoire, la tête des opérateurs et des aides restant omniprésente dans l'objectif de la caméra. À la fin du XXe siècle, la chirurgie *scopique* fait définitivement fi du « couvercle ». Elle introduit la caméra au cœur du débat, comme en un *live show*, se débarrassant des parasites, oubliant toute pudeur, filmant la chirurgie comme on filme la sculpture, la peinture, la vie. Simple pas supplémentaire, et dans la même lignée, après la dissection publique du cadavre, institutionnalisée par Vésale. Parce que Descartes assiste à des dissections anatomiques, parce que, semble-t-il tout au long de sa vie, à des fins scientifiques, il procède à des dissections animales, on peut imaginer que le dualisme corps-âme s'impose à lui tout naturellement. Ce corps, que je vois disséquer là-bas, sur cette table, il n'est pas sûr qu'il existe vraiment. Seul l'esprit existe. Ce qui me différencie de l'animal, c'est que je sais que je suis fini, ce que ne sait l'animal. Et savoir que je suis fini, savoir donc que l'infini existe, est la preuve de Dieu en moi. Peu importe, dans ces conditions, la dépouille… « Jugeons que le corps d'un homme vivant diffère autant de

1. Ce néologisme car il nous semble que l'effraction chirurgicale n'a aucun autre équivalent strict, auquel pourrait correspondre un adjectif.

52

celui d'un homme mort que fait une montre, ou autre automate »[1]. Le primat de la techno-science naissante fait, ici déjà, sortir du champ culturel le plus essentiel le destin de la dépouille humaine. Car comment s'arroger le droit, autrement, de priver de sépulture un individu, fût-il condamné à mort ? Du *soma* grec, de sa proximité phonétique avec *sèma*, signe de l'âme en même temps que tombeau de l'âme, on passe au cadavre, d'où toute âme s'est absentée. Réification de la dépouille humaine, qui ouvre la possibilité de comprendre comme « ça » marche. Et renversement de la vision à ce moment : loin de se contenter d'admettre que le corps n'est qu'un simulacre, jamais aussi bien réalisé que la Forme ou l'Idée qui ont servi de modèle, il s'avère qu'on le découvre système, machine, artifice. Dès lors, comme on crée la machine, comme on l'améliore au fil des années, il devient possible d'agir, peu ou prou, sur le corps-machine. Possible d'améliorer, voire de remplacer ces « esprits animaux », qui font que lorsqu'on meut une partie du corps, on meut celle du cerveau qui lui correspond, comme en tirant sur le bout de la corde, on tire ce qui tient à l'autre bout…

Le corps-tombeau, le corps-signe platonicien, ne fait qu'objectiver ou traduire la grandeur ou la médiocrité de l'âme qui l'habite ; on ne peut agir sur lui, puisque seule l'âme est éducable. Cessant de se déterminer par rapport au passé, celui de la médecine galénique en particulier, les anatomistes, et Descartes à leur suite, s'ouvrent à l'avenir, celui de la constante amélioration des connaissances techno-scientifiques. Et aux possibilités d'action sur le « mécanisme ». Réunissant *dissecteur* (le barbier, l'homme des basses besognes, celui qui touche et tranche le cadavre), *prosecteur* (celui qui montre les organes de son bâton, mais ne les touche pas) et *professeur* (celui qui réfère le disséqué et le montré au traité des maîtres) en un seul, désormais *expérimentateur*, Vésale prélude à l'action sur le vivant, action pratique et réelle, s'opposant à la transfiguration métaphorique, spontanée, du corps charnel en corps glorieux, *post mortem*.

Daniel Arasse[2] insiste sur la glorification simultanée du corps, au

1. René Descartes, *Les passions de l'âme*, Grands textes classiques, 1996, p. 102.
2. *Histoire du corps*, t. I, *op. cit.*, p. 435.

début du XVIᵉ siècle, dans trois directions, celles du corps artistique (équilibre et harmonie dans la sculpture et la peinture), du corps organique (dissections anatomiques publiques) et du corps socialisé (établissement de règles de civilité). Jusqu'à la toute fin du XVIIIᵉ siècle persisteront pourtant des résistances au mouvement de modernisation anthropologique du corps, tant dans la culture populaire que la culture élitiste. Résistance à « l'effet Renaissance », qui fait passer du corps-essence (je suis un corps) au corps-propriété (j'ai un corps, dont je dépends physiquement et dont je suis responsable socialement). Passage qui assure à la fois la possibilité d'une explosion de la science (médicale, entre autres), dont les effets immensément positifs ne sont plus à souligner, et une possibilité de dérives, qui commenceront en réalité à se produire quelques siècles plus tard. Comment la chirurgie, viscérale en particulier, endormie en Europe d'un long sommeil, entre sa naissance au temps d'Hippocrate et son réveil à la Renaissance italienne, profite-t-elle de cette modification du regard porté sur le corps ? C'est ce qu'il faut désormais tenter de cerner.

III. Histoire de la chirurgie viscérale

Celse, le « Cicéron de la médecine », reprend au Iᵉʳ siècle, dans son *De arte medica*, la quintessence de la médecine antique. Dans les deux livres qu'il consacre à la chirurgie, il se prononce tant sur la méthodologie : « Je pense que la médecine doit être rationnelle, qu'elle doit s'appuyer sur des causes évidentes et éloigner les causes obscures », que sur l'utilité de l'anatomie : « Je crois qu'il est inutile et cruel d'ouvrir le corps de personnes vivantes, mais il est nécessaire que les élèves dissèquent les cadavres, parce qu'ils doivent connaître la position et l'ordre des organes » (I, 74). Mais de Celse à la redécouverte des traités de médecine arabe par les Européens, au sortir du Moyen Âge, la chirurgie ne met à son actif pratiquement aucune intervention qu'Hippocrate ne décrivait déjà.

Ce sont les premières dissections anatomiques, à la fin du XIIIe siècle, peut-être même au début du quatorzième, qui redéclenchent sa véritable marche en avant. Et les progrès vont contribuer à remodeler le corps, social, des chirurgiens-barbiers.

Dès Hérophile et Érasistrate, dit Celse, la médecine fut séparée en *diététique*, ordonnant des régimes, *pharmaceutique*, ayant recours aux médicaments, et *chirurgique*, qui guérissait par la main. Et Galien de rajouter que le chirurgien est celui qui exerce « cette partie de la thérapeutique qui guérit par les incisions, les cautérisations, le replacement des os et par d'autres opérations de la main »[1]. Un manuel donc, rien d'autre, quand le médecin, qui deviendra clerc au Moyen Âge, est un « philosophe du corps », voire de l'âme. Il faut dire qu'Hippocrate entendait limiter autant que possible les « envahissements du couteau ». Lorsque de Grèce, le flambeau de la médecine sera repris à Rome, après avoir transité par Alexandrie, quelques « chirurgiens » grecs exilés seront qualifiés de *carnifex*, bourreaux, pour leur zèle intempestif...

Dans la France des Mérovingiens, la maladie est le plus souvent appréhendée comme une manigance démoniaque, à vaincre par l'exorcisme et la prière... Régression considérable depuis la Grèce antique, obscurantisme que la charité chrétienne ne suffit à effacer. Pourtant, au VIIe siècle, Isidore de Séville nomme « deuxième philosophie » l'art médical. Dès l'avènement de Charlemagne, en l'an 800, l'étude de la « *physica* », connaissance de la nature, médecine[2], est adjointe à celle du *trivium* (grammaire, rhétorique et dialectique) et du *quadrivium* (arithmétique, géométrie, astronomie et musique).

Pendant ce temps, Byzance poursuit, avec Paul d'Égine, au VIIe siècle, une œuvre d'éducation des chirurgiens médiévaux. Amputation du sein pour cancer, traitement des abcès du foie, évacuation-drainage des pleurésies purulentes, sont détaillés dans son traité, à côté de l'opération de la taille (ablation des calculs de vessie), de la cure de hernie.

1. *Les outils du corps, op. cit.*, p. 64.
2. D'où le terme de « physiciens » (ou *physici*) pour désigner les médecins du Moyen Âge, qui gardaient le célibat et s'abstenaient de toute activité manuelle, et celui de *physicians*, dont l'usage est aujourd'hui conservé au Royaume-Uni.

Et pour ce qui est de la tradition médicale arabe, Abulcasis, contre les croyances musulmanes et chrétiennes du Xe siècle, invite, inspiré par Paul d'Égine, à étudier l'anatomie, pratiquer la dissection, cautériser les plaies aux fins d'hémostase. Sa *Chirurgie* devient, par Gérard de Crémone, en 1150, le bréviaire chirurgical du Moyen Âge occidental. Mais au Concile de Tours, en 1163, la chirurgie est décrétée exercice barbare : *Ecclesia abhorret a sanguine*. Le sang horrifie l'Église et le clergé, qui manient pourtant, concomitamment, les grandes tenailles de l'Inquisition…

Salerne, en la personne de Ruggero Frugardi, dit Roger de Parme, synthétise les apports des pratiques chirurgicales gréco-latine et arabe. Puis bientôt Bologne supplante Salerne et la *Cyrurgia* de Théodoric, le *Traité de Chirurgie* de Salicetti, reviennent aux sources, anatomiques en particulier. En Italie, la chirurgie praticienne est alors exercée par quelques familles, qui se transmettent de père en fils le savoir-faire. Tout acte manuel est en effet déchéance pour le clerc formé en trois ans à la logique à Paris, Montpellier, Salerne, Padoue et Bologne, à laquelle s'ajoutent cinq ans de médecine et un an d'apprentissage. Le clerc parle latin, dispute à l'envi, reproduit les dogmes enseignés. Faire couler le sang est un sacrilège pour le lettré, le *clericus*. Investi de la robe longue et noire et du bonnet carré, il méprise les chirurgiens, et fait en sorte de restreindre, le plus possible, leurs indications.

Les chirurgiens-barbiers, artisans qui soignent « clous, anthrax, bosses et charbons »[1], sont de fait organisés, jusqu'au XIIIe siècle, en communautés de métiers. Métier manuel, il y suffit de faire apprentissage pour devenir compagnon, de réaliser un chef-d'œuvre de fin d'études pour devenir maître. L'apprentissage est sédentaire ou bien itinérant à travers la France. Il s'attache aux pas de maîtres renommés, en clientèle ou à l'hôpital. Enseignement pratique essentiellement, de la saignée, du pansage des plaies, de la réduction des fractures, des incisions d'abcès, voire, et rarement, de l'aide aux accouchements difficiles.

À la fin du XIIIe siècle, en 1268, des chirurgiens-barbiers dissidents, non clercs eux-mêmes, estimant pourtant représenter l'élite de la

---

1. Voir sur ce point François Lebrun, *Se soigner autrefois*, Seuil, « Histoire », 2003, pp. 37-46.

corporation des chirurgiens-jurés de Paris, créent la confrérie ou collège Saint-Côme. Ils décident de porter la *robe longue*, à l'instar des médecins (portant en sus bonnet carré), pour se distinguer des barbiers-chirurgiens laïques ou de *robe courte*, qui continuent à s'occuper de « barberie », « simples ouvriers généralement illettrés, qui se contentent de raser, de faire des saignées et de soigner les abcès »[1]. Les maîtres-chirurgiens, devenus clercs parlant latin, ne s'investissent plus que très peu, dès lors, dans les soins aux patients, imitant en cela les médecins, qui reçoivent prébendes et bénéfices ecclésiastiques pour leur survie, et règnent sur l'Université.

Si des interventions chirurgicales, telles les cures de hernies, simples ou étranglées, sont réalisées depuis plusieurs siècles déjà, de manière parfois très approximative, les chirurgiens sont encore assimilés, sauf peut-être les maîtres-chirurgiens tardivement, aux autres travailleurs manuels. L'enseignement de la chirurgie est écarté de l'université. Il y a cependant des exceptions célèbres. Henri de Mondeville, clerc lui-même, chirurgien de Philippe le Bel puis de Louis X, donne de sa pratique la définition suivante, vers 1306 :

> « Chirurgie vient de *cheir*, qui veut dire main et de *ourgia*, qui signifie opération, ce qui revient à opération manuelle. Et, bien que toute opération manuelle précise, sur quelque objet qu'elle soit faite, puisse être appelée du nom commun de *chirurgie*, cependant ce nom a été appliqué exclusivement par les anciens à l'opération manuelle précise qui a lieu sur le corps humain seul. Cette opération, est, en effet, plus nécessaire, plus utile et demande plus d'art que toute opération sur un corps quelconque, ainsi que cela est évident ; de telle sorte que quand on parle de chirurgie, sans rien ajouter, on l'entend seulement de l'opération manuelle qui se fait sur le corps humain. »

Mondeville, érudit, est un sage :

> « Le chirurgien doit être modérément audacieux, ne pas disputer devant les laïques, opérer avec prudence et sagesse, et ne pas entreprendre d'opération périlleuse, avant d'avoir prévu ce qui est nécessaire pour éviter le danger… La nature est comme le joueur de viole dont la musique conduit et règle les danseurs ; nous, les médecins et chirurgiens, nous sommes les danseurs et nous devons danser en mesure, quand la nature joue de la viole. »

1. *Les outils du corps, op. cit.*, p. 121.

Mais « à Paris, en 1350, la Faculté de médecine fait prêter serment au bachelier de ne jamais procéder à la chirurgie sur un malade »[1]. Parce qu'elle est éminemment dangereuse, les médecins en bonnet carré ne la conseillent qu'à la dernière extrémité – quand plus rien d'autre n'est envisageable – en même temps que l'extrême-onction. Chirurgien, barbier, boucher, et même bourreau sont souvent associés dans l'opprobre. « Comme tout homme que son statut social met en présence d'un tabou qu'il transgresse continuellement (enfreindre les limites du corps), le chirurgien est un personnage trouble, inquiétant aux yeux de ses contemporains », écrit David Le Breton.

Guy de Chauliac, peu sectaire, considéré par certains comme le plus grand chirurgien du XIVe siècle depuis qu'il a guéri Clément VI de ses effroyables migraines par trépanation, ne dédaigne pas, cependant, de s'inspirer quelquefois du savoir-faire des « coureurs », ces chirurgiens itinérants, spécialistes du traitement de la hernie et de la cataracte. D'une ingéniosité technique exceptionnelle, il invente force instruments, qu'on « redécouvrira » parfois deux cents ans plus tard, et mélange harmonieusement théorie et pratique, dans sa *Grande Chirurgie*.

La querelle des barbiers et des chirurgiens de Saint-Côme se poursuit. Ceux que les maîtres-chirurgiens dénomment *barbitonsores* ou *barbarasores* souhaitent recevoir eux aussi l'enseignement des médecins, détenteurs des savoirs grecs et latins. La Faculté prend leur parti, et leur savoir croît.

Pierre Franco publie en 1556 sa *Petite chirurgie contenant une des parties principales de la chirurgie, laquelle les chirurgiens herniers exercent.* Pour la première fois, y est prônée une dissection soigneuse du sac herniaire, destinée à éviter la castration, presque systématique auparavant, chez l'homme. Il décrit également des incisions plus larges, cependant moins délabrantes, pour extraire les calculs obstructifs du col vésical (l'opération de « la taille » est décrite depuis des siècles), par voie basse et même par voie haute, ce qui est une véritable invention de l'époque.

1. David Le Breton, *La chair à vif, op. cit.,* p. 41.

Plus important encore, le praticien donne à ses élèves ce conseil révolutionnaire : « il se faut donner garde de faire, à la volée, les choses qui sont de si grande importance »[1]. Rappel de la dangerosité de l'acte chirurgical, et dénonciation, pour la première fois, de la trop grande rapidité de certains gestes, réalisés avec brio mais précipitation.

Avec Ambroise Paré apparaît la figure du chirurgien non docteur en médecine, ne connaissant ni le latin ni le grec, publiant ses découvertes en français[2], dont les prouesses, l'inventivité, et le souci de soulager les douleurs sont légendaires. Il remplace l'huile bouillante sur les plaies d'arquebuse par un mélange de miel, de térébenthine et de jaune d'œuf, diminuant souffrance et infection, reconstitue le trajet des balles pour les extraire plus facilement, remplace les fers ardents sur les moignons d'amputation par la ligature artérielle hémostatique. Il rejette la castration, que les « herniotomistes ambulants » du Moyen Âge et Guy de Chauliac lui-même ont imposée, démontrant qu'il est possible de conserver le cordon spermatique dans la cure de hernie. Sa modestie naturelle ne l'empêche pas de mener à bien un enseignement écrit, exceptionnel pour l'époque. Vésale est déjà mort, quand il adjoindra à ses propres œuvres complètes un résumé de l'anatomie vésalienne.

Destin presque parallèle à celui du souabe Paracelse, né en 1493, dont les œuvres, inspirées par la tradition hermétique et kabbalistique, sont éditées en allemand. Ni l'un ni l'autre n'ont de doctorat, tous deux méconnaissent le grec et le latin, bien que d'extraction sociale différente, aisée pour Paracelse, modeste pour Ambroise Paré. Ce ne sont pas des clercs, juste des praticiens de la médecine. Paracelse affirme qu'il n'y a qu'un art de guérir, médecine et chirurgie confondues, et quatre connaissances pour y parvenir. La connaissance des lois de la nature (la « philosophie naturelle »), l'astronomie, l'alchimie et la vertu, au sens du latin *virtus*.

En 1611, le collège Saint-Côme organise à Paris un enseignement pratique d'anatomie, sur cadavres, en marge de la Faculté de médecine,

---

1. Cité par R. Dachez, *Histoire de la médecine*, De l'Antiquité au XXème siècle, Tallandier, 2004, p. 384.
2. Dès 1545.

d'où un conflit interminable avec celle-ci, ainsi qu'avec la confrérie des chirurgiens-barbiers. Le 7 février 1660, le Parlement de Paris réunit maîtres-chirurgiens et chirurgiens-barbiers, faisant « inhibitions et défenses auxdits chirurgiens-barbiers de prendre la qualité de bacheliers, licenciés, docteurs et collège, mais seulement celles d'apprentis, maîtres et communauté, comme aussi de faire aucune lecture et actes publics », interdisant que les « chirurgiens-barbiers puissent porter la robe et le bonnet ». Guy Patin, ancien doyen de la faculté de médecine de Paris, écrit en 1657 : « nous ne voulons pour eux ni robes, ni bonnets, ni licences, ils sont déjà assez sots sans se fournir de tel apparat »[1]. Ce qui ne fait que porter le fer, une nouvelle fois, dans une querelle séculaire : d'un côté les médecins, lettrés, intellectuels, clercs ; de l'autre les chirurgiens, manuels, ouvriers, souvent incultes. Grâce à Vésale pourtant, puis Ambroise Paré, grâce à la remise en question des données de la dissection, transportées jusqu'alors au fil des siècles sans véritable discussion critique, grâce à la puissance de l'expérience et de l'enseignement du barbier de Laval, le premier pas vers une pleine réhabilitation des anatomistes et des chirurgiens se réalise. C'est sur une véritable confrontation de la « théorie » à la « pratique », des traités aux découvertes de la dissection et de la chirurgie praticienne, que reposera désormais la méthodologie de la science nouvelle.

Hors la France, Sydenham et Bœrhaave, à l'orée du XVIIIe siècle, considèrent que la naissance de la clinique (*klinè*, lit) est une re-naissance, un néo-hippocratisme, d'ailleurs inspiré par des hommes tel François de la Boë, qui écrit en 1658 : « J'ai conduit mes étudiants par la main, les invitant à la pratique médicale, me servant d'une méthode… qui consiste à les conduire tous les jours à visiter les hôpitaux. » Manière d'exercer son art en suivant le malade et sa maladie au fil du temps, qui n'a bien sûr rien à voir avec ce que l'on appellera plus tard la méthode anatomo-clinique.

En novembre 1691, un édit français sépare à nouveau chirurgiens et « barbiers-perruquiers », interdisant aux premiers de tenir boutique,

---

1. Cité par François Lebrun, *Se soigner autrefois*, Paris, Seuil, 1995, p. 38.

commençant ainsi de les distinguer des autres métiers manuels, dits « mécaniques », organisés en communautés. Les communautés chirurgicales sont alors dirigées par le lieutenant du premier chirurgien du roi, qui lui rend des comptes directement. Un collège de chirurgie dispense l'enseignement et les diplômes[1]. Des « garçons », non diplômés, peuvent, après deux ans d'apprentissage auprès d'un maître-chirurgien, ou bien quatre ans de compagnonnage, espérer accéder à la « maîtrise ». S'y ajoutent trois ans de stage ou six ans de service chez plusieurs maîtres-chirurgiens, ou quatre ans dans les hôpitaux militaires. À l'issue de cette formation, un jury décerne la maîtrise en chirurgie. L'enseignement théorique est limité, car « la science est inutile aux chirurgiens », qui sont tenus à l'opposé de « ne pas négliger l'exercice des mains qui doivent faire leur occupation journalière dès leur jeunesse ».

Les succès chirurgicaux de Félix et de Mareschal, dans le traitement de la fistule anale de Louis XIV, sont à l'origine, dès le début du XVIIIᵉ siècle, d'une promotion sociale de la profession et de la création, en 1730, sous Louis XV, de statuts pour les maîtres en chirurgie des provinces du royaume. En décembre 1731, est créée la Société académique des chirurgiens de Paris, 47 ans avant la Société royale de médecine (qui reçoit ses lettres patentes de Louis XVI le 28 août 1778). Les chirurgiens adressent à la future « Académie de chirurgie », force mémoires, mais « on n'écrit que pour instruire et *ce n'est pas instruire que douter* »[2].

Doute et chirurgie ne peuvent donc faire bon ménage. Le deux avril 1743, Louis XV accorde leur indépendance aux chirurgiens, par rapport aux barbiers et aux médecins de la Faculté. En 1748, la Société académique des chirurgiens devient Académie royale de chirurgie. Un arrêt du Conseil du Roi crée, le 4 juillet 1750, l'École pratique de dissection, gratuite, accessible à tous les étudiants en chirurgie. Les études y durent trois ans. On y exige l'assiduité, pour y apprendre l'anatomie et la médecine opératoire. Dès 1756, les chirurgiens des grandes villes

1. Voir pour l'histoire de la chirurgie, Marie-José Imbault Huart, *Éthique des pratiques en chirurgie*, Paris, L'harmattan, « Les cahiers d'éthique médicale 2003 », 2003, pp. 45-104.
2. C'est nous qui soulignons. Cité par Marie-José Imbault Huart, *ibid.*, p. 54.

doivent, en théorie, être maîtres ès arts, ce qui ne restera, en pratique, qu'une exception jusqu'à la Révolution de 1789.

En décembre 1774, un édit royal fonde l'Hospice royal de chirurgie, établissement laïc géré par l'Académie de chirurgie. C'est le véritable acte de naissance de la médecine clinique. Les hôpitaux de la marine et les hôpitaux militaires étaient en effet jusqu'alors à la pointe du progrès, largement en avance sur les hôpitaux civils. Il faudra attendre la fin du XVIIIᵉ siècle pour que l'enseignement théorique se développe, ce qui permet à Antoine Louis[1] de déclarer : « On ne voit utilement que lorsque l'esprit est muni des connaissances requises. Les yeux ne voient rien, c'est l'esprit qui voit par les yeux. Il faut, de même, que ce soit l'esprit qui donne de l'adresse et de l'intelligence aux mains du chirurgien. »

En 1789, seule une vingtaine de villes du royaume ont une école publique de chirurgie dispensant un enseignement théorique, en sus de la formation pratique par compagnonnage. Les enseignants y sont « démonstrateurs », maîtres en chirurgie, nommés par concours. Les matières enseignées sont l'ostéologie (plus tard pathologie), l'anatomie, les « principes » (qui deviendront physiologie), les « opérations », parfois l'obstétrique ou la « matière médicale externe », les maladies des yeux. Enseignement en français plus souvent qu'en latin, de valeur inégale selon les villes, à l'issue duquel il faut acquérir les « lettres de maîtrise », pour entrer effectivement dans la profession. À Paris, à la veille de la Révolution, on compte 139 docteurs en médecine et 171 maîtres en chirurgie. En réalité, un hiatus existe entre les *externes* et les *internes*.

Les *externes* peuvent exercer la chirurgie dans les bourgs de campagne, les villes dépourvues de communautés chirurgicales. Leurs études durent cinq années, deux d'apprentissage et trois de compagnonnage. Elles sont sanctionnées par trois épreuves, pour ceux qui exerceront dans les petites villes (principes, anatomie et opérations, saignées, plaies et médicaments), une seule épreuve de trois heures pour ceux qui exerceront dans les bourgs et les villages. Ils n'ont pas autorisation de prendre apprentis (sauf leurs fils), mais se trouvent bien souvent, *de facto*, confrontés aux

---

1. Chirurgien de renom (1723-1792), il écrivit un *Dictionnaire de chirurgie*, Paris, Éditions Saillant et Nyon, 1789.

plus lourdes responsabilités, dans leur isolement. Pourtant, ils sont parfois dénommés chirurgiens « de petite expérience ».

Les *internes* exercent dans les villes nanties de communautés, dont ils font de droit partie. Leurs études durent quatre à cinq ans (un an d'apprentissage, trois ou quatre ans d'études itinérantes). Un examen « de grande expérience » ou « de grand chef-d'œuvre », étalé sur plusieurs mois, les sanctionnent. « Examen sommaire » (tentative), puis « premier examen » (principes), puis « examens centraux » (actes des saignées, des bandages et appareils, d'ostéologie et maladies des os, des opérations, et des accouchements). Un « examen de rigueur » (« dissertation » ou « position »), véritable thèse publique, couronne le tout. Le nouveau maître prête alors serment. Études chères, réservées, en pratique, à des privilégiés.

Mais la loi post-révolutionnaire du 18 août 1792 supprime les facultés de médecine et les communautés. Celle du 19 mars 1793 déclare « l'assistance aux pauvres charge nationale », après la suppression des « hôpitaux chrétiens ». Le patrimoine hospitalier est nationalisé, vendu comme l'ordonne la loi du 22 Messidor an II (11 juillet 1794). Pourtant, en 1794, à côté des milliers de soldats massacrés au cours des guerres révolutionnaires, 600 chirurgiens ont péri, sur les vingt-cinq mille que comptait le royaume en 1786 (contre environ deux mille cinq cents médecins, ce qui est très exactement une situation en miroir de celle que nous connaissons aujourd'hui). Il faut reconstruire. La Convention crée, le 14 Frimaire an III (4 décembre 1794), trois écoles de santé (Paris, Montpellier, Strasbourg), qui deviendront bientôt des Écoles de médecine. Leur devise est la suivante : « peu lire, beaucoup voir et beaucoup faire, telle sera la base de ce nouvel enseignement : les élèves observeront la nature au lit du malade et en suivront le traitement dans les hospices voisins de l'école. »

Les Écoles de médecine forment les élèves aux opérations « de base », avant de les envoyer sur les champs de bataille. Et ceci durera vingt ans, jusqu'au déclin de Napoléon. Le baron Percy crée un corps d'ambulanciers pour relever les blessés, exécuter les pansements urgents, avant de les transporter vers les campements, où ils sont opérés. Larrey crée des

« ambulances volantes », pour opérer à même les champs de bataille. À la bataille de la Moskowa, « en 48 heures, il doit pratiquer 200 amputations… Une amputation dure en moyenne quatre minutes ; Larrey en Espagne coupe un bras en 17 secondes… Sur plus de 2000 amputations du bras, Percy sauve ses patients dans 98 % des cas », raconte Claude d'Allaines, lui-même chirurgien.

La loi du 16 Vendémiaire an I (7 octobre 1796) a confié la gestion des hôpitaux aux communes. Les chirurgiens, beaucoup plus nombreux que les médecins, prennent subitement, dès lors, une place considérable, devançant les médecins qui jusqu'alors les tenaient en piètre estime. Les deux tiers des chaires des Écoles de santé sont désormais occupés par des chirurgiens, et seulement quinze pour cent par des médecins. On assiste ici à un renversement dans les positions de pouvoir des médecins et des chirurgiens. Confinés jusqu'alors dans un rôle subalterne, les seconds se voient subitement propulsés au faîte de la hiérarchie universitaire, peut-être en raison de leur œuvre utile, voire indispensable, sur les champs de bataille de la République et du Premier Empire. Cette position persiste selon nous jusqu'à la fin du XXᵉ siècle. Mais il nous semble qu'à nouveau elle s'inverse, au passage vers le troisième millénaire, nonobstant le regain lié au développement des techniques chirurgicales mini-invasives. Peut-être parce que, désormais, génie génétique et clonages divers accaparent le subconscient et saturent les fantasmes, beaucoup plus aisément que les réparations en tous genres et même que les robots-chirurgiens. Ces derniers ne peuvent jouir d'une aura comparable à celle des nano-robots, ces bactéries-robots que la science-fiction prévoit pour 2050, c'est-à-dire pour demain.

À la fin du XVIIIᵉ siècle, peu d'actes réellement chirurgicaux sont effectués. Tous les chirurgiens pratiquent saignées, pose de ventouses et de cautères, incisions d'abcès, parage et pansements de plaies, réduction de fractures, extractions dentaires, et quelques accouchements. Si l'on excepte les herniorraphies et les opérations de la taille, peu d'interventions ont été ajoutées à la panoplie hippocratique. La chirurgie est encore appelée « pathologie externe » par Laënnec, tant elle se garde bien – absence d'anesthésie oblige – de se frotter, sauf exception, aux lésions intra-abdominales et intra-thoraciques. Elle se borne à la pathologie « de surface » pour l'essentiel, mises à part les trépanations, pratiquées depuis les temps préhistoriques, et les interventions sur cataracte, qui se pratiquaient vraisemblablement déjà sous le babylonien Hammourabi, si l'on en juge par son code (vers 1700 avant Jésus-Christ) prévoyant qu'un chirurgien ayant entraîné la perte de l'œil qu'il avait incisé pourrait avoir la main tranchée… Les chirurgiens amputent membres supérieurs et inférieurs sur les champs de bataille, pratiquent la césarienne sur mère décédée, pour sauver l'enfant, puis ultérieurement sur parturiente vivante, ponctionnent les épanchements pleuraux. Mais Antoine Louis, chirurgien de renom, écrit :

> « L'opération est la première ressource du prétendu chirurgien qui n'est qu'un opérateur ; il trouve qu'il n'en fait jamais assez ; au contraire, un homme savant et expérimenté cherche à ne compter ses succès que par les opérations qu'il a su prévenir et par les membres qu'il a su conserver, car l'opération, indépendamment de la cause fâcheuse et souvent mortelle qui la prescrit, est souvent par elle-même une maladie très dangereuse. » [1]

Caricature du chirurgien « interventionniste », encore d'actualité parfois…

La réunion, en un seul corps de praticiens, des médecins et des chirurgiens, lors de la création, en 1797, de la première école de dissection post-révolutionnaire, suscite les travaux du jeune Bichat, qui mène en quelques mois plus de 600 dissections, aux côtés de son maître Desault, à l'Hôtel-Dieu de Paris. Il inaugure ainsi le siècle de la médecine anatomo-clinique qui d'holistique mais souvent inefficace tend à devenir plus ciblée, dirigée vers l'organe, le tissu.

Dès 1820, des interventions de thyroïdectomie sont réalisées sans encombre, de même des ovariectomies, dès 1830. Mais le problème de la douleur, en l'absence d'anesthésiques, limite les tentatives, bien que Velpeau ait pu déclarer, en 1840 : « éviter la douleur par des moyens artificiels est une chimère ». Des précurseurs s'étaient fait entendre, plusieurs dizaines d'années auparavant, pourtant. Ainsi Marc-Antoine Petit, qui

---

1. M. J. Imbault Huart, *Éthique des pratiques en chirurgie, op. cit.*, p. 77.

prononce un *Discours sur la douleur*, le 28 Brumaire an VII (21 novembre 1799). S'adressant aux étudiants en médecine, le chirurgien en chef de l'Hôtel-Dieu de Lyon déclare :

> « Élèves dans le plus beau des arts, que ce sentiment pénible [la douleur] soit l'objet constant de vos méditations et de vos travaux. Songez que la douleur est le fardeau le plus pesant dont nous ait chargés la nature ; qu'elle empoisonne toutes les joies, toutes les félicités ; que personne ne veut la supporter longtemps… Ne l'appréciez pas par ce qu'elle vous paraît être, mais par ce que le malade semble souffrir ; il n'est point de petite douleur pour celui qui souffre. »

En 1836, le professeur Marjolin déclare que « la chirurgie est parvenue au point de n'avoir presque plus rien à acquérir », alors que Claude d'Allaines, infiniment plus perspicace, reconnaît que les chirurgiens de cette époque, « n'opèrent pas plus qu'Ambroise Paré ». « Les interventions les plus simples, l'ablation d'une loupe du cuir chevelu ou d'un lipome sous-cutané, par exemple, sont bien souvent suivies de mort par infection purulente en quelques jours », écrit pour sa part Lecène. Quand on sait combien de telles interventions se réduisent à peu de chose, au plan technique, on mesure les immenses progrès chirurgicaux faits en un siècle, dus en réalité à l'apparition de l'antisepsie, puis de l'asepsie…

Tout va changer en effet bientôt. Le protoxyde d'azote est découvert en 1799 par Humphrey Davy. On l'utilise sur les foires comme gaz hilarant, avant qu'Horace Wells, dentiste dans le Connecticut, en respire lui-même, avant de se faire arracher une dent, le 10 décembre 1844. En janvier 1845, une tentative d'intervention du chirurgien Warren, sous anesthésie au protoxyde d'azote, au *Massachusets General Hospital*, échoue. Elle arme les critiques et retarde de quelques mois la diffusion de l'anesthésie. L'associé de Wells, William Thomas Morton Green, découvre l'éther quelque temps plus tard. Il effectue avec succès grâce à lui une extraction dentaire, le 30 septembre 1846. Associé au chimiste Jackson, il donne à Warren les moyens de retirer, cette fois-ci avec succès et de manière totalement indolore, une tumeur du cou, que portait Gilbert Abbott, le 16 octobre 1846. L'éther est vulgarisé, suivi par le chloroforme, qu'utilise pour la première fois Simpson à Édimbourg, en 1847.

Malgaigne introduit l'éther en France au cours de la même année, Thomas Evans et Préterre le protoxyde d'azote en 1860.

L'anesthésie est née. Warren a d'ailleurs déclaré en 1846 : « Nous venons d'assister à un événement capital dans les annales de la chirurgie ; notre métier est délivré pour toujours de son horreur. » Quelques décès malheureusement surviennent, qui obligent à limiter la durée de l'anesthésie à une heure. Il faudra attendre 1884 pour qu'apparaisse l'anesthésie locale à la cocaïne.

Immense révolution pour le patient, l'anesthésie n'est pas du goût de tout le monde : « L'anesthésie va tuer la chirurgie, c'en est fini du tempérament chirurgical », déclare Gensoul, chirurgien lyonnais, signifiant par là que, désormais, un chirurgien lent et timoré pourra faire aussi bien qu'un autre, réputé très adroit, au cœur bien accroché. C'en est fini du temps où l'ego du chirurgien pouvait être directement proportionnel à sa rapidité opératoire. D'autres références vont progressivement entrer en ligne de compte, telle la qualité des suites opératoires, elle-même fonction de l'atraumaticité des gestes et de l'exactitude de la technique, qui toutefois n'annulent pas l'importance du faire vite.

Bientôt l'anesthésie autorise de nouvelles interventions, qui s'adressent aux régions réputées jusqu'alors intouchables, tel l'abdomen. On opère des kystes de l'ovaire dès les années 1850-1860, puis l'utérus, les intestins, l'estomac (1849), la rate (1863), le rein (1869). La mortalité reste effroyable, le chirurgien opérant parfois en habit de ville, à mains nues, sans quelquefois même se les être lavées préalablement, manches à peine retroussées. D'où les intuitions de Semmelweis en 1847, la haine et les injures qui les accompagnent, son départ forcé de Vienne, et les belles pages de la thèse de Céline, que cette saga suscitera, quelques décades plus tard.

Lister initie l'antisepsie opératoire dès 1867, utilisant avec un succès jusqu'alors imprévisible[1], l'eau phéniquée diluée au vingtième. Il publie *Le nouveau traitement des fractures ouvertes et des abcès ; observations sur les causes de la suppuration*, après s'être intéressé aux travaux de

1. 45 % de mortalité après amputation effectuée sans précaution, 6 % avec la technique par lui décrite.

Pasteur. Mais c'est au grand savant français qu'il revient d'inventer l'asepsie et la stérilisation des instruments, qui sera mise en œuvre par Terrier et Terrillon en 1883, avec l'autoclave et l'étuve sèche. Dès 1889, des gants chirurgicaux stérilisables, en caoutchouc, sont répandus par Halstedt. Les blocs opératoires en sont pourvus dans les années 1890.

Parallèlement, grâce au microscope achromatique, on découvre en 1838 la cellule, ouvrant une nouvelle ère pour l'anatomie pathologique, donc pour la médecine anatomo-clinique. Desormeaux montre, en 1865, l'avantage qu'il y a à explorer la vessie et l'urètre par les voies naturelles. Pantaleoni, en 1869, brûle un polype vésical au nitrate d'argent. C'est l'acte de naissance de la chirurgie endoscopique.

Dès 1906, la transfusion, sous l'impulsion de Crile, après la découverte des groupes sanguins par Steiner en 1900, autorise des interventions beaucoup plus longues, restées hasardeuses jusqu'alors.

Il faudra cependant attendre les années 1900-1910, pour que la « salle d'opération », espace réservé aux interventions chirurgicales, apparaisse. En même temps que le *lieu* spécifique, naît l'*habit* spécifique, la « casaque » chirurgicale, stérilisée, qui remplace tenue de ville, col empesé et bottines cirées non protégées. La triade classique : unité de lieu (bloc opératoire), de temps (programme opératoire), et d'action (geste chirurgical), et, pourrait-on ajouter, d'habit (masque, gants et tenue stériles) est au complet, contribuant à la « théâtralisation » de la chirurgie, donc à son aura, mais aussi, plus important, à sa sécurité.

Quelques décades encore pour qu'apparaissent les antibiotiques. Alexander Fleming, Écossais né en 1881, découvre en 1921 que certaines sécrétions et tissus humains contiennent des agents anti-bactériens, qu'il nomme lyzozymes. En 1928, il s'aperçoit, travaillant sur le virus de la grippe, que des moisissures introduites par mégarde dans une culture bactérienne de staphylocoques inhibent leur développement. La dilution progressive des agents mycéliens, jusqu'à 800 fois, ne supprime pas leur pouvoir. Douze ans plus tard, ses collègues Howard Florey et Ernst Boris Chain en extraient le principe actif, la pénicilline, qui dès lors se répand en Europe comme une traînée de poudre, sauvant des dizaines de vies sur les champs de bataille et dans les hôpitaux civils.

Avec la médecine anatomo-clinique, aux XVIIIe et XIXe siècles, apparaissent la « spatialisation »[1], le repérage de la maladie dans le corps de l'homme, à mesure que disparaît l'essence des maladies, considérées jusqu'alors comme presque purement métaphysiques, exprimant la seule faute du malade, son péché, et la nécessité d'une rédemption. Deux écoles apparaissent, en France et en Allemagne, l'une a pour chefs de file Claude Bernard et les physiologistes allemands, l'autre des cliniciens, tels Bichat et Laënnec. Instrumentalistes d'un côté, sémiologistes de l'autre, l'opposition persiste du XIXe au XXIe siècle, avec une montée en puissance progressive des premiers par rapport aux seconds, le progrès technique exponentiellement croissant permettant tout juste aux cliniciens de se maintenir face aux tenants de l'école techno-scientifique.

Les inventions sont telles – anesthésie et asepsie en particulier – que les chirurgiens sont en mesure désormais, dans bon nombre de cas, avec leurs instruments, « d'obtenir de la chirurgie la fin qu'on se propose », comme l'exigeait déjà Hippocrate, vingt-deux siècles auparavant. En un siècle, de la réorganisation des facultés de médecine en 1803 à la rencontre de Pasteur et Lister à la Sorbonne le 27 décembre 1892, plus de progrès médico-chirurgicaux ont été réalisés qu'au cours des vingt siècles précédents. La méthode anatomo-clinique de Laënnec chemine désormais de pair avec une dissection chirurgicale toujours plus entreprenante. À l'aube du XXe siècle, une véritable frénésie opératoire se saisit des chirurgiens. Leriche n'hésite pas à la qualifier de « mentalité de *conquistadores* ».

L'histoire de l'appendicectomie vaut, pour nous, la peine d'être rapidement contée, tant on oublie facilement combien le traitement efficace de cette pathologie bien habituelle est récent. La première ablation de l'appendice est réalisée, fortuitement, en 1735, par Claudius Ayman, qui opère sans anesthésie une hernie de l'aine, dans laquelle il découvre un appendice perforé (ce que l'on appelle une appendicite herniaire). Le chirurgien déclare à cette occasion que l'intervention a été « aussi douloureuse pour le malade que laborieuse pour lui ». Mais c'est

---

1. Cf. François Dagognet, *Pour une philosophie de la maladie, op. cit.*, p. 12

en 1886 qu'un anatomo-pathologiste, Reginald Fitz, prône systématiquement pour la première fois l'ablation de l'organe infecté, après avoir prouvé son implication dans le décès de cinq cents malades autopsiés. Il invente le terme d'appendicite pour remplacer celui de pérityphite qui prévaut jusqu'alors. Mais il n'est pas suivi par les chirurgiens. Il faudra une nouvelle fois le génie de la famille Morton pour faire progresser la chirurgie de l'appendicite. Fils du découvreur de l'éther, George Thomas Morton entend Fitz. Le 27 avril 1887, il opère à Philadelphie un homme de 26 ans d'une appendicite aiguë et le sauve. Le traitement chirurgical de l'appendicite est né. La première péritonite appendiculaire est opérée vers 1891, soit il y a à peine plus de cent ans. L'affection est en effet jusqu'alors presque immanquablement mortelle. L'idée d'un point de départ de tels drames dans l'infection de l'organe lui-même, dans la banale crise d'appendicite, n'a jamais été évoquée précédemment, quelques patients sans doute guérissant miraculeusement, les autres périssant sans que la cause du décès ne soit connue. L'appendicite une fois « découverte », il reste encore à en décrire les variantes topographiques, ainsi que les formes cliniques multiples. Ce qui sera fait au cours du XXᵉ siècle.

Les premiers anévrismes de l'aorte, les premières reconstructions des voies biliaires sont effectuées au début du XXᵉ siècle. René Leriche écrit : « Ce fut un moment extraordinaire : chaque jour naissaient de nouvelles méthodes opératoires et de nouvelles techniques. Il n'y eut pas d'organe qu'on n'essayât d'atteindre. » Des générations de chirurgiens donnent leur nom, qui à une nouvelle pince, qui à un nouvel instrument, toujours plus adapté que le précédent. Ils ne peuvent plus encourir le reproche que faisait, à la fin du siècle précédent, le professeur Bouchard à ses étudiants : « Assurer le diagnostic, constater les lésions cadavériques, c'était le but de l'activité médicale ; traiter n'était plus qu'une concession aux exigences et aux préjugés du public. » Tant il est vrai que l'ambiance est au volontarisme, à l'action curative, quel que soit le pronostic prévisible. La première plaie du ventricule droit du cœur est suturée avec succès en 1896. Le 6 mai 1925, le premier rétrécissement mitral est opéré par Souttar. Avec la chirurgie cardiaque, c'est un dernier tabou qui s'effondre. Opérer le cœur est passé en quelques décades d'une utopie sacrilège à une intervention banale.

L'optimisme est de rigueur. Jean-Louis Faure, chirurgien de renom de l'entre-deux guerres, déclare en 1928 :

> « La chirurgie a été portée à un degré de *perfection* qu'elle ne dépassera plus… Nous avons la certitude de tenir aujourd'hui la *vérité* chirurgicale, et rien ne saurait la détruire. Tout ce qui était anatomiquement possible de faire sur le corps de l'homme vivant, a été fait. Il n'y a plus rien à faire ; il n'y a plus rien à tenter. C'est une profonde *satisfaction* d'esprit de nous rendre compte que nous assistons aujourd'hui à l'*apogée*. »

On le voit, chirurgie et doute étaient antinomiques à la fin du XVIIIᵉ siècle. Ils le restent, pour certains, en ce milieu du XXᵉ siècle, cent cinquante ans plus tard… Pourtant, dès 1925, René Leriche crée le concept de « chirurgie physiologique », assurant que la maladie est trouble de la fonction avant que d'être lésion. Pour lui, la douleur est « une manifestation morbide, pathologique, qu'il convient de réduire », en particulier dans la période post-opératoire, pour éviter la « maladie post-opératoire ».

La période de l'après-deuxième guerre mondiale est marquée par une efflorescence de « premières » : changement de valves aortiques en 1950, invention du stimulateur cardiaque et du respirateur artificiel en 1952, de la circulation extra-corporelle en 1953. Activité pure d'exérèse jusqu'alors, la chirurgie devient progressivement dès lors une activité de réparation et de remplacement d'organes. Aidée en cela par une explosion des techniques diagnostiques, avec entre 1960 et 1970 l'apparition du döppler, du scanner et de la résonance magnétique nucléaire. Aidée aussi par l'explosion des techniques opératoires : laser dès 1960, angioplastie transluminale percutanée en 1964, pinces de suture automatiques dès 1970. Pinces automatiques qui permettront, quelques années plus tard, d'imaginer pouvoir opérer sans ouvrir autrement qu'*a minima*, à partir du moment où leur miniaturisation sera devenue suffisante.

Comparativement à cette fougue de pionniers, à cette épopée de la « frontière », on ne peut que s'étonner du *blues*, cent ans plus tard, d'une fraction non négligeable des opérateurs, au début du XXIᵉ siècle. Eux qui pourtant accèdent à une foison d'inventions d'importance majeure, à commencer par la révolution de la chirurgie mini-invasive, à laquelle il faudrait ajouter la chirurgie robot-assistée, les logiciels d'opération programmée [1], etc. Il n'est de mois, en chirurgie viscérale par exemple, qu'une nouvelle intervention ne soit réalisée en cœlioscopie, démontrant ainsi sa « faisabilité ». Pourtant l'optimisme ne semble plus toujours de rigueur. La judiciarisation de l'activité modifie l'image que le chirurgien croît entrevoir de lui-même dans l'œil de son patient. Et fait que la profession s'ouvre plus largement au questionnement sur le sens du progrès et sur les changements sociaux, voire éthiques, qu'il peut dorénavant entraîner.

L'opérateur a-t-il pris peur de son ombre, de son frère le robot, craignant qu'il ne prenne progressivement sa place ? D'une habilité diabolique, la machine n'a pas d'états d'âme. Elle les laisse à l'opérateur. Elle le laisse à son ontologique fragilité. Comment opérer quand on est fragile ? À mesure que les outils se multiplient, à mesure qu'ils deviennent plus sophistiqués, leur entretien se complexifie, leur coût s'élève. Il n'est plus possible de tout posséder, de tout entretenir. Le chirurgien progressivement s'enchaîne. Il dépend maintenant d'un « plateau technique », d'une foule d'aides diverses, en *per-* comme en *post*-opératoire. La moindre panne technique l'empêche de terminer son intervention par la voie mini-invasive qu'il avait privilégiée, l'obligeant à « ouvrir », comme autrefois le faisaient ses « ancêtres ».

Les patients, nonobstant ses efforts, sont de plus en plus exigeants, informés sur l'heure de la dernière trouvaille encore expérimentale, qu'ils exigent derechef. Et, comble de malchance, les juges se mettent à contester le chirurgien, autrefois prince du bloc opératoire. Les connaissances s'approfondissent, il n'est plus question de prétendre tout opérer, la spécialisation s'impose, et la formation continue avec elle, ainsi bientôt que l'évaluation des pratiques professionnelles, l'« accréditation ». Le *blues* est là. Pas besoin de s'étonner que les voca-

---

1. Ils sont capables de faire réaliser, à des robots, *et sans aucune commande humaine cette fois-ci*, à titre expérimental pour l'instant, des parties « réglées » de certaines procédures opératoires.

tions chirurgicales se fassent plus rares au début du XXIe siècle, au moins pour un temps…

Si l'on voulait, toutefois, de manière aussi personnelle et partiale sans doute que partiale, retenir trois dates parmi les plus importantes en chirurgie viscérale, au cours des cent cinquante années écoulées, nous choisirions celles-ci : 1846, pour la première intervention relativement importante – une tumeur du cou – réalisée de manière *indolore*, grâce à l'éther ; 1887, pour la première appendicectomie réalisée pour appendicite aiguë ; 1987, cent ans plus tard, pour la première cholécystectomie [1] réalisée en cœlioscopie. Pour avoir parlé des deux premières, nous n'y reviendrons pas. Mais, parce qu'elle est plus spécifique au questionnement inscrit dans ces pages, nous reviendrons quelque peu sur l'une des premières interventions thérapeutiques réalisées en cœlioscopie, qui n'est pas la cholécystectomie, mais le traitement chirurgical d'une occlusion sur bride.

L'« invention » de la cœlioscopie digestive est de fait permise par la production de lumière dans l'outil (le cœlioscope) et non plus hors de lui, comme jusqu'alors. Kofer, vers 1940, propose l'insufflation péritonéale de gaz carbonique, ininflammable et de résorption rapide. Celle-ci permet d'établir un « espace de travail » où mouvoir les instruments, entre les viscères et la paroi abdominale antérieure soulevée par le gaz. Palmer fait à Paris, en 1955, la première cœlioscopie *diagnostique*. En 1964, apparaît le premier insufflateur permettant à la fois de maintenir, dans la cavité péritonéale, une pression d'insufflation stable en gaz carbonique et son auto-contrôle. En 1973, on opère en cœlioscopie les premières grossesses extra-utérines, en 1976 les premiers kystes de l'ovaire. En 1980, naît la « lumière froide », qui permet d'éclairer le champ opératoire de manière beaucoup plus intense, sans dégagement intempestif de chaleur. Philippe Mouret retire la première vésicule calculeuse par cette voie, en 1987, à Lyon. Les essais antérieurs de certains chirurgiens, visant à réaliser des cholécystectomies en « chirurgie classique » par des incisions de plus en plus courtes, nécessitant des écarteurs adaptés, rendaient en effet l'intervention difficile et non reproductible. La cœlioscopie, jusqu'alors

1. Ablation d'une vésicule biliaire pathologique, calculeuse en particulier.

réservée à la chirurgie gynécologique, offrait une solution différente et élégante. L'introduction en effet d'un cœlioscope, par des incisions à peine plus courtes que les incisions utilisées jusqu'alors par certains pour retirer l'organe, modifiait brutalement le challenge : à la condition préalable de l'apprentissage d'une nouvelle technique, l'outil cœlioscopique donnait une vue panoramique de l'intérieur de la cavité abdominale, permettant une exérèse réglée, sans prendre les risques prohibitifs qu'entraînait la limitation du champ visuel de l'opérateur, occasionnée par des incisions minuscules. Une nouvelle « philosophie » de la chirurgie, dans la lignée de la chirurgie « physiologique » de René Leriche, venait d'apparaître. Ne plus attirer à soi la lésion, en la faisant apparaître au travers d'une large incision, mais se porter vers elle, en respectant au maximum la protection musculaire naturelle des viscères abdominaux, voilà de quoi il s'agissait.

Mais laisser la parole à l'un des pères de la technique permet de montrer combien le doute est grand, dans un premier temps, chez les inventeurs de génie. Philippe Mouret raconte la première véritable intervention thérapeutique, et non plus seulement diagnostique, effectuée par voie cœlioscopique, le 21 mars 1972, véritable « première » chirurgicale. Pas de médias pour y assister, seulement, par la suite, une thèse sur le sujet, rédigée par un élève, en 1976 [1]. Il s'agit d'une *occlusion sur bride*, pathologie nécessitant jusqu'alors une laparotomie. Le but que le chirurgien a en tête est d'essayer de vaincre « le spectre de la laparotomie blanche » [2], ainsi que les « erreurs de diagnostic conduisant à des erreurs de voies d'abord… pas très satisfaisantes pour l'esprit et encore moins pour les patients ». Réalisant en cœlioscopie la section de la bride responsable de l'occlusion, Philippe Mouret écrit : « Et après… que faire… je me souviens d'être resté perplexe devant l'évidence du transit restauré… Il m'a fallu plusieurs minutes pour me convaincre que la laparotomie n'était plus nécessaire. » Et, parlant de la confidentialité de la

1. Nous extrayons les propos cités et composons ces quelques lignes à partir de l'article de Philippe Mouret, Histoire de la première intervention de chirurgie cœlioscopique digestive, paru dans *Le Journal de Cœlio-Chirurgie* n° 49, mars 2004, pp. 3-6.
2. Ouverture chirurgicale de l'abdomen, qui s'avère inutile *a posteriori*, parce que l'on ne découvre pas de lésion viscérale responsable des signes observés ou, en matière de pathologie tumorale, parce qu'aucun geste véritablement efficace n'est réalisable.

technique à ses débuts, il ajoute : « Diffuser un procédé, un concept, une idée, n'a de chances de succès que si l'on s'appuie sur un support concret qui fasse appel à un de nos sens. Et dans notre domaine cela a toujours été l'image, vecteur de la novation le plus performant. »

La cœlioscopie thérapeutique se répand dès lors presque aussi rapidement que la radiographie [1]. « L'image, toujours l'image », est, selon Mouret, responsable de la rapidité de diffusion. Et pourtant « il n'y a pas eu "préméditation" de cette intervention, elle s'est faite quand elle a paru possible, en profitant de l'opportunité d'un cas favorable ». « Il fallait intégrer la cœlioscopie dans l'arsenal des moyens chirurgicaux… le cœlioscope permettait, avec quelques outils appropriés bien sûr, de limiter les "dégâts collatéraux" de la chirurgie… permettait une chirurgie plus respectueuse de l'intégrité du patient… apportant une "valeur ajoutée" à la technique classique. » Pourtant l'auteur regrette « de n'avoir pas su, en son temps, faire passer le message », peut-être en raison « de la force passive des habitudes acquises, qui faisait un rempart inexpugnable à l'introduction d'une nouveauté ».

Ce qui fait, au final, de la chirurgie cœlioscopique une *révolution*, dont « le propre est de balayer le passé, de l'oublier ou de le nier. Nul besoin de procéder ainsi… Nous, chirurgiens, devions comprendre qu'une réduction de la nocivité chirurgicale était souhaitable. L'abord cœlioscopique à l'évidence était une voie possible sinon exclusive de cette réduction d'agressivité. Mais cela ce n'était pas une révolution technique ou technologique, c'était un changement de mentalité et une nouvelle philosophie chirurgicale ». Tout est là, bien évidemment. Et par exemple cette idée, que l'on retrouve dans les grandes dates de l'histoire de la chirurgie, qui est de toujours tenter de diminuer l'agressivité du geste, de se poser la question de l'éventuel bénéfice pour le patient (et non pour le chirurgien, nous y insistons, car tout chirurgien qui a tâté de la cœlioscopie sait combien l'intervention par cette voie peut être, au début au moins, plus difficile que lorsqu'on « ouvre » largement). Jusqu'alors le dogme était d'ouvrir largement pour opérer correctement.

[1]. Pour celle-ci, ce fut en moins d'un an à partir de la radiographie de la main gauche de Madame Röntgen.

C'est parce que certains cependant osaient en douter que la cœlioscopie digestive a pu naître et se développer, donnant ainsi vie à la formule de Roland Barthes : « Être d'avant-garde c'est savoir ce qui est mort ; être d'arrière-garde, c'est l'aimer encore. »

Au passage du XXe au XXIe siècle, les techniques cœlioscopiques trouvent de nouvelles possibilités, avec la miniaturisation des robots et la multiplication des tâches qui peuvent leur être confiées. Cette « mise à distance » de la main du chirurgien d'avec le corps de l'opéré, entre lesquels peut désormais s'interposer une machine, suit une évolution en quelque sorte parallèle à celle qui voit la mécanisation progressive de tous les métiers artisanaux. Mais si l'« opérer » a toujours été un artisanat, un art manuel comparable à celui qui permet de façonner les objets dont l'homme aime s'entourer, cet art avait, jusqu'ici, une double spécificité : « travailler » sur le corps humain, pas sur un corps inerte ; pouvoir, avant et après l'acte opératoire, garder un contact physique *direct*, immédiat, avec l'opéré. Les possibilités récentes d'intervention à distance, qui médiatisent la relation entre l'opérateur et l'opéré, sont-elles représentatives, quels que puissent être leurs avantages, d'un nouveau paradigme de la chirurgie ? C'est à cette question, parmi d'autres, que le présent travail tentera de répondre.

Deuxième partie

Chirurgie « classique », chirurgie « mini-invasive »

« La troisième partie de la médecine est celle qui guérit par le secours de la main. »

Celse, *De medecina*,
Introduction aux livres VII et VIII,
consacrés à la chirurgie

I. La chirurgie « classique », « à ventre ouvert »

LE TRAVAIL DE LA MAIN EST CELUI DE L'ESPRIT

Le travail chirurgical, « l'opération », en chirurgie viscérale, à ventre ouvert (la chirurgie par laparotomie ou cœliotomie [1]) supprime, temporairement, toute dualité corps-esprit chez le chirurgien. C'est ce que nous pensons. Comment est-ce possible ? Pourquoi et pour quoi ? C'est ce qu'il faut rechercher.

L'installation

Descartes dans la *Méditation sixième*, affirme : « il est certain que je suis réellement distinct de mon corps et que je peux exister sans lui », non pas que l'esprit ne puisse « composer avec lui quelque chose d'un », mais parce que « je ne peux penser aucune chose corporelle ou étendue sans qu'il me soit facile de la diviser par la pensée en parties »[2], alors que l'esprit reste indivisible. Or c'est ici sans doute l'opération mentale que le chirurgien ne peut effectuer pour soi-même dans le cours de son action, non plus que pour le patient qu'il opère.

Pour soi, à l'évidence, *premièrement* parce que le « bloc » opératoire n'est pas le lieu des idées purement intellectuelles. « Le corps, toujours orienté vers l'action, a pour fonction essentielle de limiter, en vue de l'action, la vie de l'esprit », écrit Bergson[3]. *Deuxièmement*, aussi, parce que si même il se donnait le droit de penser dans le cours de l'action chirurgicale, le chirurgien se rendrait bien compte qu'aucune partie de

---

1. Cœliotomie (*koilia*, ventre) se dit plus volontiers d'une incision médiane et laparotomie (*laparè*, flanc) d'une incision du flanc.
2. Descartes, *Les méditations métaphysiques*, *op. cit.*, pp. 223, 231 et 247.
3. *Matière et mémoire*, Paris, PUF, « quadrige, grands textes », 2004, p. 199.

son propre corps, de son corps propre, ne peut, sans que la qualité de l'acte ne s'en ressente, lui être ôtée. Ce qui prouve simplement que dans cet effort son corps n'est pas divisible. On sait en particulier combien l'installation – dans l'espace – du chirurgien est importante pour la bonne réalisation de ce qu'il a à faire. Tout appui anormal d'une cuisse, d'une hanche, contre un cavalier de la table d'opération lui rend la tâche si ce n'est impossible, en tout cas difficile, voire incertaine.

Il en est bien sûr de même de l'installation de son patient, physiquement, en tant que *res extensa*, sur ladite table. Mais *extensa* dit ici simplement, pour Descartes, l'espace, avec ses trois dimensions. Heidegger dira plus tard que « *l'*espace ne contient ni espaces ni places »[1]. C'est pourtant bien de *place* dont nous parlions, de lieu « habité », plutôt que de lieu habituel. Si d'aventure le chirurgien, dans le cours de son « geste »[2], oublie un instant qu'il opère un « corps » et non pas un organe, mais plus encore s'il oublie qu'il opère un individu fait d'un corps et d'un esprit réunis, alors on peut affirmer qu'il fera mal, ou ne fera pas très bien, ou bien que les suites opératoires ne seront pas simples, ce qui revient au même. Il est dès lors anecdotique de rajouter que certains chirurgiens ressentent, un jour ou l'autre, dans certaines chirurgies difficiles, qui peuvent apparaître désespérées dans le cours de l'action, ou bien même après l'issue heureuse de celles-ci, des manifestations, si transitoires soient-elles, qui ne sont pas purement psychiques, mais aussi parfois quelque peu organiques[3]. On pourra même dire – sans tellement forcer le trait – qu'il s'établit une symbiose entre les deux corps, celui du patient et celui de l'opérateur, à quelque titre, lors de l'opération. Pour preuve, la possibilité de piqûres qui peuvent survenir, lorsque le chirurgien protège de sa main des viscères vitaux (tels les gros vaisseaux), lors de sutures difficiles effectuées sur des organes situés à leur contact direct. Piqûres accidentelles infiniment moins fréquentes en orthopédie, où règne

---

1. Martin Heidegger, *Bâtir habiter penser*, dans *Essais et conférences*, Paris, Gallimard, «Tel », 2004, p. 185.
2. Au sens du mot latin *gestus*, l'attitude du corps, son mouvement.
3. L'usage populaire de l'adverbe « viscéralement » dans « je déteste viscéralement » ou bien « je crains, j'ai peur, viscéralement » atteste de l'action organique sur les viscères des affects puissants, ce que l'on peut encore appeler « manifestations psycho-somatiques ».

la technique aseptique du *no-touch*, qui consiste à ne pas approcher de ses doigts les tissus opérés.

La main et l'esprit

La main n'est plus ici qu'un simple prolongement du cerveau, c'est elle qui apprécie la texture des tissus, les passages pour la dissection, les possibilités d'exérèse. L'examen clinique, les examens complémentaires préopératoires, l'expérience médicale de l'opérateur lui ont fait pressentir globalement la situation avant l'acte chirurgical. Mais celle-ci s'avère pourtant très différente parfois en *per*-opératoire. Aucun instrument, quel qu'il soit, n'égale la main dans cette tâche d'appréciation. Aucun non plus n'est aussi atraumatique, le plus souvent. Or c'est de l'appréciation que fait la main, par exemple des possibilités d'ablation d'une tumeur digestive, que dépend la décision rapidement prise par l'opérateur, celle d'aller de l'avant ou de faire machine arrière. La supériorité de la main sur l'instrument chirurgical, outil façonné par la technique, ne s'arrête pas là. Après la décision d'exérèse tumorale, c'est elle encore qui, de la façon la moins brutale pour les organes, permettra de se frayer un chemin entre tissus sains et néoplasiques. Les gestes de réparation, une fois l'ablation terminée, feront une nouvelle fois appel à elle, mais en moindre proportion. Elle servira alors à protéger certains tissus pendant les sutures, exposant ceux que l'on coud, repoussant ceux qui sont proches, mais non concernés par le geste.

La soustraction de la majeure partie du perçu porte à la fois, durant l'intervention, sur le monde alentour et sur le remémoré, sur le passé. Elle est limitation de l'affect à l'utile à l'action, au strictement nécessaire[1]. On pourrait presque dire qu'opérer, c'est parler avec ses mains. Il nous semble d'ailleurs que le parler avec les mains, qui caractérise le chirurgien dans son acte opératoire, devrait aussi illustrer son mode de présence aux côtés de l'opéré, dans la phase de surveillance post-

---

1. On pourrait dire, à la manière de Bergson, que le chirurgien fait essentiellement appel au « souvenir appris » et non pas au « souvenir spontané », créant ainsi une « habitude du corps », une « mémoire éclairée par l'habitude ». *Matière et mémoire, op. cit.*, pp. 88-89.

opératoire. C'est peut-être pour avoir oublié l'importance du toucher, de la palpation, qui tout à la fois renseignent l'opérateur et rassurent l'opéré, que le chirurgien parfois s'isole et s'expose aux récriminations de celui qu'il est censé aider.

Parler avec les mains s'applique également à l'accord entre les chirurgiens et certains de leurs aides opératoires. Qui leur évite de parler, pour que leurs gestes s'adaptent les uns aux autres, sans que parole soit prononcée. Qu'est cet ac-cord ? Il y entre du cœur (*cor*), mais aussi de la corde, de la musique (le *chordè* grec est d'abord intestin[1], puis boyau utilisé pour la corde de l'instrument de musique et les fils de suture chirurgicale). Du cœur, parce que dans l'aide que le chirurgien attend de son aide, il y va d'abord de l'entente qui règne entre eux pour le but qu'ils se sont fixé, qui est le bien du patient, soit encore la qualité de l'acte technique, de l'acte manuel en l'espèce, qui les réunit. Et mieux vaut, selon nous, avoir un aide moins habile mais sans malice, tout entier présent pour aider, plutôt qu'un aide infiniment habile, « technique », dont pourtant on sent qu'il « n'est pas là », qu'il ne co-(l)labore pas vraiment, qu'il reste en retrait. Cet aider est un sacerdoce, pour de multiples raisons. D'abord parce que le chirurgien est, sauf exception, d'un naturel stressé, comptant les minutes, n'admettant pas ou si peu d'être retardé (comme le danseur attend de sa partenaire l'unisson, qui est pas de danse, et non faux-pas). Ensuite parce que la complication, qui peut survenir à tout moment, libère, à défaut du langage et de la parole, le *verbe*, et ce verbe est rarement amène. Inhibitions levées, parce qu'il faut un exutoire au stress, un bouc émissaire, et qui mieux et plus pratique que l'assistant pour cela ? Assistant qui n'est pas, en réalité, celui qui assiste au spectacle, mais bien celui qui y participe, plus exactement qui contribue à l'œuvre, à part entière. Il n'assiste, il n'aide, au sens physique, mais plus encore psycho-affectif du terme, que le chirurgien, qui ne peut s'en passer… Il y faut donc de l'estime, voire de « l'admiration », et dans les deux sens, de l'aide pour le chirurgien, tout autant que du chirurgien pour l'aide, pour que le tandem fonctionne,

[1]. Les médecins égyptiens furent les premiers à suturer les plaies avec de fines lanières d'intestins.

pour que la « danse opératoire » ne ressemble pas à une rustique bour-
rée. Et c'est où *chordè* intervient, corde qui n'est longtemps que boyau,
avant, dans la seconde moitié du XXᵉ siècle, de se parer d'une fine pelli-
cule métallique. Usage de l'intestin que fait le chirurgien viscéral, usage
que fait le musicien de ce boyau, frotté par les crins de queue de cheval
tendus sur l'archet de cœur de pernambouc… Où le cœur, le boyau, la
musique… et pourquoi pas la chirurgie feraient bon ménage. On s'en
veut d'ailleurs parfois, à sa place de chirurgien, de ne la posséder pas
toujours, en tout cas dans les moments difficiles, cette musique intérieure qui apprend à se rire des difficultés, à les surmonter plus facilement, plus patiemment, plus calmement. Ascèse, fruit d'exercices au
long cours pour la majorité, plutôt que naturel réservé à certains, les
meilleurs. Force de caractère, esprit platonicien, qui reprend, un court
instant, son indépendance par rapport au corps, à la langue (organe de
la phonation), à la main, les freinant, les domptant, jugulant leurs écarts,
mais qui tout aussitôt rend sa place à l'extrémité, place première et indispensable.

Il n'y a que dans les temps sans difficultés particulières, « toilette »
de la cavité péritonéale en fin d'intervention, fermeture pariétale, que
l'esprit reprend son entière indépendance par rapport à la main. En
même temps que les gestes répétitifs, mille fois répétés, sont effectués, il
est alors possible, soit de repenser ce qui a été fait (quitte à le discuter, le
regretter parfois), soit d'anticiper les traitements ultérieurs, les suites
opératoires, les explications à donner aux proches. En ces moments de
décontraction relative, la communication, autre que monosyllabique et
purement fonctionnelle, avec l'aide et l'équipe opératoire, peut reprendre. De même d'ailleurs la communication avec soi-même ou l'extérieur, par l'imagination, qui avait perdu toute place dans le cours de
l'action. École de maîtrise des gestes, sauf à risquer d'aller d'incident en
incident, c'est là le paradigme du « chirurgien adroit », que les juristes
ont rappelé récemment. Mais l'adresse[1] ce n'est pas seulement la dextérité (du droitier ou du gaucher), c'est aussi la qualité pour obtenir le

---

1. L'adresse serait ici d'amener le patient à bon port, comme le préposé apporte la lettre à son
destinataire…

résultat recherché, qui, en médecine, est bien autre chose qu'une simple manipulation, qu'une simple gesticulation. La maîtrise que le chirurgien acquiert, plus ou moins rapidement selon ses talents, c'est aussi celle, c'est surtout, dirions-nous, celle des affects pendant la durée de l'intervention. C'est pourquoi le terme de « geste chirurgical » est peu approprié, si l'on retient la première acception de Robert, qui suppose une symbolique du geste, suppose qu'il est symptôme « révélant un état psychologique ». C'est exactement ce à quoi n'a pas droit le chirurgien qui opère. Pas le droit de se laisser envahir, pendant la *stricte* durée de celle-ci, par ses affects propres, en rapport ou *a fortiori* sans rapport avec le patient et sa maladie. Pas le droit de se laisser aller à son imagination, autrement que pour anticiper le traitement, et plus tard, quand les phases les plus difficiles toucheront à leur fin, pour prévoir la « vérité » à dire à l'intéressé ou ses proches.

La responsabilité du chirurgien

Ce fonctionnement main-esprit a été décrit, mais il a d'ordinaire été étendu au reste de l'équipe chirurgicale[1] (anesthésiste, panseuse, aide opératoire), comme si tout ce monde ne faisait qu'un. Ce qui ne correspond que partiellement à notre expérience des cas difficiles, et peut-être même des « cas faciles ». Certes, chacun tient sa place dans un bloc opératoire[2], chacun y est conscient de ses responsabilités. Nous ne partageons nullement l'acrimonie de notre collègue Antoine Sénanque vis-à-vis du personnel infirmier. Tout au contraire, par atavisme sans doute, mais plus encore d'expérience, nous savons ce que ces aides de chaque instant représentent pour les patients, donc pour nous. Pourtant la responsabilité d'un chirurgien ne se partage avec quiconque, en tout

1. Voir Jacqueline Lagrée, *Le médecin, le malade et le philosophe*, Paris, Bayard, 2002, pp. 136-148.
2. Que les Anglo-saxons dénomment *operation theater*, appellation qui a le mérite d'insister sur le décorum et le « jeu de rôles », même s'il est tragique parfois. Et de rappeler que certains (voir Bernard-Marie Dupont, *Éthique des pratiques en chirurgie*, Paris, L'harmattan, « Les cahiers d'éthique médicale », sous la direction de Christian Hervé, 2003, pp. 29-43) insistent sur le fait que la chirurgie, comme le théâtre tragique, se doit de respecter unités de lieu, de temps et d'action.

cas pour ce qu'il fait de ses mains. Tant il est vrai que la tension, parfois immense, qui pèse sur lui, dans quelques occasions, ne se divise pas. Sectionner en deux une aorte athéromateuse, immédiatement au-dessous des artères rénales, là où commence la destruction presque irrémédiable de l'organe à réparer, constater alors qu'il ne s'agit plus que d'une plaque entièrement calcaire, sans aucun intervalle libre de tissu sain, que là va devoir porter la suture (car on ne peut laisser en place une aorte sectionnée et un clamp au bout puis « refermer » !) risque, on peut le dire, de glacer d'effroi, au moins les premiers temps. Ce qui pourtant n'évitera pas d'avoir à continuer... Personne à ce moment ne peut – et c'est normal – assumer ne serait-ce qu'une partie de la responsabilité du chirurgien. Nul autre que lui n'a sectionné en deux l'aorte malade – mais jusqu'à ce geste compatible avec la vie – pour y adapter une prothèse. Seule l'une de ses mains a manié les ciseaux pour sectionner le nœud gordien, sans qu'on sache si la décision, au moins dans l'immédiat après-geste, a dénoué la crise[1]. Constat identique dans les tumeurs digestives étendues et évoluées. Ablation ou pas ? Il est un moment où le cours des événements devient irréversible, lorsqu'un chemin a été tracé entre les organes, pour l'exérèse de l'indésirable, après la « décision après délibération », prise dans le silence de la conscience, sans que l'avis de quiconque, qui n'aurait vécu, presque dans sa propre chair, comme lui-même, les premiers temps de l'exérèse, ne puisse l'aider... Alors il n'est plus moyen de faire demi-tour, de faire machine arrière, plus possible d'abandonner. Quel est le chirurgien qui ne s'est ici senti parfois immensément seul, ne retenant alors que le pouvoir *démesuré* qui lui est accordé, et dont il s'est saisi pour oser se mesurer à la « nature », cancéreuse en l'espèce ? Quel chirurgien ne s'est alors demandé, sans doute pour se moquer de lui-même et se donner du courage tout à la fois, si on ne pouvait « passer à un autre patient » ? Qui n'a eu envie d'appeler à l'aide ? Ce n'est pas un sentiment d'orgueil qu'il aura quand tout se sera – heureusement – terminé. Bien plutôt la satisfaction toute simple, mieux le soulagement que le patient ait pu arriver à bon port.

1. Au sens grec de *krisis*, choix, décision, jugement.

Quel chirurgien ne s'est un jour dit – sans doute avec paranoïa, ou bien aux moments d'abattement – que le comble de la chirurgie réussie était que son patient ne meure qu'après lui ? Il y a – tendance paranoïde là encore sans doute – des moments où l'on se dit que ce métier n'est pas qu'un sacerdoce, mais un véritable esclavage. Sans aller jusqu'au pessimisme « noirissime » d'Antoine Sénanque[1], dont pourtant la lecture, stimulante, doit être conseillée. Esclavage envers la maladie des autres, envers les patients, les familles, envers « le Malin », qui vous transforme une opération semblant aussi réussie que possible en une houle de complications post-opératoires, qui vous transforme, à l'opposé, un geste techniquement « imparfait »[2] en une réussite post-opératoire indiscutable. Qui n'a déjà été responsable d'une intervention chirurgicale ne peut sans doute – y compris quand il est médecin dans une autre spécialité – imaginer quels sommets les variations anatomiques, les fragilités tissulaires inhabituelles, les saignements « en nappe », peuvent atteindre, dans certains cas.

C'est pourquoi le chirurgien ne devrait pas seulement être bien formé techniquement, bien informé des progrès « acquis » de son art et de ses dangers, mais aussi formé à l'approche humble et humaine de son patient. Ainsi que le formule Heidegger, « toutes les sciences qui ont en vue le vivant, doivent en toute nécessité, justement pour rester rigoureuses, s'établir hors de la dimension de l'exactitude »[3]. Il n'est bien sûr pas question ici de l'exactitude du geste chirurgical, mais de la trop claire exactitude du raisonnement formel, détaché de la considération des particularités matérielles du vivant.

1. Antoine Sénanque, *Blouse*, Paris, Grasset, 2004.
2. Tout geste chirurgical est par nature imparfait puisqu'il attente au sacro-saint corps humain, puisqu'il est un mal premier avec l'espoir d'en obtenir un hypothétique bien second. Mais cette imperfection est parfois majorée, parce que le geste effectué est lui-même imparfait, quand l'opérateur atteint ses limites, qu'il s'agisse de ses compétences propres, de son état de fatigue, ou bien tout simplement de l'impossibilité de faire mieux, en fonction des conditions locales propres au patient opéré.
3. Martin Heidegger, *Chemins qui ne mènent nulle part. L'époque des conceptions du monde*, Paris, Gallimard, « Tel », 2002, pp. 104-105.

Le chirurgien n'est pas, en droit, un omnipraticien, un médecin généraliste. N'est-il qu'un pur technicien, sans droit d'accès à l'âme ? La réponse est ambiguë. Oui et non, pourrait-on dire ! Nous allons tenter d'expliquer pourquoi.

Faire partie de la « secte » des spécialistes

Sept années de formation médicale. Il y a peu de temps encore sans une heure de psychologie, une heure d'éthique, une heure de philoso-phie, fût-elle « médicale », durant ces longues études. Mais tant d'heures de mathématiques, de physique, de chimie, de biophysique, de biochi-mie. De biologie bien sûr et c'est normal, de statistiques. Apprendre, apprendre, encore apprendre. Faire et refaire des exercices, jongler avec des centaines et des centaines de chiffres. Pendant deux ans, ne jamais approcher un patient, ne jamais approcher « la maladie ». Ne pas avoir le temps de lire *Voyage au bout de la nuit* ni *Semmelweis* pour apprendre la vraie vie, la « vraie » médecine. Combien, parmi les apprentis, n'ont l'in-signe chance d'avoir des parents « soignants » ? Combien ne découvrent Aristote, qui, lui, avait un père médecin, qu'à un âge avancé, voire ja-mais ? Combien attendront que la vie et le monde se referment sur eux pour apprécier la chance qu'ont tous de voir publier *Blouse*, par un adepte de Louis-Ferdinand Destouches, certes aux nerfs « à fleur de peau », quelque peu paranoïde, mais enfin tellement « vrai » ? Quelques-uns pour-tant, par goût ou obligation financière, n'importe, sont d'abord brancar-dier, ou bien femme ou homme de salle, puis aide-soignant, parfois infirmier ou infirmière durant les vacances. Ceux-là sauront plus vite ce qu'est un homme malade, ce que sont un homme ou une femme cou-chés, qui souffrent, ou ne peuvent se lever, ne peuvent marcher, se voient et acceptent ou non de disparaître. Ceux-là connaîtront les familles, les proches de toutes sortes, les « visites ». Celles qui sont d'autant plus agressives qu'elles sont moins assidues, cherchant à faire endosser leur sentiment de culpabilité à d'autres, pourquoi pas aux soignants. Celles qui veulent tout régler, tout rendre parfait, lors des quelques minutes que dure leur bonne action. Celles aussi, des sans-nom, pleines de sollicitude et de chaleur, que les patients attendent comme un véritable arc-en-ciel dans leurs journées de misère. Ceux-là sauront aussi prendre la mesure de comportements si différents, à des années-lumière les uns des autres, lors des visites médicales « au lit du patient ». Distinguer celui qui, sans prétention, sait approcher et calmer le schizophrène en le touchant, en venant à son contact, quand d'autres organisent la critique de son dossier médical, mais à distance, ayant eu à pâtir de sa peur-violence. Ils sauront l'immense disponibilité des plus humbles et des « moins-gradés » auprès des invalides, des impotents et des « grabataires »[1].

Alors spécialistes ou vétérinaires ?

Faire partie de ceux qui ont le pouvoir d'attenter[2] à l'intégrité du corps humain

Quatre années d'internat et un clinicat, au total cinq, six, huit ans supplémentaires de formation, ce n'est pas de trop, vu l'enjeu. Le pouvoir de vie ou de mort, rien de moins. Seul l'anesthésiste le possède aussi mais lui qui, dans la majorité des cas, n'endort que pour qu'un autre puisse agir, est dépendant pour réveiller le patient, de ce qui s'est passé dans l'intervalle. « Je n'ai pas peur de l'opération docteur, j'ai peur de ne

1. *Krabbatos*, en grec, c'est le lit de repos, puis le mauvais lit, le grabat. Et tout lit devient un grabat pour qui sent la mort passer, *a fortiori* venir. Mais *grabatorius*, en latin, c'est le fabricant de lits et ce n'est qu'après le XVIe siècle, nous dit Robert, que l'usage du mot se répand, encore plus tard qu'il désigne le lit du malade, quand auparavant c'était le lit du plus humble ou du philosophe stoïcien. Ne doit-on pas voir là un signe des temps ? L'empereur-philosophe, imité par le roi de Prusse, mais plus tard l'humble couche ne peut plus être que celle du défavorisé ou du malade. La société lui est en dû, ce qui est normal, il n'a plus qu'à se laisser mener, sans réfléchir à son nouveau statut (voire au statut qu'il a parfois choisi, selon Balint), ce qui l'est moins.

2. Certes *attentare* ce n'est pas *attendere* (attente, attention), mais cependant le latin donnait une acception rare, dépourvue de toute hostilité, à *attentare*, celle d'aborder, de chercher à atteindre. Cette dernière acception est à retenir également pour l'acte chirurgical « normal » qui ne souhaite qu'améliorer « la santé », re-médier à un manque.

pas me réveiller. » Combien de fois ne l'a-t-on entendu répéter, cette phrase, par les patients qui vont se confier au chirurgien. Et pourtant combien est-on loin de la réalité, en termes de responsabilité ! L'accident anesthésique pur est rarissime, comparé à l'accident chirurgical intercurrent, entre l'endormissement et le réveil. Un pouvoir donc proprement dérogatoire au droit commun, presque surhumain. « Les juges, médecins, etc., n'ont que l'imagination… », dit Pascal. Et bien non justement, ils ont aussi, dans certains cas, comme le roi pascalien, non pas la force, mais le pouvoir, un pouvoir presque discrétionnaire. Bien sûr, ils auront à en rendre compte, ce que ne devra le roi. Mais pour ce qui est du for intérieur, où est la différence ? Le poids à porter de ce pouvoir n'est-il pas au-dessus des pouvoirs de la plupart ? Comment faire en sorte de ne pas tomber dans le piège dépeint par Alain, « dès qu'un homme peut plus qu'il ne sait, il choisit le pouvoir et laisse le savoir » ? Bertrand de Jouvenel écrivait en 1964 que l'exercice du pouvoir, « qui est comme une énorme extension de la main, s'accompagne d'un rétrécissement concomitant de la vision ». Il se pourrait qu'en chirurgie, parfois, le pouvoir atrophie à la fois l'œil et la main… Des exemples historiques célèbres de résistance au goût du pouvoir chirurgical existèrent pourtant, s'ils ne furent pas forcément toujours suivis. Ainsi le « je l'ai pansé, Dieu l'a guéri » du barbier-chirurgien de Laval ne fit pas que des émules, de son vivant même, où la Faculté en particulier le poursuivit, au prétexte qu'il n'était pas clerc…

Maladie globale, maladie d'organe

Dans ces spécialités, qui deviennent de plus en plus « techniques », les apprentis ont rarement connaissance, au début de leur exercice, de ce que seule l'expérience pourra leur permettre d'acquérir, à défaut de véritable formation initiale en ce sens. À savoir la notion que trente pour cent environ des patients réputés malades, selon Balint par exemple, ne le sont pas d'une maladie ou d'une *pathologie d'organe*, mais de la personne entière, que l'on parle ici de troubles psychologiques, névrotiques, ou de troubles psycho-somatiques. Déjà Hippocrate en appelait au *principe de totalité*, considérant qu'une maladie était toujours une atteinte globale de l'organisme, que la cause première en fût primitivement d'origine interne (exagération d'une disposition normale), externe (environnement) ou de défaut d'hygiène de vie. Ce que l'on peut encore exprimer autrement : le *principe de compréhension* devrait primer, en médecine, sur le *principe d'explication*, cher au réductionnisme scientifique. Outre que de telles notions devraient être connues de tout apprenti-chirurgien, on pourrait exiger, comme Balint, que les omni-praticiens et les psychiatres soient seuls à gérer le problème de la *maladie globale*. Mais il faudrait alors que tous soient capables d'en prendre la mesure, et de ne pas se réfugier derrière un éventuel symptôme objectif pour en faire, dans certains cas, une maladie organique « offerte au patient », parfois acceptée, sans que son traitement n'apporte la solution des problèmes subjectifs sous-jacents. Le risque est alors le suivant : que le chirurgien ne se saisisse lui aussi de cette pathologie comme d'une solution-miracle, intervenant opératoirement pour l'éradiquer. Et de deux choses l'une à ce moment : dans la très grande majorité des cas, les suites chirurgicales seront simples, mais les signes, identiques ou légèrement modifiés, réapparaîtront quelques mois plus tard. Dans des cas heureusement beaucoup plus rares, les suites seront compliquées, que le praticien en soit ici le seul responsable, ou bien que le terrain et le désir du patient de ne pas passer du statut de malade à celui d'individu « bien-portant » n'interviennent également. Ces cas donnent lieu à une fraction élevée des plaintes en justice. Autrement dit : à indication opératoire de mauvaise qualité correspond en règle un mauvais résultat. Et à indication opératoire erronée associée à un mauvais résultat, procès presque désormais assuré. Les deux conditions doivent exister cumulativement, car : mauvaise indication et bon résultat n'entraînent habituellement que récidive des symptômes ; bonne indication et mauvais résultat n'entraînent pas forcément un procès, en tout cas si l'accident médical est géré aussi humainement que possible. Or ce sont là, bien souvent, deux enseignements peu développés : formation à l'éthique médicale, on l'a dit, mais aussi formation au dépistage des troubles de la personne et non de l'organe isolé, terriblement difficile à prodiguer en clinique médicale, « au lit », pour des raisons évidentes de pudeur et de respect des patients. Quant à la formation théorique sur les troubles dits psycho-somatiques, qui ne sont jamais que des troubles de l'être humain non morcelé, on ne voit pas bien où elle existerait, si ce n'est à l'occasion de spécialisations, telle la psychiatrie.

LE CHIRURGIEN A-T-IL UNE ÂME ?

> « Il n'est pas bon d'être sans âme, vide de pensées mortelles. »
> Hölderlin

> « La vie de l'âme, dans son intensité même, s'exprime de façon beaucoup plus adéquate par un regard, un son, un geste, que par la parole. »
> Hannah Arendt, *La vie de l'esprit*

Le chirurgien a-t-il une âme ? Certains répondront non d'emblée. Philon d'Alexandrie distinguait *iatrique* et *thérapeutique*, la première destinée au corps, la seconde à l'âme. Le chirurgien, ainsi, est un *iatros*, non un thérapeute, lui dont l'action est en premier lieu dévolue au *soma*.

Heidegger, explicitant le vers d'Hölderlin « il n'est pas bon d'être sans âme, vide de pensées mortelles » précise que « l'âme », c'est le « cœur », où « le cœur prend la figure de la patience et de la pauvreté, de la douceur et de la noblesse, de la grâce et de la générosité, de la magnanimité et de la longanimité »[1]. Idéal sans doute inatteignable, en vérité, sauf peut-être pour le poète, lequel se tient, pour Hölderlin, entre dieux et hommes, dans l'entre-deux.

Ollivier Pourriol, opéré d'une péritonite appendiculaire, explique que l'hôpital est un lieu *inhumain* et la chirurgie peu propice à l'humanité, parce qu'il est rare qu'un lien « autre que de nécessité se tisse là où la vie est en danger ». Le chirurgien, manuel parmi les manuels, ne serait donc habilité qu'à s'occuper des corps, et non des âmes, étant par ailleurs lui-même à peine humain… Et toute la tradition des salles de garde,

1. Martin Heidegger, *Approche de Hölderlin*, Paris, Gallimard, « Tel », 2001, pp. 156-157.

depuis la création napoléonienne du concours de l'internat en médecine et chirurgie des hôpitaux et hospices civils de Paris, en 1802, relaie sans vergogne cet ostracisme. Le chirurgien est un artisan, avec des mains, mais sans tête… Les chirurgiens tout à la fois en plaisantent et conséquemment en développent une sorte de complexe de supériorité, expliquant qu'il est plus facile de faire un diagnostic et de prescrire un traitement en position assise ou déambulatoire, que d'œuvrer de ses mains dans un bloc opératoire. Alors l'âme du chirurgien serait, dans cette vision des choses, sa main ? Comme le minuscule morceau de bois, placé sous le chevalet, détermine, au micron près, la sonorité de l'instrument ? Si, comme on l'a dit précédemment, la main du chirurgien ne fait qu'un avec son esprit, pour ce qui est en tous les cas du temps opératoire, alors oui, l'âme du chirurgien, c'est sa main. Elle qui peut transformer une « ouverture » du corps humain en désastre ou en œuvre utile. Elle qui se donne ou pas les meilleurs gages de réussite, quand bien même celle-ci reste aléatoire, *in fine*. Ce n'est là qu'une réduction de l'âme, non pas seulement à « la forme d'un corps ayant la vie en puissance »[1], mais à une partie de ce corps, ô combien importante, puisqu'elle fait de nous, paraît-il, d'abord des animaux supérieurs, au même titre que nos cousins les grands primates, puis quand la parole apparaît, des *homines*, qui deviendront un jour *sapiens*. Et la grandeur d'âme serait alors celle de la main, ce que d'ailleurs bien des chirurgiens pensent, sans doute.

Aristote contribue à illustrer ce *corps-âme*, cette *main-âme*, écrivant :

> « Nous dirons que le corps est en bonne condition lorsqu'il est en état, sans lui faire d'obstacle, d'aider l'âme, par son impulsion et sa contribution, à accomplir son œuvre propre. »[2]

Mais « la grandeur d'âme est le milieu entre la vanité et l'humilité excessive »[3], ce qui remet les choses à leur place… et invite à ne pas hypertrophier la place de la main, en chirurgie…

Enfin, si l'âme du chirurgien, c'est sa main, serait-elle même un

---

1. Aristote, *De l'âme*, II, I, 412a 20, trad. J. Tricot, Paris, Vrin, 1995, p. 67.
2. Aristote, *Les grands livres d'éthique*, Livre II, chapitre X, 1208a, [2], Paris, Arléa, 1995, p. 190.
3. *Ibid.*, Livre I, chapitre XXV, 1192a, [1], p. 100.

outil très élaboré, il n'y a qu'un pas à franchir, pour décrire le chirurgien en *homme-machine*, ce dont La Mettrie[1] ne s'est pas privé, il est vrai pour le médecin, toutes spécialités confondues. Aristote d'ailleurs, bien avant lui, considérant les « animaux imparfaits, qui n'ont que le sens du toucher », leur déniait toute possibilité de représentation autre qu'indéterminée. Et donc toute âme, puisque « l'âme ne pense jamais sans représentation »[2]. Accordant cependant, avec la main, l'âme au chirurgien, comme nous l'avons fait précédemment, il est question maintenant de savoir comment se pense la « chirurgie à distance » – qui met la main elle-même à distance – au travers des *représentations* qu'on peut s'en faire. Et pour les découvrir, il faut d'abord revenir sur la véritable « révolution » dans la philosophie de la chirurgie qui survient en France dans les années 1990. Les Américains n'ont pas hésité d'ailleurs, avec humour et condescendance, à parler de « *second french revolution* ». Il s'agit de la révolution qui accouchera plus tard de la chirurgie dite mini-invasive, que certains disent même micro-invasive. De quoi s'agit-il ?

II. La chirurgie à « ventre fermé »

LA CHIRURGIE MINI-INVASIVE

Toute la différence est là : dans le fait que le chirurgien, pour voir et pour agir, décide de ne plus commencer par ouvrir largement. Disparaît le classique adage « aux grands chirurgiens les grandes incisions », qui signifie simplement qu'il faut voir correctement pour opérer dans de bonnes conditions, qu'il faut « s'exposer » suffisamment pour agir facilement. À ventre ouvert, il faut dans les cas complexes une large exposition, faute de ne pouvoir travailler en toute sécurité. Mais, avec le mini-invasif, tout change

1. *L'homme plus que machine*, Paris, Rivages poche, « Petite bibliothèque », 2004, p. 62.
2. *De l'âme*, III, 7, 431a et 434a, Paris, PUF, « Folio essais, inédit », 2005, pp. 171 et 181.

brutalement. Il n'est plus besoin d'ouvrir largement pour voir largement. La caméra s'en charge, qui distille une vision panoramique, au travers d'une minime incision d'un centimètre de longueur. On imagine l'avantage pour les patients : l'étranger, l'intrus, les ménage, il trouve le moyen de les explorer par le dedans sans agression démesurée. Là ne s'arrête pas l'avantage. Plus question d'aborder l'intérieur de leurs viscères creux en y introduisant « par voie naturelle » des caméras, sans pouvoir accéder au véritable milieu intérieur, dont on reste séparé par la paroi des organes. Non, là, il est question d'*agir*, d'*opérer* à l'intérieur du corps humain. On accepte de faire quelques incisions supplémentaires, de cinq millimètres le plus souvent, douze millimètres au maximum. Et par ces orifices, au nombre de deux, trois ou quatre, on introduit de longs instruments chirurgicaux. On dira : les instruments, ce n'est pas la main de l'homme. C'est vrai, avec tous les inconvénients, mais aussi tous les avantages que cela suppose. Parmi les avantages, l'infiniment moindre délabrement de la paroi abdominale, couvercle naturel de protection des viscères, l'absence de pénétration de membres humains, avec ce que cela sous-entend de germes saprophytes, même lorsqu'ils sont brossés et recouverts de gants « stériles »[1]. Dans la catégorie des inconvénients, il faudrait en théorie faire autant d'orifices que l'opérateur a de doigts, plus un (car la caméra occupe un orifice), pour rétablir la parité, entre chirurgie à ventre fermé et chirurgie à ventre ouvert, entre le nombre de doigts de l'opérateur et le nombre d'orifices pour les instruments cœlioscopiques. En réalité, avec l'expérience, quelques orifices suffisent. « Aux données immédiates et présentes de nos sens nous mêlons mille et mille détails de notre expérience passée »[2], dit Bergson. Mais il explique, et ceci vaut pour la chirurgie, que « la subjectivité des qualités sensibles consiste surtout dans une espèce de contraction du réel, opérée par notre mémoire ».

La chirurgie mini-invasive, depuis longtemps entrée dans les mœurs, est un immense progrès pour les patients. Elle résout les cas habituels,

1. Une à deux heures après le début d'une intervention chirurgicale, les gants stériles deviennent poreux, mettant directement en contact opéré et opérateur, ce qui implique d'en changer.
2. Henri Bergson, *Matière et mémoire, op. cit.*, 2004, p. 30.

voire certains cas difficiles. Là où se posent des questions, c'est en termes d'évolution de la technique, qu'on n'hésite d'ailleurs pas à appeler une technologie, comme si en agissant on réfléchissait, on discourait sur les implications à venir, comme si l'on ne pouvait plus se poser de question, pouvant agir toujours plus avant. Ce que Jacques Ellul explique bien dans *Le système technicien*. On a parfois l'impression que René Leriche n'a pas été entendu. Certes, on ne se satisfait plus proportionnellement au poids de l'organe enlevé, mais il semble que parfois on soit d'autant plus satisfait qu'on a réalisé l'intervention totalement par voie cœlioscopique. Ce que, dans le jargon des spécialistes, on dénomme la *faisabilité* d'une intervention. Et c'est là sans doute qu'intervient pour la première fois l'excès, l'*hubris*. Car pouvoir faire l'exérèse d'une tumeur gastrique ou œsophagienne évoluée, dans de bonnes conditions, par cœlio ou thoracoscopies, est certes une preuve de très grande dextérité. Mais où en est l'avantage pour le patient si l'intervention a duré deux fois plus long-temps (le facteur temps dans l'intervention n'est pas indifférent ni ano-din, pour ce qui est des suites opératoires), et que de surcroît on réalise une incision[1] à peine plus courte que ne le fait un opérateur entraîné en chirurgie classique, pour extraire la pièce opératoire, parfois volumineuse ? De telles tentatives, expérimentales, réservées aux « centres de pointe » aboutissent, quelques années après, au terme d'études de faisabilité, à la validation éventuelle des « procédures ». Et dès ce moment, la « bonne règle » est de procéder ainsi (ce qui peut entraîner des désagréments aux patients) ou de confier les patients aux centres de pointe. S'il y a évidente supériorité, non seulement en termes techniques, mais aussi d'accompa-gnement psychologique du patient, alors nous n'avons rien à redire. Dans le cas opposé, nous nous interrogeons. Mais, pour autant, nous n'oublions pas que seul l'esprit entreprenant d'un pionnier a permis d'opérer la pre-mière appendicite, il y a à peine plus de cent ans…

Ainsi, « l'expertise » en chirurgie devrait désormais s'évaluer en

1. Car il faut bien finir par « extérioriser la pièce », c'est-à-dire l'organe malade et ses chaînes ganglionnaires, sans pouvoir toujours le « broyer » préalablement (dans un sac hermétique et grâce à un micro-« mixeur » introduit dans la cavité abdominale, comme cela se fait déjà pour les reins détruits par la tuberculose, par exemple), en raison des contraintes d'analyse histologique des tissus enlevés.

fonction du nombre de patients opérés pour chaque pathologie. Et plus on aurait réalisé d'interventions de chaque type, plus on serait habilité à le faire. Si ce n'est une incitation au stakhanovisme[1] chirurgical, qu'est-ce ? Nous pensons, bien au contraire, qu'*in medio stat virtus*. C'est sans doute celui qui pratique régulièrement, mais pas forcément le plus souvent, ni encore moins très rarement, qui, dégagé de tout souci de productivité et de rentabilité, ne sentant pas peser sur lui le poids excessif de la fatigue et du surinvestissement, réalisera au mieux ce que le patient attend de lui, c'est-à-dire non seulement un geste technique, mais aussi l'accompagnement qui est nécessaire avant, pendant et après ce geste.

La possibilité de transmettre dorénavant, par-delà les frontières urbaines, départementales, nationales, par-delà les mers et les continents, l'information médicale, va renforcer dans des proportions considérables le pouvoir de certains centres chirurgicaux. Ainsi, la reconstruction tridimensionnelle à distance, par ordinateur, d'une tumeur hépatique, grâce à un minuscule instrument implanté dans le parenchyme de l'organe, localement, permettra à un opérateur situé à des milliers de kilomètres, de dicter (vidéoconférence), voire de réaliser lui-même les gestes chirurgicaux nécessaires. Mais c'est là aborder le domaine de la télé-chirurgie.

LA TÉLÉ-CHIRURGIE

« Dans les années proches, on peut imaginer que les progrès viendront de l'utilisation de robots, qui permettent un geste plus sûr. »

Iradj Gandjbakhch, chirurgien cardiaque

« Il n'y a rien de démoniaque dans la technique, mais il y a l'énigme de sa portée. »

Martin Heidegger

La patiente est allongée, endormie, dans une grande ville de province

---

1. Ce que Peter Sloterdijk dénomme « l'hypnose activiste » (*Ni le soleil ni la mort*, Paris, Fayard, Hachette Littératures, « Pluriel », 2004, p. 149).

française. Sur elle des bras métalliques articulés, gainés de plastique transparent, telles les pattes emballées d'une gigantesque araignée. Ces tentacules, par de longs tubes creux, s'introduisent en elle, jusque sous son foie. Aucune présence humaine à proximité, pourtant les bras bougent, infinitésimalement. Plus loin, un écran de télévision, où le voyage des tentacules au cœur de l'humain se déroule en *live*. Pas une goutte de sang, mais des tissus coupés, ouverts, coagulés, un organe qui se détache progressivement et insensiblement du foie, sous l'action contrôlée d'un petit crochet métallique. Mais contrôlée par qui ? Sont-ce les quelques hommes, en costume de chirurgien, qui se tiennent à distance respectueuse, de l'autre côté d'une paroi vitrée ? Impossible, leurs mains, à leurs côtés, ou bien croisées sur leur poitrine, disent le contraire. De même leur attention, portée exclusivement au travail de l'araignée, relayé par la télévision. Alors par qui ?

Est-ce un film de science-fiction, qu'on nous projette, en ce tout début du XXIᵉ siècle ? Les mouvements respiratoires de la patiente, pourtant, rythmés comme par un métronome, sont bien réels, pas inventés.

L'araignée c'est Zeus[1], le Roi des Dieux. Il est en train de délivrer un humain de la maladie qui lui rongeait le foie. Ainsi la pièce à jamais perdue d'Eschyle[2] est-elle rejouée, *in vivo*, vingt-cinq siècles plus tard. Mais qu'est-ce que deux mille cinq cents ans pour les Dieux ?

Brutalement, le réveil : il faut un homme pour diriger le robot, tout Zeus soit-il. Et cet humain n'est bien qu'un humain, aux commandes de deux *Sticks*, de l'autre côté de l'Atlantique, à 7000 kilomètres de la patiente endormie. C'est lui qui « anime » les trois tentacules chirurgiens. L'un d'eux est équipé d'une caméra. L'image qu'elle transmet est celle de l'intérieur d'un corps, de ses organes et des gestes qu'on effectue sur eux. Image transportée, par-delà les mers, par un câble optique, qui

---

1. C'est le nom de quelques spécimens de robots capables, tant d'ouvrir un cœur et de changer une valve cardiaque, que de réaliser l'ablation d'une vésicule calculeuse, ou d'un organe infecté ou cancéreux. Mais ils restent sous contrôle humain, l'opérateur déterminant les « gestes » du robot.
2. *Prométhée délivré*, suite de *Prométhée enchaîné*, dont le thème est repris par Shelley en 1820, quelques années après que sa seconde épouse, Mary Shelley, a publié (en 1817) *Frankenstein ou le Prométhée moderne*.

relaie également, en sens inverse et à une vitesse prodigieuse[1], les gestes de l'opérateur délocalisé.

Le monde appartiendra ainsi au chirurgien *new-look*[2]. Désormais il pourra opérer à distance, à toutes les distances, des « intérieurs » qu'on lui confiera, dans d'autres pays. Il suffira que de simples techniciens, sur place, veillent à la bonne marche de la machine qui démultiplie à l'envi ses gestes précis. Tout se passera bien, dans la très grande majorité des cas, et s'il survenait un problème, les assistants, sur place, s'en chargeraient immédiatement.

De tels exploits, aujourd'hui rarissimes, deviendront demain chose courante.

La « technique »

La « technique » permet à la chirurgie de faire d'année en année des progrès considérables, puis les impose aux récalcitrants, quand son bénéfice est prouvé, ce qui est pouvoir toujours mieux soigner avec moins d'« effets collatéraux ». Il sera simplement question ici de rechercher si une quelconque rupture épistémologique apparaît avec la chirurgie à distance, ainsi que la possibilité d'éventuels excès.

Axel Kahn a souligné l'ambivalence de la technique et proposé un mode de qualification du progrès, de l'action techno-scientifique, selon trois ordres de critères qui nous paraissent représenter une bonne approche des questions que nous évoquons. Selon lui[3], progrès et action techno-scientifique peuvent être envisagés selon qu'ils sont ou non *consistants* au plan scientifique et *faisables* au plan technique (critère du vrai et du faux, du faisable et du non faisable, qui est du ressort de l'expertise technique), qu'ils sont ou non *rentables* (critère du marché), et (s'ils sont faisables et rentables) que les réaliser est « *bien ou pas bien* » (critère de la

---

1. L'aller-retour, pour l'information transportée dans un sens puis dans l'autre, dure environ 150 millisecondes.
2. « Le processus fondamental des Temps Modernes, c'est la conquête du monde en tant qu'image conçue. » Martin Heidegger, *Chemins qui ne mènent nulle part*, Paris, Gallimard, « Tel », 2002, p. 123.
3. Voir Axel Kahn, *Bioéthique et liberté*, Paris, PUF, « quadrige, essais-débats », 2004, p. 49.

légitimité). Cette gradation, qui a quelque chose de kantien, nous semble intéressante.

La faisabilité, on l'a vu, est régulièrement démontrée, même si elle reste parfois encore expérimentale. Pourtant, la télé-chirurgie est vécue par le public non spécialisé comme une conséquence normale, naturelle, prévisible, et même inéluctable, des progrès médico-chirurgicaux. Elle est attendue comme une conséquence *raisonnable* et *profitable*[1] de ce qui se fait déjà, et non plus seulement comme un événement sensationnel. Gaston Bachelard écrivait en 1934 :

> « Nous mettrons en évidence une sorte de généralisation polémique qui fait passer la raison du pourquoi au pourquoi pas… et nous montrerons qu'à l'ancienne philosophie du *comme si* succède, en philosophie scientifique, la philosophie du *pourquoi pas*… L'application de la pensée scientifique nous paraît essentiellement réalisante. »[2]

L'aura des techniques les plus sophistiquées ne manquera pas, aussitôt que de tels exploits seront largement connus, relayés par les médias, de faire que chacun les réclamera.

La question de la *rentabilité* ne pourra pas facilement être évacuée. Car si la chirurgie à distance, robot-assistée, met en jeu des intérêts économiques considérables pour les fabricants de robotique et d'autres matériels chirurgicaux, elle n'en fait pas moins reposer sur les communautés nationales des charges considérables, sans commune mesure avec celles qu'engagent des interventions homologues, réalisées par des équipes présentes sur place, non délocalisées.

Faudra-t-il alors établir un tri, entre les patients qui seront opérés par Zeus (ou d'autres robots, tels AESOP ou DaVinci) et ses tentacules démultiplicateurs, et les autres, qui n'auront pas cette chance, manipulés qu'ils seront par des humains munis de leurs seules petites mains non démultipliées ? Comment gérer alors la répartition des demandeurs,

---

1. Par exemple, les non-spécialistes peuvent penser que, d'ores et déjà, on pourrait ainsi opérer à distance des patients en pays « moins développé », oubliant qu'il faut sur place la partie agissante du robot opérateur, même si l'opérateur et son « module de commande » restent délocalisés.
2. Gaston Bachelard, *Le nouvel esprit scientifique*, Paris, PUF, « quadrige », 1983, respectivement pour les deux citations : pp. 10 et 8.

entre les deux types de chirurgie ? Comment gérer l'urgence et sur quels critères ? Y aura-t-il, très bientôt, une chirurgie « à deux vitesses » ? Des patients opérés par des hyper-spécialistes, non plus de l'organe, mais de telle pathologie au sein de tel organe, triés sur le volet, numériquement très peu nombreux, et pour cela capables d'opérer, d'intervenir à distance, et des patients qui ne pourraient avoir recours qu'à des praticiens opérant directement, sur place ?

Pour les premiers, faudra-t-il qu'outre le « chirurgien-machine », un deuxième praticien soit responsable de la confirmation du diagnostic, un troisième de l'indication opératoire, avant l'acte technique pur ? Et si oui, sur quels arguments confirmera-t-on le diagnostic, en l'absence physique du principal intéressé, le patient ? Ce ne pourrait être que sur de seuls et exclusifs examens complémentaires, sans possibilité d'écouter ni d'examiner l'impétrant, ou bien doit-on comprendre que c'est l'ordinateur et pas un homme qui confirmerait, faisant appel à son logiciel d'*evidence based medicine* ? Qui d'autre assurera les suites postopératoires ? Qui rassurera, avant et après l'intervention[1] ?

René Leriche écrivait, il y a presque un siècle, que « depuis des années, il se dessin[ait] pour la chirurgie un autre idéal que l'ablation des gros fibromes, des kystes tordus, des ulcères de l'estomac et des cancers abdominaux », qu'il était « un peu ridicule aujourd'hui d'être d'autant plus fier de [soi]-même que ce qu'[on] a enlevé est plus volumineux ». Il soutenait aussi que :

> « Connaître une technique n'est pas connaître la chirurgie. La technique est le côté servile du travail chirurgical ; l'œuvre des mains, dans notre métier, a moins d'importance qu'on ne le croit communément. C'est la maîtrise, équilibrée, de soi-même, fruit d'un tempérament spécial développé par une forte éducation… Et par-dessus tout cela, c'est le cerveau et c'est la pensée qui seuls font le chirurgien. »

Cette terrible évidence est-elle définitivement enterrée, dépassée ?

---

1. « On ne le sait pas, mais c'est un fait de vieille expérience : les malades qui s'abandonnent à leurs appréhensions courent plus de risques que les autres, et les chirurgiens qui rayonnent autour d'eux de l'apaisement et de la confiance ont des gestes plus heureux que ceux qui n'en prennent pas souci. » René Leriche, *La chirurgie à l'ordre de la vie*, O. Zeluck, « La presse française et étrangère », 1944, p. 115.

Pour Jacques Ellul déjà, en 1977, l'un des caractères du « système technicien » est « l'automatisation et la décentralisation de l'information »[1]. L'automatisation de l'information, en télé-chirurgie, ne fait aucun doute, elle en est même condition nécessaire. Mais pour ce qui est de la décentralisation de l'information, c'est moins net. Oui, si l'on veut dire par là que l'information désormais sera transportée, en un éclair, sur des centaines de kilomètres ; non si l'on signifie que l'information sera accessible à chacun. Car les investissements financiers pour l'accès à la robotique seront tels que seuls certains centres, animés par des *leaders* à la fois intellectuellement et « commercialement » très influents, auront les *moyens techniques* de détenir l'information spécialisée.

Il apparaît pourtant qu'il ne faut pas se limiter à l'analyse des conséquences, bonnes ou mauvaises, de la chirurgie à distance, qui n'entrera sans doute pas avant de longues années dans la routine, mais qu'il faut analyser d'abord les avantages et les inconvénients de la chirurgie mini-invasive, mini-agressive, telle qu'elle est d'ores et déjà réalisée par de multiples équipes.

Avantages et inconvénients de la chirurgie mini-invasive

La notion d'invasion

Il est d'abord utile de se pencher sur la notion d'invasion (chirurgie « invasive » d'un côté, mini-invasive de l'autre), notion désormais comme attachée à la chirurgie « du passé », par opposition à la « nouvelle » chirurgie, celle qui se tient à distance du corps malade, du corps parfois considéré comme hors-norme, et qu'il faut alors réviser, rapprocher du standard.

Invasive : *invadere* c'est en latin, avant même que d'envahir, se jeter sur, assaillir, attaquer. Et telle est sans doute inévitablement la

---

1. Voir *Le système technicien*, Paris, Le cherche-midi, 2004, p. 15.

chirurgie, qui déroge au sacro-saint principe de l'inviolabilité du corps humain. Ici, pourtant, l'agression vise l'amélioration de la santé, voire la guérison, hypothétique et aléatoire. En quoi la cœlioscopie, la thoraco-scopie, diminuent-elles l'agression qui deviendrait mini, voire micro-invasive ? Pour de multiples raisons, dont certaines ne sont pas discutables, et nous les avons dites. D'abord et avant tout, parce qu'il n'est pas iden-tique d'ouvrir un ventre ou un thorax sur dix, quinze, vingt centimè-tres, ou de l'ouvrir exclusivement par trois, quatre ou cinq petits orifices, de cinq à douze millimètres de longueur au maximum. L'agression est incomparablement moindre dans le deuxième cas. Ensuite parce que l'intrusion au sein d'un corps humain, d'un autre, de ses mains, de ses doigts, de ses avant-bras, de ceux de l'aide, n'est pas anodine. Quelle que soit la douceur des gestes, quel que soit l'effort vers l'a-traumaticité, une telle « invasion » reste dans tous les cas un traumatisme, sans comp-ter la possibilité de « colonisation » (après l'invasion) par la flore de l'étran-ger qui, de saprophyte chez lui, devient pathogène chez l'autre. D'où la diminution du nombre d'infections nosocomiales en chirurgie viscérale cœlioscopique.

La vue panoramique et magnifiée par la caméra

La caméra, introduite par une courte incision, donne une vision précise de l'entière cavité cœliaque. Une vision plus précise des tissus et lésions que ne permet l'œil humain, en raison des possibilités de *zooming*, comme sur une caméra habituelle. Et, de ce fait, permet à l'opérateur des gestes plus fins et adaptés. On pourrait dire en quelque sorte que la caméra, portée par le tube introduit dans l'organisme, est un prolonge-ment télescopique de « l'appareil à voir » que constituent les yeux de l'opérateur.

« Médiatisation » et « conversion »

À l'opposé, le bras de levier que nécessite forcément l'usage de longs instruments maniés de l'extérieur du corps, n'est sans doute pas anodin, quand il n'est pas contrôlé, sur la traction des tissus. Surtout, la chirurgie cœlioscopique, sur place ou à distance, est « médiate ». Plus « immédiate », supprimant ainsi un lien organique *direct* entre la « main-esprit » du chirurgien et l'organe ou tissu du patient. L'impossibilité de « sentir » *directement* les lésions, de les palper *directement*, de pouvoir dissocier[1] les tissus au doigt si besoin, peut obliger à recourir, en cours d'intervention, à la chirurgie « ouverte ». C'est ce que l'on appelle une *conversion*. Comme s'il s'agissait de religions, celle du « Dieu-caméra », celle du « Dieu-bistouri ». Sans doute, les Anciens (chirurgiens) consi-dèrent qu'effectuer une conversion, c'est revenir au tempérament, c'est revenir à la sagesse, en « ouvrant ». « Le mouvement de "conversion" introduit la possibilité pour l'être humain de sortir de ce solipsisme mortifère pour une nouvelle naissance », écrivent Jacques Arènes et Nathalie Sarthou-Lajus[2]. Mythes de l'âge d'or et de l'éternel retour mé-langés, cycle névrotique des répétitions pour cette sortie de l'erreur, cette rédemption. Anciens, tenants de « l'héritage » qu'il suffit de rechercher pour se le remémorer, réminiscence de l'Idée de la Chirurgie. Sans doute aussi, les Modernes considèrent que la conversion, ce serait que les An-ciens comprennent que la « vérité » est dans le cœlioscope, dans la nou-velle manière d'envisager la chirurgie, celle qu'ils prônent, et qui « n'ouvre plus ».

Révélation ou Révolution cœlioscopiques ? Une sorte de révéla-tion, la conversion du chirurgien sur son chemin de Damas. La vérité est donnée, à l'issue du traumatisme qui désarçonne. Un peu moins persécuteur, le chirurgien, après la révélation ; un peu plus persécuté néanmoins, car l'exercice nouveau est parfois difficile. La conversion cœlioscopique n'a-t-elle en commun avec la *conversio ad se* de Sénèque que le choix du mot ? Ce n'est pas sûr. La décision de « convertir » est en effet une décision des plus difficiles pour le chirurgien expérimenté : où

1. Il reste cependant à l'opérateur, en chirurgie cœlioscopique réalisée « sur place », et avec l'expérience, une « impression de palper », transmise par les pinces introduites dans l'orga-nisme, moins fine sans doute qu'à ventre ouvert, qui n'est plus un « toucher » véritable. Et qui s'en éloigne encore beaucoup plus quand ce sont les bras du robot qui manient les pinces et le chirurgien seulement des *sticks*.
2. *La défaite de la volonté*, Paris, Seuil, 2005, p. 186.

commencent les risques supplémentaires pour le patient, quand il poursuit la cœlioscopie dans des conditions difficiles, mais avec le réel désir de lui épargner de grandes incisions délabrantes – qui génèrent elles-mêmes une morbidité non négligeable – à la condition cependant d'un « labeur » beaucoup plus pénible et stressant pour lui ? Véritable situation de crise que cette décision. Et bien sûr satisfaction profonde quand, dans la difficulté, la cœlioscopie aura été menée à terme avec des suites opératoires simples ; regrets et remords considérables, sentiment de culpabilité intense de ne pas avoir converti, quand les suites sont plus difficiles et que l'on pense, *a posteriori*, qu'elles auraient été plus simples après conversion. Mais regret, sans doute aussi, quand, au moins au début de l'expérience cœlioscopique, on convertit et se dit *a posteriori* que l'on ne l'aurait pas fait si l'on avait été plus expérimenté, plus habile, plus expert en la matière, ou bien que l'on aurait dû s'acharner un peu plus longtemps, dans l'intérêt de l'opéré…

L'écran plat

Inconvénient des techniques mini-invasives, au moins dans la période de formation des chirurgiens : il est nécessaire de transposer la vision projetée dans les deux dimensions de l'écran de télévision en une vision comparable à celle dont on dispose à ventre ouvert, et qui en possède trois. En somme, passer de l'algèbre à la géométrie… L'œil de l'opérateur change de point de vue aussi souvent que nécessaire, par déplacement de la tête qui le porte, dans la chirurgie à ventre ouvert. En comparaison, l'œil de la caméra peut être déplacé d'orifice en orifice de cœlioscopie, mais la variation n'est pas si grande ni si graduelle. Bergson évoque, dans un ordre d'idées tout théorique, un problème comparable, dans *Matière et mémoire*, expliquant que la représentation c'est moins que la présence. « Ce qu'il faut pour obtenir cette conversion », dit-il (Bergson, considération intéressante, appelle « conversion » le passage de la présence à la représentation, soit exactement l'inverse de ce qu'entend par là le chirurgien cœlioscopiste), « ce n'est pas éclairer l'objet, mais au contraire en obscurcir certains côtés, le diminuer de la plus grande partie de lui-même, de manière que le résidu, au lieu de demeurer emboîté dans l'entourage comme une *chose*, s'en détache comme un *tableau* »[1]. Singulière appréhension de ce que la cœlioscopie, cinquante ans plus tard, pourra représenter…

La dépendance envers le matériel

Last but not the least, le chirurgien cœlioscopiste est devenu totalement *dépendant* de la qualité et du bon ordre de fonctionnement du matériel qu'il utilise. Telle défaillance, si relative soit-elle, d'une pince, d'une paire de ciseaux, que la main humaine, merveilleux outil de discrimination acquis progressivement au fil de millénaires de sélection dite naturelle, pouvait pallier sans encombre, devient alors strictement rédhibitoire, obligeant à la conversion ou, à défaut, à l'imperfection technique.

Si bien qu'en terme de bilan, si la chirurgie relayée par la caméra semble supérieure en matière de chirurgie *réglée*, la chirurgie classique peut rester préférable dans certains cas difficiles, tumeurs évoluées en particulier, lorsqu'une solution adaptée, au vu de l'extension des lésions, est prévisible, parce que fréquente.

La vue avant le toucher

Il nous semble y avoir encore une différence d'importance, une véritable révolution, au passage de la chirurgie dite classique, à la chirurgie mini-invasive. Cette différence consiste en ce que *les yeux prennent la place du toucher, au moins partiellement*. La *triade yeux-mains-esprit*, dans cet ordre, qui caractérise la chirurgie à ventre ouvert, est remplacée par une *dyade yeux-esprit*. Non pas que le toucher disparaisse totalement dans la chirurgie scopique. Lorsque l'opérateur tient encore lui-même les instruments, il conserve une sensation – médiate – de palper (palper, non pas toucher), sensation qui est encore considérablement amoindrie

1. *Matière et mémoire, op. cit.*, p. 33.

par l'intervention du robot, quand l'intervention se fait à distance. Plus prosaïquement, l'opérateur classique effectue parfois certains temps opératoires sans pouvoir contrôler visuellement et directement certains de ses gestes. C'est le cas par exemple quand il travaille dans l'étroite filière située en avant du sacrum et du coccyx. Dans ce temps opératoire rendu aveugle, l'impression est que le palper devient plus discriminant[1]. Peut-être n'est-ce qu'une impression fallacieuse, mais pourtant les accordeurs de piano se recrutent préférentiellement parmi les non-voyants, et Bach a terminé *L'Art de la fugue* quand la cécité commençait à le retrancher du monde. Comme si la défaillance d'un sens magnifiait les autres ? Or c'est bien là ce qu'on ne peut plus envisager lorsque la dissection se fait en cœlioscopie. C'est-à-dire lorsque les yeux, la vision, au sens fonctionnel du terme, sont le seul sens qui relie l'opérateur à son patient et au travail qu'il effectue sur son corps. Bien sûr, on pourra considérer que de disséquer sous le contrôle de la vue, la caméra s'immisçant là où l'œil n'allait pas, est plus performant, plus fin. Est-ce pourtant toujours si certain ? Il y a là une perte de sens, qui ne nous semble pas être, à l'évidence, sans conséquence possible. Comme la vision monoculaire n'est qu'un fantôme au regard de la vision binoculaire, laquelle nous renseigne sur le volume en même temps que sur la surface, la « vue-toucher » du chirurgien représentait, jusqu'à l'apparition des techniques cœlioscopiques, le seul « réel » sur lequel il œuvrait. Peu à peu dorénavant, l'œil prendra une place grandissante, amplifiée par la lentille démultipliante de la caméra, quand la palpation verra la sienne décroître, voire disparaître. Passer cette perte sous silence, parce qu'à l'évidence un autre sens est magnifié ? La question posée est-elle purement passéiste, quand bien même l'invention cœlioscopique est considérée comme une véritable révolution, dans tout ce que le terme peut avoir de positif ? Sans aller jusqu'à l'idéalisme berkeleyien, qui, parmi les sens, accordait au seul

---

1. À l'opposé de cet exemple, les patients atteints de « cécité psychique » sont incapables d'effectuer des mouvements abstraits les yeux fermés, preuve simple que l'encéphale ne peut alors suppléer l'absence de vision oculaire et que la main-esprit n'est pas une virtualité. Voir sur ce point Maurice Merleau-Ponty, *Phénoménologie de la perception*, Paris, Gallimard, « Tel », 2003, pp. 119 sqq.

toucher, à la seule sensation tactile, le monopole de l'étendue, et le refusait à la vue.

On dira que le toucher humain sera, très bientôt, reproductible artificiellement. Certes, mais alors pourquoi y a-t-il une différence, visible aux yeux de tous, entre un meuble du XVIIIe siècle conçu de main humaine, de main d'artiste, fabriqué par un compagnon-artisan qui a choisi des bois séchés lentement, au fil des ans, et sa copie du XXe siècle, fabriquée à la chaîne, par une machine, à partir de bois arrosés quotidiennement pour qu'ils sèchent plus vite et puissent ainsi être « travaillés » plus rapidement ? Il ne faut à l'habitué qu'un regard, une infime fraction de seconde, pour faire la différence…

Si bien qu'œil et toucher combinés, œil-main-esprit, composent possiblement un « outil » plus performant que l'œil isolé. Nous y reviendrons.

La chirurgie mini-invasive, avec ses avantages immenses, reste une chirurgie entièrement humaine, quand bien même elle se fait à quelque distance. Les doigts du chirurgien agissent directement sur les instruments utilisés. Sa vision est simplement amplifiée par le jeu de la caméra et des fibres optiques. Mais ce n'est là, en réalité, que le premier temps vers une chirurgie « robot-aidée ».

LE ROBOT-CHIRURGIEN ET LA CHIRURGIE À DISTANCE

Un des problèmes à résoudre dans la chirurgie cœlioscopique est celui des « degrés de liberté ». L'accès à la cavité abdominale par de fins trocarts, dans lesquels on introduit les instruments chirurgicaux, limite l'amplitude des gestes de l'opérateur. Ce qui s'ajoute au fait que le poignet de l'homme a trois axes de liberté, mais avec, sur ceux-ci, une amplitude limitée de mouvements. Chercher à faire mieux, utiliser en totalité les trois axes de liberté de l'espace, obtenir une précision mécanique des gestes, tels sont, entre autres, les enjeux qui ont mené à l'apparition de la chirurgie robot-aidée. D'abord réalisée *sur place* à l'aide de robots plus ou moins sophistiqués, elle est désormais envisageable entre deux lieux parfois très éloignés. Ce qui traduit, par certains côtés, la poursuite d'un rêve prométhéen, le rêve d'*ubiquité*. Être ici et opérer là-bas, à des milliers de kilomètres, c'est être maître de l'espace ; faire un geste chirurgical ici, transposé immédiatement, en un dixième de seconde, là-bas, très loin, c'est aussi, en quelque sorte, être maître du temps. C'est être omniprésent. Réalisation du rêve panoptique de Bentham, quand il s'agira d'opérer pour un autre chirurgien, posté aux côtés de l'opéré, à très grande distance. C'est aussi presque devenir « âme séparée »[1].

Mais que devient le savoir-faire, acquis par l'artisan-chirurgien, savoir-faire gestuel et technique que ne peut acquérir de façon comparable la machine, quelle que soit sa supériorité en certains domaines, que ne peut non plus imiter la commande « digitale »[2] de deux *sticks*, auraient-ils de multiples manettes pour remplacer dix doigts ? La distanciation géographique, affective, éthique, d'avec le patient, est-elle indifférente en médecine, pour les patients d'abord, les praticiens ensuite ? Est-elle positive, négative ? Le stade ultime est-il celui d'une chirurgie qui serait entièrement, dans certains cas, réalisée par des « machines-outils », comme pour la construction d'automobiles ou de montres ? Ceci pendant que l'homme de l'art ne ferait plus qu'y assister, apposant, en fin de chaîne, son paraphe ? Comme blanc-seing de qualité ? Mais pour la responsabilité des imperfections ? Le responsable serait-il le propriétaire de la machine, le surveillant de fin de chaîne ? Garantie biennale, ou décennale, comme dans la construction ?

Jean-Paul Sartre écrit, dans *Vérité et existence* : « Quand je touche du velours, ce que je fais exister ce n'est ni un velours absolu et en soi ni un velours relatif à je ne sais quelle structure de survol d'une conscience trans-mondaine. Je fais exister le velours pour la chair »[3]. Lorsque j'opère

---

1. Thomas d'Aquin : « L'ange… peut s'appliquer instantanément à tout autre lieu, et alors son mouvement ne sera pas continu…. la distance dans l'espace n'empêche en aucune façon la connaissance chez l'âme séparée. »
2. L'anglicisme est ici, on le voit, particulièrement inapproprié à une commande « mécanisée », qui n'a rien du doigt de l'homme, cet appendice capable de caresse, de préhension discriminante ou « de force », capable en un mot, non seulement de toucher, mais de palper, de tâter, et pas seulement de mani-puler, comme la main peut le faire.
3. Jean-Paul Sartre, *Vérité et existence*, Paris, Gallimard, « NRF essais », avril 2002, p. 27.

à ventre ouvert, c'est « chair-contre-chair », c'est à la fois toucher(*tactus*)-palper-tâter, c'est atteindre, c'est étreindre. Lorsque j'opère en cœlioscopie, c'est déjà chair contre pince, c'est encore un peu palper, beaucoup moins toucher, plus du tout étreindre. Quand j'opère à distance, c'est chair-contre-robot et mes doigts, si loin… sur les *sticks*. Toute cette chaîne de rouages mécanisés entre mes doigts et la chair sur laquelle je travaille. Ce n'est plus moi qui touche ni qui palpe, ce sont les bras de la machine. Ni toucher, ni palper, ni tâter directs. Suis-je encore complètement libre ou déjà un peu esclave ? Suis-je déjà un peu machine ?

> « La vue est rapide, hautaine, synthétique, voir, c'est voir des ensembles… Le toucher est plus patient, plus laborieux, analytique, toucher, c'est toucher petit à petit, mais ce sens analytique connaît mieux le réel, à force d'en suivre les contours, et de le diviser et le démonter. »[1]

Bien loin est-on ici, dans cette comparaison vue-toucher, du toucher-apanage des esprits animaux les plus inférieurs… Kant[2] fait du tact un organe propre à l'homme, « objectif », parce qu'en touchant tous les côtés d'un corps il peut se faire une idée de sa forme, le « seul sens de la perception extérieure *immédiate*… et celui qui enseigne avec le plus de certitude tout en étant le plus grossier ». On voit ici que ce *tactus*, ce tact, ce toucher *stricto sensu*, celui des « mains oculaires » de Riolan, est celui qu'on utilise en chirurgie à ciel ouvert et en elle seule. Il est remplacé par un simple palper, médiat, en chirurgie cœlioscopique (d'où sans doute les accidents du début de la pratique), et en un *erzatz*, « digitalisé »[3], dans la chirurgie robotisée à distance.

---

1. Hubert Grenier, *La liberté heureuse*, Paris, Grasset, « Le Collège de philosophie », 2003, p. 17.
2. Voir Kant, *Anthropologie au point de vue pragmatique*, Paris, Vrin, « Bibliothèque des textes philosophiques », trad. M. Foucault, 2002, pp. 57-58.
3. Si le terme nous a paru, en un premier temps, très mal adapté, dans la mesure où le calcul binaire des mathématiques n'a plus rien à voir avec les doigts humains, à la réflexion, il nous paraît, dans ce cas bien précis, pouvoir décrire l'effort prométhéen pour doter la machine d'un semblant (qui en reste sans doute très éloigné, au plan de « l'intelligence tactile » au moins) de « doigts humains ».

III. Quelles conséquences aura cette évolution ?

> « L'homme a naturellement la passion de connaître ; et la
> preuve que ce penchant existe en nous tous, c'est le plaisir
> que nous prenons aux perceptions des sens. Indépendam-
> ment de toute utilité spéciale, nous aimons ces perceptions
> pour elles-mêmes ; et au-dessus de tout, nous plaçons celle
> que nous procurent les yeux. »
>
> Aristote, *Métaphysique*

De l'outil cœlioscopique à la machine cœlioscopique, de la pince
tenue par la main du chirurgien cœlioscopiste au robot-chirurgien, y
a-t-il une simple gradation dans le progrès, un saut quantitatif et qualitatif, ou bien un véritable saut épistémologique ? Si les degrés de liberté du
robot sont plus exploitables que ceux de la main humaine, le fait que les
doigts de l'opérateur ne manient plus que des *sticks*, laissant aux bras du
robot l'action directe sur le vivant, aboutit pourtant à une perte de liberté
effective pour le chirurgien, plus nette encore en situation de crise. Maîtrisant l'espace, maîtrisant le temps grâce à la rapidité de la circulation
de l'information, la télé-chirurgie supprime les fossés spatio-temporels.
Et déjà l'on technicise l'homme, l'armant d'un casque, de *sticks* et d'un
micro, tout en humanisant la machine, essayant de lui donner ce sens du
toucher qu'avaient les doigts humains. De cette ère de la machine chirurgicale, on peut espérer pour demain le meilleur comme le pire. Il s'ouvre
là un possible, qui, pour être d'une « inquiétante étrangeté », ne peut être
condamné dans sa globalité, et prétendu de principe non souhaitable, au
prétexte que son lancement médiatique pourrait être par trop conforme
aux arcanes de notre société. Réduire une telle invention à l'une seule de
ses composantes, la « mécanisation du chirurgien », serait une faute
intellectuelle. Edgar Morin affirme que celle-ci est plus grave encore que
la faute scientifique.

Toute autre réduction que phénoménologique, bâtie sur un principe disjonctif, serait pour l'instant bien mal venue dans l'appréciation de cette nouveauté, ce qui n'empêche cependant pas d'en discuter.

Big Brother ?

Jacques Ellul a montré que « la médiation par la technique en exclut toute autre, et [que] ceci fait échapper entièrement la technique aux valeurs souhaitées ou supposées ». Qu'avec « la technicisation de toutes les activités et avec la croissance de toutes les techniques, on se trouve en présence d'un blocage, d'un dérèglement parce que ce qui se fait, en quantité ou complexité, en vitesse, n'est plus à la dimension de l'homme ».[1]

Ainsi ne serait-il plus possible, pour cet auteur, de construire, selon le néologisme de Bertrand de Jouvenel, des *futuribles*, comme futurs possibles (et souhaitables). L'impression pourtant, après ces années d'exercice de la chirurgie et de « gestion » de contentieux médico-légaux, c'est que le patient n'hésite jamais. Ce qui lui importe avant tout, c'est la possibilité de *rencontre* avec le professionnel, la chaleur de l'écoute qu'il reçoit, la qualité des conseils qu'on lui prodigue, et la bonne foi apparente de son interlocuteur. Bien avant la possibilité d'être opéré « à distance », serait-ce par le meilleur professionnel du moment ! Évidemment, s'il peut un jour avoir tout à la fois, c'est autre chose, et alors pourquoi pas ? Pourtant, les logiciels d'*evidence based medicine*, qui, à terme, pourraient, selon certains, remplacer la parole humaine en accompagnant l'image télévisuelle, ne fonctionnent que sur le mode binaire de la réponse oui-non à des QCM[2]. De là à une « mise en fiche », ponctuelle, à l'occasion d'un acte invasif, il n'y a pas si loin. On voit bien, déjà, l'impossibilité du droit à prévenir les infractions, de plus en plus courantes, au respect de la propriété intellectuelle. On ne voit pas bien comment il pourrait en être autrement dans la sphère médicale. On imagine par

1. *Le système technicien*, Paris, *op. cit.*, pp. 47 et 112.
2. Acronyme de questions à choix multiples.

contre comment la fiche pourrait aboutir à l'exclusion opératoire (principe de médecine défensive) ou bien, à l'opposé, à l'indication abusive, parce que le problème sous-jacent, celui de la pathologie « globale », serait passé inaperçu, en l'absence de l'intuition[1] clinique émanant d'un « vrai » homme. Ou bien parce qu'il faudrait, ici ou là, rentabiliser la machine. Partant de la constatation que l'exigence de bien-être est sans limite pour chacun désormais, on ne doute pourtant pas qu'une indication « forcée » ne puisse s'accompagner de plaintes, voire de contentieux. Mais à défaut de dommage, en l'absence de faute, aucun de ceux-ci ne prospérerait.

Luc Montagnier, découvreur du virus du SIDA, dans une tribune récente, conseille aux pouvoirs publics « d'amener les citoyens responsables à un *contrôle technique* régulier de leur corps par des incitations financières, pour le bien-être de chacun et pour le bénéfice de la société tout entière ». On prévoit ce qui pourrait advenir, par exemple, pour toute découverte de calculs dans une vésicule biliaire, puisqu'il s'agirait, pour bien faire, de consulter son médecin et de prendre des traitements personnalisés, voire de se faire opérer, préventivement, avant de « tomber malade », ce qui serait une gêne à la vie du corps… social, par la dépense engendrée. On serait véritablement alors dans *Big Brother*, ou plutôt dans *Big Mother*[2].

Le praticien des spécialités invasives n'a pas le choix des techniques. Il doit obligatoirement utiliser la technique la plus avancée, car c'est elle seule qui lui permet de « survivre », tant au plan psychologique et intellectuel (puisque c'est la dernière technique en date qui lui permet de faire son métier correctement) qu'au plan pécuniaire, au moins dans le secteur libéral. Si même elle doit s'étaler sur de nombreuses années, l'évolution sera donc, pour nous, à terme, inéluctable, vers la chirurgie robot-assistée d'abord, la télé-chirurgie ensuite. Favorable aux *lobbies*

1. « La vérité est qu'une existence ne peut être donnée que dans une expérience. Cette expérience s'appellera vision ou contact, perception extérieure en général, s'il s'agit d'un objet matériel ; elle prendra le nom d'intuition quand elle portera sur l'esprit. » Henri Bergson, *La pensée et le mouvant*, Paris, PUF, « quadrige », 1999, p. 50.
2. Michel Schneider, *Big Mother, psychopathologie de la vie politique*, Paris, Odile Jacob, 2002.

(celui des fabricants de matériel à usage unique et d'instruments robotisés, en particulier), moins favorable sans doute pour les patients et les praticiens qui voudraient faire une pause, de temps en temps, dans la course au progrès, pour faire le bilan des avantages et des inconvénients de certains procédés. L'idée d'une pause dans le progrès a pu, depuis longtemps déjà, sembler impossible, non souhaitable à certains. Ainsi, Jean-Marie Guyau, dans *La genèse de l'idée de temps*, explique-t-il que le temps a pour facteur principal le progrès, et non l'inverse. À partir du moment où l'écoulement du temps est permanent, on ne voit pas bien comment on pourrait faire ne serait-ce qu'une pause, dans le progrès…

LE DOCTEUR DOYEN

Nous oserons ici un parallèle entre l'explosion technique générée par l'apparition de la cœlioscopie, liée à la miniaturisation des caméras chirurgicales de télévision à la fin du XXᵉ siècle, et le développement des premiers films cinématographiques, au début des années 1900. Thierry Lefebvre, dans *La chair et le celluloïd, le cinéma chirurgical du docteur Doyen*[1], met en exergue les capacités inventives et créatrices exceptionnelles d'Eugène Louis Doyen, chirurgien qui vécut de 1859 à 1916. Il comprit, parmi les premiers, quel atout considérable pouvait représenter pour l'enseignement chirurgical, mais aussi pour sa promotion personnelle, le tournage de séquences immortalisant le déroulement de certaines interventions. Il s'avéra, en réalité, que ses films furent visionnés, de son vivant, autant dans des salles de spectacles publics que par des spécialistes avertis. À son corps défendant, faut-il le préciser, car des copies illégales échappèrent très vite à son contrôle. Après une convention qu'en tant qu'auteur-acteur-chirurgien il signe en 1907, pour l'édition de ses films, avec la Société générale des cinématographes Éclipse, on voit des entrepreneurs forains acheter ses films chirurgicaux, de même que des compagnies de cinéma, et préciser : « La vue étant très réaliste,

1. Brionne, Jean Doyen, 2004.

les personnes sensibles ainsi que les enfants en dessous de 18 ans sont priés de se retirer après le spectacle ordinaire » (qui précédait la projection litigieuse).

Ainsi le *sensationnalisme chirurgical* n'a pas d'âge. De la succussion par l'échelle au temps d'Hippocrate pour traiter les gibbosités (comme pour favoriser la délivrance placentaire au temps d'Euryphon, médecin de l'école de Cnide, concurrente directe de l'école hippocratique de Cos), ou bien même pour « réduire » les prolapsus utérins, liant la patiente tête en bas à une échelle et projetant celle-ci en arrière, à la projection payante d'interventions chirurgicales visionnées *en live*, aux USA, au début du XXIe siècle, en passant par les films du docteur Doyen au début du XXe siècle, il y a *continuité*. Celle du trouble attrait qu'a toujours exercé cet « art » parfois sanglant sur les non-professionnels, de peur et d'attraction perverse mélangées, un peu, toute proportion gardée, comme on assistait au Moyen Âge et bien plus tard encore, aux exécutions capitales. *Perverse*, dans l'acception latine du terme, celle de retourné sens dessus dessous, boule-versé. Et c'est ici le problème de l'occasion, souvent très bonne, parfois mauvaise, qu'offre le progrès technique (voir certains programmes télévisuels actuels) à chacun d'entre nous d'exercer ses éventuels instincts « voyeurs ».

De l'opéré qui assiste en direct, sous anesthésie péridurale, à l'ablation par arthroscopie de son propre ménisque fracturé, et qui s'en porte fort bien (aux dires de certains patients qui en ont vécu l'expérience), à l'artiste qui organise en spectacle, pour elle-même et ses affidés, son auto-mutilation, il y a, c'est vrai, le pas – immense – qui va de l'acte médical salvateur à l'acte barbare et pervers (au sens cette fois-ci de la pathologie psychiatrique), mais que les techniques chirurgicales « scopiques » ont rendu plus facile à franchir. « Images-regards » dans le premier cas, « images de voyeurs » dans le second comme dans celui de non-chirurgiens visionnant régulièrement, comme on le ferait d'un programme habituel, en temps dit réel, des interventions chirurgicales. Car le problème est aussi de se demander si tout peut être montré, si *tout* est *visible* de principe, ou bien s'il est concevable qu'un invisible, comme un indicible, puissent subsister, ou bien plutôt *doivent* subsister. Autrement dit, faut-il qu'à la sous-représentation du corps malade, du corps opéré, succède, d'un extrême l'autre, sa sur-représentation, sa représentation *pantelante*, en direct ?

Y a-t-il si loin entre les films subtilisés au docteur Doyen et projetés dans les cirques et de tels programmes de télévision, diffusés en *live* par le câble ? Où persiste-t-il une ouverture sur le non-dit, sur le non-vu ? Est-ce là l'*alpha* et l'*oméga* de la maladie et de son traitement ? Ou bien n'en est-ce qu'une infime part ? Ne s'y ajoute-t-il pas le risque de désincarner la chirurgie, quand la caméra zoome au plus près de l'organe opéré, ne distribuant qu'une série de gestes techniques, faisant fi de l'environnement somatique, de l'environnement physico-psychique qui fait le sujet humain, fi du contexte social et culturel ? Comment expliquer aux familles ensuite que le « terrain » influence les résultats de l'acte chirurgical, pour le même intitulé technique ?

Si tous les « intérieurs » deviennent identiques, alors le problème le plus difficile de la chirurgie, celui qui consiste à poser la bonne indication opératoire, deviendra un faux problème. Et plus aucune raison d'échec alors ne persistera, pour des patients devenus interchangeables. La chirurgie à distance est-elle *reality-show* ou simple mise en scène ? Plus de re-présentation de la chirurgie, mais une présentation, plus un temps raconté, mais un dé-voilement en direct, un dévoilement complet, parfait, idéal, qui n'a plus rien de l'*a-lèthéia* pré-socratique ou heideggérienne. L'Être ou l'Écran ?

L'ÊTRE ET L'ÉCRAN

L'écran, c'est d'abord le pare-feu, le paravent, le châssis tendu de toile qu'utilise le peintre pour se *protéger* de l'excessive lumière. C'est donc d'abord voilement, non dé-voilement, l'écran ne devient surface où se forme l'image que plus tardivement. Mais l'image du réel, ou supposé tel, que dispense le film chirurgical en *live*, ne trahit que les secrets du corps (*Körper*), de manière il est vrai très inconvenante, voire perverse ; jamais il ne trahira les secrets du Corps (*Leib*), du corps incarné, du corps de chair, qu'il méconnaît, auxquels il ne pourra jamais accéder. Comme la lettre volée d'Edgar Poë est invisible parce que trop évidemment visible, posée simplement qu'elle est au vu de chacun, le *live* chirurgical passe à côté de l'essentiel de la chirurgie et, pensons-nous, du chirurgien. Essentiel que l'œuvre d'art, ouverte à toute compréhension possible du monde, invite à rechercher. André Leroi-Gourhan considère que :

> « Le langage audio-visuel tend à concentrer l'élaboration totale des images dans les cerveaux d'une minorité de spécialistes qui apportent aux individus une matière totalement figurée… ; tout devient d'une réalité absolument nue, à absorber sans effort, le cerveau ballant… Le langage qui avait quitté l'homme dans les œuvres de sa main par l'art et l'écriture marque son ultime séparation en confiant à la cire, à la pellicule, à la bande magnétique les fonctions ultimes de la phonation et de la vision. »[1]

Ne plus parler, ne plus échanger, ne plus voir, mais visionner, en direct de préférence, pour ne plus – ou beaucoup moins – penser, voilà ce qui guetterait… « Aristote attribuait le *logos*, la faculté du discours raisonné, aux Grecs et pas aux barbares, mais il reconnaissait à tout homme le désir de voir », écrit Hannah Arendt[2]. Selon elle, « la passion de voir est antérieure à la soif de connaissance » et la vertu grecque fut d'abord virtuosité. Mais ici voir n'est pas seulement vision, c'est aussi regard, regard détaché sur les choses humaines, pour embrasser plus aisément les choses immuables. Avec les Romains et jusqu'à l'époque moderne, la vision prend progressivement le dessus sur le regard.

Quelles sont alors les représentations que soignés et soignants se font du temps, qui pourraient expliquer, peut-être, au moins partiellement, les différences entre la vision et le regard, entre le palper et le manipuler ? Et donner quelques indications quand il s'agira d'analyser, de tenter de comprendre, voire de prévenir les échecs dans la relation patient-praticien de santé, qui, sans doute, dépendent aussi de ces représentations ?

1. André Leroi-Gourhan, *Le geste et la parole*, Paris, Albin Michel, « Sciences d'aujourd'hui », 1964, pp. 296, 297 et 300.
2. Hannah Arendt, *La vie de l'esprit*, Paris, PUF, « quadrige, grands textes », p. 174.

IV. Temps et visée, temps et vision

> « Il faut qu'il [le chirurgien] ait l'esprit hardi, le cœur assez
> compatissant pour vouloir la guérison de son malade, mais
> non au point de mettre, sous l'émotion de ses cris, plus de
> précipitation que la circonstance ne le comporte ou de
> moins retrancher que le cas ne l'exige. »
>
> Celse

Ayant donné l'âme au chirurgien avec la main, on lui a ainsi donné
le temps, puisqu'il n'y a pas plus d'âme sans temps que de temps sans
âme.

LE TEMPS

Quand bien même la description phénoménologique pourrait apparaître fastidieuse, il faut ici distinguer le temps de la consultation et
de la surveillance post-opératoire, d'avec le temps de l'intervention elle-
même. Car pour celle-ci, si la qualité du travail prime sur sa rapidité, si
l'atraumaticité chère à René Leriche justifie que le chirurgien se donne
parfois plus de temps pour mieux respecter les tissus, il n'en reste pas
moins vrai que le coma artificiel nécessaire à l'action sur le vivant n'est
jamais anodin, qui intervient comme une solution de continuité dans
le règne de la vie du patient, comme une mise en suspens de celle-ci.
C'est pourquoi la durée de l'endormissement, et donc de l'acte opératoire (sous certaines réserves déjà exprimées), se doit d'être la plus courte
possible.

Le temps de l'intervention chirurgicale

La rotation des minutes et des heures au compteur de l'horloge, présente quasiment dans chaque salle d'opération, est inquiétude, invite au chirurgien à épargner de précieuses minutes. Ici pourtant se présente une question. Pour qui les minutes sont-elles précieuses ? Pour le patient, il n'en fait aucun doute, et il y a avantage pour lui à ce que le chirurgien tente de faire du mieux qu'il peut, tout en économisant les pertes de temps, en faisant aussi vite que possible, à qualité égale. Ce point ne fait guère de doute entre spécialistes, chirurgiens comme anesthésistes. Les minutes sont-elles précieuses aussi pour l'équipe médicale et pour le chirurgien ? Les intérêts divergent ici, selon que ce dernier exerce dans un cadre libéral ou public. Cependant, avec le plan hôpital 2007 en France, le mode de travail des uns et des autres ira peu à peu, nous le pensons, en s'uniformisant. Le souci d'efficience des établissements devenant la règle, le temps, dans les blocs opératoires, sera désormais compté, on pourrait même dire décompté.

En secteur libéral, il sera décompté, au sens financier du terme, au seul chirurgien, le reste de l'équipe étant salarié, l'anesthésiste assurant le travail en même temps pour plusieurs opérateurs. Bientôt viendra le temps où l'on accordera au chirurgien, par avance, un « créneau » d'une heure, pas plus, pour telle intervention, de deux heures, pas plus, pour telle autre. Faute pour lui d'avoir à s'acquitter d'un « loyer de salle d'opération » fortement majoré, pour les dépassements de temps autorisé. Car ceux-ci retarderont immanquablement l'intervention ultérieure et l'opérateur censé opérer à la suite. D'où le manque à gagner… S'éloignant ainsi de la sécurité, qui voudrait en effet qu'on laisse du temps au temps, particulièrement en matière chirurgicale.

Quant au système hospitalier public, soumis aux mêmes contraintes économiques, on voit mal comment, à terme, il échapperait à une semblable évolution. Avec toutefois une différence, vraisemblablement : à savoir que la pure qualité de l'acte (comprenant bien évidemment les suites opératoires) devrait bénéficier d'un plus par rapport à sa rapidité, au moins pendant les premières années. Mais qui sait, les choses pourraient changer rapidement avec l'harmonisation européenne, malgré le principe de *subsidiarité*, qui fait de la santé un domaine national réservé.

Pourtant, si l'on osait une métaphore sportive, voire guerrière, c'est à une méharée que l'on comparerait ce temps opératoire, et non à une chevauchée. Car le méhari n'est pas seulement l'animal sculpté sur les palais du *Cannaregio* vénitien, symbole de l'enrichissement des patriciens au pays des Maures, c'est aussi l'animal au pas majestueux qui traverse le désert, capable à la fois de s'abstenir de tout affect (il a fait ses réserves avant), mais aussi de prodigieuses accélérations. Il s'agirait ici de *porter*, de trans-porter l'opéré à bon port, en se hâtant lentement, sans galoper entre deux relais de poste, d'abord parce qu'il n'y a pas de *relais* possible, personne d'autre le plus souvent (en tout cas en secteur libéral) pour poursuivre ce qui a déjà été fait, et parce qu'il n'y a aucun *poste*, aucun établissement, aucun véritable re-*pos* pour le chirurgien avant le rétablissement du patient, soit, selon les cas, dans les deux à trente jours plus tard, lorsqu'on sera presque assuré que des complications graves ne se produiront plus. Christophe plutôt qu'Hermès, nonobstant le caducée. Trans-porteur de vivants en même temps que tra-verseur de gués, plutôt que guide de l'âme des morts. « Plus un Corps l'emporte sur les autres par son aptitude à agir et à pâtir de plus de manières à la fois, plus son Esprit l'emporte sur les autres par son aptitude à percevoir plus de choses à la fois. »[1]

Un Corps et un Esprit réunis, qui agissent et pâtissent et perçoivent en même temps, tels sont l'opéré et l'opérateur en cette traversée. Et tel est le cas parce que d'une part, aucune personne de raison ne confie son corps à opérer sans être animée du désir, de l'appétit de vivre, avec la conscience de cet appétit ; et parce que d'autre part, l'effort du chirurgien dans le même sens, dont il est (ou au minimum devrait être) animé, participe non seulement de sa volonté, mais de son corps, comme il a été rappelé précédemment. Ce qui veut dire que le temps de l'intervention n'est pas le seul temps *mental* de la *volonté*, de l'*esprit*, mais un

---

1. Spinoza, *Éthique*, Paris, Seuil, « L'ordre philosophique », Proposition XIII, scolie, 1988, p. 119.

temps de l'*âme*, un temps pour *l'esprit incarné dans un corps*. En quoi le chirurgien ne peut être sujet cartésien, chez qui la perception de l'âme est pure action, et non passion, ne dépendant que de la volonté. Ce qui renforce également l'idée de symbiose, en tous les cas pour ce qui est du temps de l'intervention, entre l'opérateur et l'opéré. Une symbiose quand il n'y a plus, temporairement, de symbole (la parole), et qui prend alors sa place, pour la lui rendre ensuite. Aparté dans la vie du patient, le temps linéaire de l'intervention est aussi sans doute pour lui un temps aristoté-licien[1], circulaire, quand tout se passe bien, comme une parenthèse en-tre santé perdue et santé retrouvée, mais reste un temps linéaire, quand les choses se passent mal, quand la famille fait le compte des heures passées au bloc opératoire puis en salle de réveil, voire en service de réanimation. Et qu'elle peut demander, en cas d'issue défavorable, à l'opérateur, cette fois-ci encore, de lui « rendre des comptes »…

Reste avant tout pour l'opérateur, cependant, une succession d'ins-tants réglés, *tempus* ou *kairos* plutôt que *chronos*. *Tempus*, parce que les linguistes donnent à ce terme latin deux racines grecques possibles : *teino* qui signifie tendre vers, se diriger vers, faire effort, et *temno*, qui est cou-per, aussi ravager, dévaster. *Kairos* parce que l'opérateur doit choisir le bon moment, le moment opportun, pour faire, ni trop tôt, ni trop tard[2]. Alors que *chronos* c'est le temps essentiellement conçu comme *intervalle*, qui ne dit pas la *succession*, interrompue par le couteau du chirurgien, couteau du destin.

Temps-durée, temps-couperet

On peut mettre en évidence la dualité du temps, *temps-durée*, mais aussi *temps-couperet*, dans le tableau de Giorgione intitulé *La Tempête*[3].

---

1. Aristote, *Physique*, 223a [25], Paris, GF-Flammarion, 2000, p. 270.
2. Le dieu *Kairos* est représenté le plus souvent, dans la Grèce ancienne, comme le rappellent Jacques Arènes et Nathalie Sarthou-Lajus, dans *La défaite de la volonté*, par un jeune homme chauve, avec une touffe de cheveux sur le devant du crâne, qu'il faut en un éclair saisir pour le retenir, lorsqu'il passe.
3. Le tableau est visible à Venise, à la *Gallerie dell'Accademia*, sur le Grand Canal. Tempête, de *tempesta*, temps, mauvais temps, en latin populaire.

En bas à droite, la maternité ; en bas à gauche, le père de l'enfant qui vient de naître, ou bien l'enfant vieilli, ce que corroboreraient les ruines, immédiatement derrière lui. Ce que corroborerait aussi le fait que la mère et celui qui pourrait être le père sont, dans la réalité du tableau, séparés par une rivière encaissée, par une gorge qui répond à la gorge de la mère qui allaite. Gorge creusée comme s'il s'agissait du flot du temps, qui fait de l'enfant un adulte quelques années plus tard. Temps-durée, temps de vie et d'éternité humaine, *aiôn*. *Aiôn* est d'abord le temps d'une vie humaine, la force vitale, avant d'être la durée d'une vie chez les tragiques, puis l'éternité chez les philosophes, un « toujours transitoire et permanent, s'épuisant et renaissant au cours des générations, s'abolissant dans son renouvellement et subsistant à jamais par sa finitude toujours recommencée » (Émile Benvéniste[1]). *Aei*, forme adverbiale, est de ce fait à la fois toujours et chaque fois, comme dans l'éternel retour de Nietzsche. Dans le tableau de Giorgione, un éclair (*Blitz*, c'est éclair, aussi regard) déchire le ciel bleu-vert, en haut du tableau, très légèrement décalé sur la droite, et c'est alors le temps-couperet, le temps-événement, c'est le regard, en *flash-back*, de l'homme mûr sur son ressenti d'enfant, sur le pays de l'enfance, qu'un adulte ne quitte jamais. *Aiôn* là encore, au sens que donne à ce mot grec Gilles Deleuze, celui de « la plainte qui vaut pour toutes les plaintes ». Un héron, oiseau familier des lagunes, nargue l'éclair, au-dessous, à droite de lui, posé sur un toit, semblant lui indiquer qu'il n'est qu'un phénomène transitoire, ponctuel coup du sort, qu'il n'aura qu'un temps, et sera vaincu rapidement par le retour du soleil et de la chaleur, du calme, après le court orage vénitien.

Temps de l'intervention, *tempus*-couperet, nullement temps de vie pour le chirurgien, lui ôtant en pratique toute vie affective, sensuelle ou même relationnelle, non plus temps de vie (éveillée) pour le patient. Temps-*couperet*, quand brutalement un obstacle imprévu, anatomique, physiologique, un geste plus ou moins approprié, font surgir le danger, obligeant à ralentir, à improviser, à rajouter du temps au temps. Ou

---

1. *Bulletin de la société de linguistique*, BSL n° 38, 1937, p. 103.

bien obligeant à accélérer les gestes opératoires, à prendre des décisions, à agir dans l'urgence. Si le temps du chirurgien qui opère, succession réglée de moments différents bien qu'enchaînés, est en partie maîtrisable par l'éducation, la formation, l'information et le talent, le temps de l'imprévu ne l'est pas, sauf à la marge. Si, pour le premier, une rude exigence pour soi-même et les autres s'impose, capable d'économiser certains « temps morts »[1], pour le second interviennent à la fois l'*èthos*, le caractère et l'éthique du chirurgien, et l'*éthos*, comme ensemble de coutumes et d'usages de la société dans laquelle il trouve sa place. Sans doute chacun ne peut agir, efficacement, que sur lui-même. Acquérir la patience, mais une patience en acte, ni véritablement un subir, ni même un pâtir, mais une ascèse, porteuse d'une visée, le bien-faire, le faire-au-mieux, dût-il prendre plus de temps et de peine. La visée est ici à court terme, elle exclut l'imaginaire ; elle est, elle aussi, visée en acte. Dépendante de la perception, de la « vraie vision », que Maurice Merleau-Ponty distingue du rêve.

« Visée » qui ne peut être visée husserlienne, quand bien même le visé du *cogito* chirurgical serait le « bien-faire » ce qu'il est en train de faire. L'*épochè* ne sied pas à l'artisan du corps. Actes de conscience certes, accompagnant le geste technique, mais si peu d'actcs réflexifs (actes réflexifs « phénoménologiques transcendantaux » au sens d'Husserl), voire pas du tout. Perception du corps propre que l'on opère, perception de l'acte d'opérer mais pas, tout au moins dans la durée de cet acte, perception du flux vécu de la perception. Spectateur « intéressé au monde », non pas « spectateur désintéressé » en tout cas au sens que prête Husserl à ces termes, non Levinas (*de-inter-esse*). Impossibilité de dédoublement du moi pendant l'opération, possibilité après, à vérifier cependant. Un mode temporel subjectif de type noématique pendant, qui pourrait, peut-être, devenir noétique après, nous voulons dire après la sortie, après la « guérison » du patient. Pas de synthèse ni d'unité, entre le temps objectif de l'intervention et la durée interne de la perception de celle-ci.

1. Le « temps mort », s'il n'est pas ici synonyme de mortalité, est au moins facteur de morbidité post-opératoire. Il peut devenir, au maximum, le temps de la mort. Il ne peut, en cette espèce, être un temps libre de toute pression, un temps pour penser, pour « philosopher ».

L'une et l'autre sont identiques, il s'agit d'une équivalence. Pas d'*épochè* dans le temps de l'opération.

Il nous semble que ce temps n'est pas tout à fait non plus celui de la *divisio animi* d'Augustin, de la dis-tension de l'âme, car le souci de l'autre, la transcendance, ne peuvent suffire à le caractériser à eux seuls. Ce serait plutôt le temps-durée de Bergson, attention à la vie. Ce temps, *implicitement*, engage non seulement le présent du chirurgien, mais aussi son passé, son histoire de chirurgien, soit essentiellement ses échecs, car des succès chacun est convaincu qu'ils sont chose normale. Échecs dans ce qu'ils ont de positif, comme expériences à ne pas renouveler, sans les avoir réfléchies à nouveau avant l'intervention. Bien sûr, on y a insisté, cette présence du passé n'est pas consciente, masquée qu'elle est par l'attention à la vie. Le temps opératoire engage également tout aussi implicitement le passé du patient, que le dicton populaire dit à juste titre impossible à effacer. Il l'engage explicitement quand l'athérome, la surcharge pondérale, parmi d'autres découvertes *per*-opératoires éventuelles, obligent à modifier les gestes prévus, la « procédure ».

La totale vulnérabilité de l'opéré

Nous voyons quelque analogie dans ce temps opératoire – temps « choisi » pour le chirurgien (de moins en moins il est vrai dorénavant, pour les raisons susdites), temps subi pour l'opéré – avec celui de la naissance, pour le nouveau-né et l'accoucheur. Frederick Leboyer[1] insiste sur l'importance de la patience, nécessaire à l'accueil du nouveau-né, si la naissance doit être « sans douleur », accueil dans la pénombre, le silence, la « sortie du temps ».

« Notre temps et le temps du nouveau-né sont presque inconciliables. L'un est d'une lenteur proche de l'immobilité. L'autre, le nôtre, est agitation voisine de la frénésie. Du reste, nous ne sommes jamais "là". Nous sommes toujours ailleurs. Dans le passé, nos souvenirs. Dans le futur, nos projets. Nous sommes toujours avant ou après. Et "maintenant", jamais. »

1. Frederick Leboyer, *Pour une naissance sans violence*, Paris, Seuil, 1975, pp. 63 sqq.

On a montré que le chirurgien qui opère est forcément là, et pas ailleurs, ni dans le passé, ni dans le futur, sauf en de rares occasions. L'opéré, lui, dort et ce qui le rapproche du nouveau-né, c'est que l'anesthésiste et le chirurgien doivent s'acharner pour lui à être le moins agressif, le plus doux possible, dans cette phase difficile, le premier en accompagnant l'endormissement et le réveil, le second en étant le moins traumatisant possible sur les tissus, quitte à y passer plus de temps. « Pénombre, silence, recueillement. Le temps s'est arrêté. » Remplacez pénombre par clarté limitée du poste de télévision, qui retransmet la lumière froide du cœlioscope – celle-ci éclaire le seul champ opératoire, à l'intérieur du corps de l'opéré – et obscurité d'alentour, obligatoire, dans la salle d'opération, et vous avez le bloc opératoire, pendant l'intervention cœlioscopique. Silence, presque toujours, recueillement dans les temps difficiles. À ce titre, par son côté peu invasif, son côté pénombre, la chirurgie cœlioscopique se rapprocherait, à la marge, des naissances « sans douleur », où l'on reçoit le bébé comme un don, de la façon la moins agressive pour lui, puisqu'il passe avant les autres, mère et père compris. Et certes, il faut parfois être « masochiste » pour s'imposer de travailler dans la difficulté, par de minuscules orifices, sans ouvrir largement la paroi pour manipuler plus aisément les organes. Tant pis pour le chirurgien, l'opéré passe avant lui, ainsi qu'avant l'équipe médicale.

Est-ce une expérience de l'unité du chirurgien avec le patient, comme celle de l'obstétricien avec le nouveau-né dans le paradigme Leboyerien ? N'exagérons rien, ce n'est en tout cas pas un équivalent de la symbiose mère-enfant avant l'accouchement. Mais pourtant, le chirurgien viscéral « doit être là », « comme s'il n'y avait pas de futur, plus d'« après » et « la seule idée qu'un autre rendez-vous attend » fausse tout ici, comme pour l'obstétricien attentif… Être là tout en disparaissant derrière celui qui dort. La sédation de la douleur, en post-opératoire immédiat et à distance, est nécessairement partie prenante de cette façon de voir les choses. Elle est largement dévolue à l'anesthésiste, mais l'opérateur peut y contribuer, infiltrant d'anesthésiques locaux les orifices opératoires, voire les cicatrices en chirurgie à ciel ouvert, à la fin de l'opération.

Le temps post-opératoire

Le temps du chirurgien, *post*-opératoire cette fois-ci, est celui de l'otage levinassien, temps immémorial, le temps d'Augustin, selon nous *chronos* plus qu'*aiôn*, qui évolue par à-coups, quand « le Même est réveillé par l'Autre, comme si l'Autre frappait sur ses parois », sautant les périodes où la passivité sera de mise, chaque heure qui passe rapprochant de fait l'opéré de la « guérison ».

L'attente

Le temps n'est plus ici tout entier dévolu à l'agir, au présent, mais bien à l'*attente*, à la projection quelques jours en avant dans le futur, au moment où la « guérison » ne fera plus, ou presque, aucun doute. L'attente du chirurgien est ici attente pour l'autre. Ce n'est pas un être-pour-[sa]-mort, c'est un être-pour-la-vie de l'autre, ayant ceci de levinassien qu'il n'est ni peur ni angoisse pour soi-même, mais pour l'autre, en l'espèce le patient qui s'est confié à lui. Le temps post-opératoire du chirurgien a ceci encore du temps levinassien qu'« avec le temps, l'Autre est dans le Même sans y être, il "y" est en l'inquiétant ». Temps suspendu du praticien en post-opératoire immédiat, suspendu mais toutefois *hanté*. « Accoucher les autres est contrainte que le dieu m'impose ; procréer est puissance dont il m'a écarté », dit Socrate dans le Théétète, pour définir sa maïeutique. Temps *enté* du patient, qui y vit péniblement, avec l'aide d'artefacts sur lesquels il s'appuie, au sens de l'appui premier pour se déplacer (orthopédie), au sens de « l'aide-à-vivre » ou survivre en chirurgie viscérale. Asymétrie qui reflète simplement l'asymétrie de responsabilité. Et nous pensons qu'un quelconque principe d'autonomie à l'anglo-saxonne jamais ne délivrera le chirurgien de cette pression, qui se prolonge après l'acte purement opératoire jusqu'à la sortie du patient, équivalent factuel de bonne santé retrouvée. Une touche d'éternité dans le temps post-opératoire pour le praticien ; une touche « d'instantification » dans le temps post-opératoire de l'opéré, touche de temps cartésien en somme. Pour lui en effet, une « création continuée », à renouveler à chaque instant. Soit l'opposé de ce que l'on peut admettre pour le temps *per*-opératoire. Un temps d'altération (invasion, agression) précède chez le chirurgien celui de l'altérité, et c'est à l'opposé pour le futur opéré. Ce qui est insister sur une sorte de destin commun, au moins transitoire, sur une brève et sans doute très imparfaite symbiose, entre l'un et l'autre.

La patience

Symbiose, patience pour patience, patient pour patient ? Un éloge de la patience, qui ne conviendrait pas là qu'à un seul, mais aux deux, soigné et soignant, comme l'a si bien décrit Michel Geoffroy[1] ? Des jours de misère (plus ou moins grande, bien sûr, selon la gravité de la maladie et de l'acte effectué) au moins partiellement partagés. Mais des moments de joie aussi, des loisirs partagés. En quelque chose ici rencontre et temps partagé. Et l'on sait que le nouvel équilibre, après la maladie, n'a que peu de chances d'être atteint dans l'énervement, la rancœur et l'intolérance.

Carpaccio peint, vers 1495, un diptyque, que la postérité nommera *L'attente*[2]. Le premier des deux tableaux représente *La chasse au canard sur la lagune*. Scène dominée par la couleur glauque de la lagune vénitienne, ciel chargé de nuages que fendent en V des canards, dont les congénères peinent à échapper, lorsqu'ils remontent à la surface des flots, aux archers qui les guettent, les *attendent*, embarqués sur d'élégantes barques plates. Le second tableau du diptyque, *Deux Vénitiennes*, représente l'attente de deux mères de famille, pendant que leurs « hommes » chassent le volatile sur les eaux lagunaires. Il s'agit peut-être en réalité de la même femme, tant la ressemblance physique est frappante. La plus jeune, regard dans le vide, semble esseulée, triste, mélancolique. La deuxième, plus âgée, se distrait en jouant avec des chiens. Plus étrange, au *verso* du premier tableau, un autre tableau, les *Lettres en trompe-l'œil*.

1. Michel Geoffroy, *La patience et l'inquiétude, pour fonder une éthique du soin*, Paris, Romillat, 2004.
2. Vittorio Sgarbi, *Carpaccio*, Milan, Liana Levi, 1994, pp. 100-103.

Sur un fond de placard ou de porte, presque uniforme, six lettres épinglées, et d'indistinctes informations sur les expéditeurs. Qu'est-ce à dire ? On peut imaginer que ce sont les lettres adressées à la première des Vénitiennes, la plus jeune, par le fiancé qui actuellement est en train de chasser, que sa dulcinée *attend*, l'œil dans le vague. Réminiscence par contre de la deuxième Vénitienne, un peu de vague à l'âme, mais pas de vraie tristesse. Le plus gros des chiens, avec lequel elle joue, tient pourtant sous son antérieur gauche une lettre encore enrubannée, qu'il semble lui apporter. Transposition du registre de l'amour à celui de la vie professionnelle : l'attente est vécue différemment aux divers âges de la vie, plus sereinement sans doute avec les années. Tendu dans l'attente, en post-opératoire, au début de son activité professionnelle, le chirurgien plus âgé s'inquiète sans doute un peu moins. Il se contente de ne pas oublier d'être vigilant, pendant ce temps où les choses ne dépendent plus guère de lui… non sans une certaine nostalgie pour le temps de ses débuts. Peut-être en est-il de même, le plus souvent, pour chacun d'entre nous, lorsqu'il est confronté à la maladie.

Le temps se mesure par « ressort et inquiétude »[1], écrit Michel Serres. Res-sort et in-quiétude : telles nous semblent bien devoir être deux des principales qualités du chirurgien, homme attentif, homme d'action.

LA VISÉE ET LA VISION

On a parlé d'ascèse et de visée. Or visée c'est viser, c'est éthique, mais c'est aussi vue, c'est voir, c'est vision. La racine indo-européenne *weid* explique tout aussi bien les védas de l'Extrême-Orient, que l'*idein* grec et son idée, l'intelligence de l'anglais *wit* et le savoir de l'allemand *Wissen*. Voir c'est savoir[2], mais un savoir pratique, un savoir-agir, un savoir-faire, un savoir du geste. Alors vue, vision, visée du chirurgien seraient identiques ? Vision plutôt que vue simple, car la vision est ici une

---

1. Michel Serres, *Rameaux*, Paris, Le Pommier, « Essais », 2004, p. 151.
2. Comme dans l'expression de tous les jours « je vois bien », pour « je comprends bien », j'ai connaissance de ce que tu me dis.

vue-toucher, une vue-main, donc une vue-main-esprit, où l'on retrouve l'étymologie. Où l'on retrouve sans doute aussi le paradigme de l'anatomie scientifique à la Renaissance, le « regard de l'anatomiste », quand il faut à la fois voir et toucher, voir et palper la texture des tissus. Les neurobiologistes ont montré que le *percept* visuel est « phénotypique », différent d'un individu à l'autre pour le même stimulus, car il fait une place considérable au cortex cérébral, quand l'œil lui-même se comporte simplement comme une chambre d'enregistrement de la sensation visuelle globale. Quand se surajoute à ce *percept* visuel la discrimination fine du toucher, on imagine sans peine l'infinie variation des informations reçues. À côté de la raison rationnelle reste ici une place (plus ou moins large) à « l'intelligence de la situation », avec ses raisons que la Raison ne connaît pas, son intuition, ne pouvant faire fi de la trace cérébrale laissée par les conséquences affectives de certains stimuli extérieurs survenus antérieurement. Heidegger[1] rappelle que, pour saisir pleinement « ce qu'*est* » un lycée, il est plus important de se souvenir de l'*odeur* du lycée dans lequel on a, élève ou professeur, vécu, que de le visiter de fond en comble, de la cave au grenier. Or c'est cette composante qui manque à bien des techniques sensationnelles, qui émaillent le cours de l'histoire de la médecine. Toujours il y avait, en de tels cas, la *vue*, la *vision* aussi sans doute, et comme une *visée* à moyen ou long termes, comme une clair-voyance spécifique à quelques individus géniaux. Mais sans doute n'y avait-il pas toujours « l'âme », qui semble manquer, par exemple, dans ces coupes anatomiques, longitudinales ou transversales, que le docteur Doyen et son assistant exposent et commentent à tout un parterre de redingotes et chapeaux melon, en ce début du XXe siècle[2].

Dans le temps de la carrière du chirurgien, il y a donc le *temps court*, celui des interventions, plus ou moins durable, qui est aussi vue, vision. Il y a le *temps de moyen terme*, celui de l'établissement de la clientèle, qui est aussi visée. Il y a enfin le *temps long*, le temps du bilan d'une vie professionnelle, et la vie se moque des chirurgiens trop pressés. Le docteur Doyen, qui opérait jusqu'à cinquante patients en une seule

1. Martin Heidegger, *Introduction à la métaphysique*, Paris, Gallimard, « Tel », 2003, p. 45.
2. *La chair et le celluloïd, op. cit.*, pp. 130-131.

journée, est mort d'un infarctus à l'âge de 57 ans, quand pourtant son esprit inventif, en pharmacopée, en technique cinématographique et en chirurgie, aurait pu encore réserver bien des surprises et des progrès… Ce temps long est le temps de l'éthique, temps de l'*èthos*, plus que temps de l'*éthos*. Il est aussi temps de la patience, donc de la passion, comme le temps court était temps de l'action.

LE SUPPLÉMENT D'ÂME

Pour Michel Maffesoli, le « totem technique » est devenu un « supplément d'âme prolongeant le corps », « spectacularité et théâtralité [sont devenues les] structures essentielles de toute vie sociale »[1]. Ce qui explique sans doute que tout est désormais justifié, entre autres les procès médicaux… Mais nous ne pensons pas que toujours la technique « devient vecteur de reliance ». Qu'un ordinateur le soit, de même qu'un téléphone portable, cela va sans peine, mais il s'agit parfois d'une *reliance* virtuelle (ordinateur), plus que véritablement réelle. Tout dépend de ce qu'on y met… Quant aux bras du robot, ils prolongent certes, relient au sens purement mécanique du terme, mais le prolongement n'est pas « animé », il n'est que démultiplié, pouvant être *pré*déterminé comme une fraction du mouvement des doigts du chirurgien (on choisit par exemple, par avance, qu'un déplacement d'un centimètre des doigts du chirurgien déterminera un déplacement d'un millimètre des bras de la machine). « Médiation » technique, au sens du moyen utilisé, ou bien plutôt « médiatisation » technique, qui pourtant supprime toute *médiation* véritable, humaine, interindividuelle, en même temps que la médiatisation télévisuelle – parfois adjointe à « l'objet technique » – « immédiatise », supprimant toute possibilité de *réflexion* en « temps réel », pendant la durée du *show*[2].

La judiciarisation, dans nos « modernes » sociétés, de l'activité médicale, activité d'*aide* traditionnellement, suffit à montrer que le

1. Michel Maffesoli, *Le rythme de la vie*, Paris, La table ronde, 2004, p. 181.
2. Au sens de l'angalis *to show*, montrer.

progrès technique, en ce domaine particulièrement rapide, ne suffit pas à relier, et sans doute pas même toujours à lier.

Il nous semble d'ailleurs que l'impatience[1], souvent, dans l'aventure de la maladie – qu'elle provienne du soigné ou du soignant – fait, parmi d'autres facteurs, le lit de la judiciarisation, y prend une part grandissante. Venant parfois se surajouter au génie des peuples, plus ou moins tracassiers par « nature ».

Ainsi, le chirurgien se doit-il, pour nous, tout à la fois d'être patient *et* « énergique » (*en-ergos*), que ce soit au cours de la période pré-opératoire, traditionnellement dévolue, en même temps qu'au diagnostic, à la communication plutôt qu'à l'information, ou bien au cours de la période *per*-opératoire, dans laquelle la décision se prend rapidement et la réalisation se fait plus lentement, enfin au cours de la période *post*-opératoire, où la parole reprend son importance naturelle, mais où il faut aussi parfois savoir réintervenir, à l'occasion d'éventuelles complications, au bon moment, ni trop tôt, ni trop tard.

Cette conception s'appliquera-t-elle sans qu'il soit nécessaire d'en rien changer, demain, quand la télé-chirurgie sera devenue télé-réalité ? C'est ce qu'il faut aussi rechercher.

V. Temps et espace, espace-temps

> « Ne disons plus que le temps est une "donnée de la conscience", disons plus précisément que la conscience déploie ou constitue le temps. »
> Maurice Merleau-Ponty, *Phénoménologie de la perception*

Pour Descartes, le monde est accessible avant tout à partir de l'*extensio*, qui donne à la *res extensa*, la *res corporea*, ses largeur-longueur-

---

[1]. Le refus de souffrir est, du côté du soigné, une forme d'impatience. La médecine se doit, par nature, de tenter de résoudre ce problème, en diminuant, voire en supprimant, chaque fois que cela est possible, la douleur. Mais il est certain qu'elle ne peut supprimer toute souffrance.

profondeur, que la *res cogitans*, l'*intellectio* conçoit. Pour lui, le temps se limite à l'instant. L'être n'est pas accessible à partir du temps, puisqu'il n'est accessible qu'à partir de la pensée, et que celle-ci est *création continuée*. Si je ne pense plus, je ne *suis* plus. Et qui sait si je penserai tout à l'heure, *a fortiori* demain ? On a vu que cette conception, pour le chirurgien dans son action opératoire, ne peut suffire. Le mode de la saisie mathématique ne peut lui convenir. Heidegger remarque que « le *Dasein* a par essence une tendance à la proximité »[1]. Mais cette proximité n'est pas seulement spatiale (tenir sous la main, se procurer), elle peut être acquise par le dévoilement de la connaissance. Pour l'auteur, la vue et l'ouïe sont les sens de ce « déloignement », tendance naturelle qu'a l'homme à toujours rapprocher. Espace et temps comme paramètres sont incapables de mesurer la « proximité », et ce depuis toujours, sans que la relativité, la mécanique quantique ou la physique nucléaire n'aient en rien remédié à l'échec. « Ainsi la proximité avoisinante ne repose donc pas sur la relation spatio-temporelle. Ainsi, la proximité déploie son être à l'extérieur et indépendamment de l'espace et du temps. »[2]

On pourrait alors imaginer que l'intervention chirurgicale à distance, voire à très grande distance, ne supprime pas forcément la « proximité ». Nous ne le pensons pourtant pas, faisant nôtres ces mots : « Dans le sans distance ni mesure, tout devient égal, par suite d'une seule volonté de s'assurer en un calcul uniforme la maîtrise de toute la terre. »[3] Écrites en 1958, ces phrases paraissent, rappelées aujourd'hui, véritablement prémonitoires. Elles signifient que l'utilisation des notions de temps et d'espace, au seul titre de paramètres de quantification, pour la « pensée qui calcule », est incompatible avec le concept de « proximité ». Proximité qui ne peut dépendre que du *chemin*, et pas des para-mètres, qui ne peut dépendre que de l'*approche* (au sens de venir près, de rap-procher). Il ne nous semble pas que la simple césure du temps, césure de l'être, au sein du Même et de l'Autre, qui les fait devenir tous deux presque iden-

1. Martin Heidegger, *Être et temps*, Paris, Gallimard, « NRF », 2004, p. 145.
2. *Acheminement vers la parole*, Paris, Gallimard, « Tel », 2003, p. 196.
3. *Ibid.*, p. 198.

tiques dans leur fragilité, leur in-fantilité[1], leur enfance toujours conservée, suffise à la proximité[2]. Il nous semble par contre que la définition d'un « *espace* » en tant que « *place* » peut, si elle n'est associée à une réflexion sur la « dimension phénoménologique » du temps, si elle reste isolée, suffire à séparer. Nous voulons dire par là que, dans son exercice professionnel, le chirurgien est sur « son territoire », essentiellement d'ailleurs pendant la durée de l'acte opératoire. Le « bloc opératoire » est son repère, son repaire. En ce *bloc* il règne, presque à l'abri de tous. On a dit précédemment comment il pouvait s'y sentir spatialement bien ou mal installé, en tant que simple *res extensa*. On a dit également que dans ce temps opératoire, son âme ne pouvait se diviser, ce pourquoi nous avons, métaphoriquement, réduit son âme à sa main, comme le violon a son âme.

En ce même endroit, le patient est totalement « livré », dépossédé de son corps certes, puisqu'il n'est pas conscient, mais aussi de son âme, puisqu'il n'est pas chez lui, ni dans son corps – car celui-ci n'est pas simplement endormi, mais comateux – ni dans un lieu qu'il connaît ou affectionne. D'où l'importance – immense – de ces petits gestes, que tous les brancardiers, sans exception presque, rencontrés dans les établissements hospitaliers, ont pour les patients qu'ils « transportent » au bloc opératoire. Légion sans signe honorifique, sans décoration, sans hiérarchie interne, sans formation spécifique même, parce qu'elle serait au bas de l'échelle sociale. Légion de l'ombre, de la peine-ombre du petit matin (les chirurgiens se lèvent plus tôt que leurs collègues médecins). Toujours ou presque un mot gentil pour réveiller l'opéré à l'aube, pour lui indiquer comment compléter le « déguisement » qui préside au transport vers ce lieu « sacré » qu'est le bloc opératoire. Encore un mot amène, quand parfois le moindre cahot, le moindre mouvement, sur le chemin qui y mène, déclenche les pires douleurs. Et qui rassure. Légion de l'ombre, dont l'importance est inversement proportionnelle à ses galons sociétaux.

1. Au sens latin du mot *in-fans*, celui qui ne parle pas.
2. Un exemple, trivial, de cette absence de proximité, malgré la fragilité commune et la (relative) identité, peut être observé dans les familles pathologiques (cf. Pierre Legendre, *Le crime du caporal Lortie*, Paris, Flammarion, « Champs », 2000.).

À cet « espace » que le chirurgien et l'anesthésiste se sont aménagés, à cet antre de la technique, où règnent en maîtres des hommes et des femmes masqués, il convient donc d'adjoindre, nous l'avons dit, un temps qui pourra seul réunir praticien et patient. Non pas tant dans la stricte durée opératoire que pendant la période post-opératoire. S'approprier les lieux, dès lors, et à son tour, grâce aux « soignants », deviendra alors possible à l'opéré. La « visite au lit » du patient peut ainsi devenir, parfois, un moment et un lieu d'échanges privilégiés. On se souvient des premières années d'internat, quand une certaine gêne ne manquait pas d'accompagner l'ouverture de la porte de la chambre de l'opéré. « Que vais-je lui dire ? Que dois-je faire ? Comment m'y prendre ? » Car il ne suffit pas de dire bonjour, ni même de sourire, civilité minimaliste qui pourtant suppose disponibilité. Il faut encore tenter de trouver à chaque fois le mot qui rassure, de savoir toucher (main, avant-bras, plus que visage, geste paternaliste et infantilisant parfois) pour calmer les peurs, informer en s'adaptant à l'attente, implicite, en la matière. Plaisanter quelquefois, sans trop retarder le soignant qui accompagne... En ce temps de surveillance post-opératoire, le temps et l'espace, l'espace-temps[1] est plus facilement rassembleur, co-vécu, à condition toutefois que le praticien s'y prête. Ce que l'on appelle encore empathie. *Pathein, patior*, c'est à la fois souffrance, passion, et passivité, ici partagées. Une empathie dont l'importance n'apparaît sans doute pas à tous... Le jeune interne est devenu « vieux » chef de clinique, c'est-à-dire qu'il sera bientôt en clinique, mais jamais ne sera chef. Lui aussi a dû recourir à la chirurgie. Pendant les quelques jours que durera son hospitalisation, il ne verra jamais l'homme qui l'a opéré, par deux fois d'ailleurs, car, comme chacun sait, c'est toujours plus compliqué pour les « pistonnés ». Une fois cependant le médecin, pas le chirurgien, s'arrêtera devant la chambre, n'y entrant pas, se contentant d'en entrouvrir la porte, demandant à la surveillante « ce qu'est » (pour ce qu'« a »)

---

1. Il s'agit ici pour nous de la conjonction des deux concepts dans notre propre petit « univers en mouvement » et bien sûr pas du concept einsteinien, que nous ne sommes pas capables d'appréhender véritablement. Remarquons toutefois que l'espace-temps d'Einstein, en 1905, permet de concevoir une simultanéité, donc un temps relatif au mouvement, et non l'inverse.

l'hôte de cette chambre, passant son chemin sitôt qu'il connaîtra la pathologie, sans autre forme de procès…

LE TEMPS DE BERGSON

Pour Bergson, « l'immobilité étant ce dont notre action a besoin, nous l'érigeons en réalité », alors que « la réalité est la mobilité même »[1]. Et c'est parce que nous avons besoin d'objets stables autour de nous, que la vue, contrairement à l'ouïe, spatialise le temps, le fait succession d'instants, temps court plutôt que mélodie ou temps long. La « mélodie continue de notre vie intérieure » est durée vraie, « continuité indivisible du changement »[2]. « Dans l'espace, et dans l'espace seulement, il y a distinction nette des parties extérieures les unes aux autres », laquelle exclut l'intégration des changements longs en nous et autour de nous. Influence sensible d'Anaxagore de Clazomènes, philosophe-médecin né vers 500 avant notre ère. Soucieux de faire la synthèse entre les Éléates et les Héraclitéens, il considérait que le *noûs* est le principe actif, l'esprit qui imprègne la matière et la vie. Bergson sans doute se laisse inspirer également par Kierkegaard, qui écrit, dans *Le concept de l'angoisse* : « C'est parce qu'on spatialise un moment – mais on a par là arrêté la succession infinie – c'est parce qu'on a fait intervenir l'imagination, qu'on imagine le temps au lieu de le penser ».[3] Remarquant qu'en danois comme en allemand, le mot « instant » signifie aussi « coup d'œil », il ajoute qu'« un regard est donc une catégorie du temps, mais bien entendu du temps dans ce conflit fatal où il est en intersection avec l'éternité »[4].

Si l'on voulait une illustration pratique de ce qu'explique Bergson, on pourrait entreprendre l'analyse d'une gravure de Maurits Cornelis Escher, intitulée *Chute d'eau*[5]. Cet artiste du XXe siècle (1898-1972) est

1. H. Bergson, *La pensée et le mouvant*, Paris, PUF, « Quadrige », 1999, pp. 159 et 167, respectivement.
2. *Ibid.*, p. 166.
3. S. Kierkegaard, *Le concept de l'angoisse*, Paris, Gallimard « Tel », 2003, p. 252.
4. *Ibid.*, p. 254.
5. Elle fait la couverture de garde de *L'irréalité du temps et de l'espace*, Francis Kaplan, Paris, Cerf, « Passages », 2004.

un spécialiste de l'illusion d'optique, qu'il crée en utilisant les notions de perspective, les « fausses profondeurs ». Au premier coup d'œil, rien ne frappe. Au second, on se demande comment la *chute* d'eau représentée peut se produire, au centre de la gravure et légèrement à gauche, compte tenu qu'à droite, le circuit d'eau en amont de la chute semble plat, horizontal, ne pouvant donc expliquer la chute qui veut différences de niveau. En réalité, le circuit d'amont est en pente douce vers le haut, entretenu par une roue à aube, elle-même auto-entretenue par l'énergie de la chute d'eau. Il s'agit d'un circuit fermé. L'horizontalité du système qui rend impossible son fonctionnement n'est qu'un trompe-l'œil. L'œil induit en erreur, en un premier temps. Puis l'esprit met en relation la chute et le circuit d'eau, rectifiant alors la première impression visuelle. Comprendre, c'est donc ici *inclure le temps dans l'espace*, puisqu'il faut, en circuit fermé, que l'eau monte, d'abord, avant de redescendre, ensuite.

La connaissance du temps, par la conscience humaine[1], est-elle nécessaire à l'existence du temps ? Certainement pas, puisque je ressens, en me rapprochant de la chute d'eau, de la cascade, le poids de l'eau sur mes épaules, de l'eau qui tombe du haut vers le bas, et pas dans l'autre sens. Mais où commence l'avant-après dans le circuit fermé, dans le cercle ? Temps linéaire de la compréhension, temps circulaire du circuit et de l'œuvre d'art. La notion d'espace suscite la notion de temps, qui elle-même suscite l'espace, en un cercle aporétique, où le temps court (le temps physique de Bertrand Russell) et le temps long (le temps mental de Russell) cœxistent toujours[2]. Pourtant, si je ferme les yeux, il n'y aura plus de tableau, il n'y aura plus, d'abord, que le mouvement autour de moi, mouvement qui est espace-temps, puis plus rien que le temps, si le mouvement disparaît, emportant avec lui sons et odeurs (respectivement vibrations de l'air, agitations moléculaires), ainsi que le toucher (qui suppose mouvement, tout au moins pour ce qui n'est pas à mon contact immédiat).

On pourrait également trouver un exemple de considération de

---

1. « Il n'y a pas de temps sans l'homme », écrit Heidegger dans *Être et temps*.
2. Voir à ce sujet l'ouvrage de Francis Kaplan, *L'irréalité du temps et de l'espace, op. cit.*, pp. 227-234.

ce temps-durée dans l'hagiographie hippocratique. Hippocrate guérit Perdiccas II, roi de Macédoine, de sa langueur chronique, accompagnée de fièvre et d'insomnies, là où son rival Euryphon, de l'école cnidienne, n'est parvenu à aucun résultat. Et cette miraculeuse guérison n'est due qu'à un interrogatoire particulièrement perspicace, qui porte sur la sphère affective du roi, sans chercher à rapporter d'abord l'ensemble des signes observés à une description du même type, qui aurait été laissée par les anciens, comme l'a fait Euryphon. C'est souligner l'importance de la clinique et de l'écoute, et l'opposer à la prégnance actuelle des examens complémentaires. C'est aussi se poser la question de ce qui pourrait être perdu si l'intervention chirurgicale pouvait dorénavant être de plus en plus souvent réalisée à distance, sans qu'un véritable contact « charnel » ne s'établisse, avant et pendant l'intervention, plus encore qu'après, entre l'opéré et son opérateur. Un dialogue « incarné », si la chair est le lieu de l'inscription de l'histoire du sujet corps-esprit. Chair qui entremêle, suscite l'un par l'autre temps et espace, en un mélange chaque fois unique, « l'espace-temps incarné », qui fait notre singularité.

L'ESPACE-TEMPS INCARNÉ

Les premiers instants du nouveau-né, qui ne peut avoir conscience du temps, montrent que ce qui le trouble c'est la solitude, l'immobilité, l'absence apparente de vie autour de lui. Il faut pour le comprendre l'imaginer non-voyant, incapable de briser sa solitude par la vue des objets qui l'entourent à quelque distance et ne sont en réalité qu'exceptionnellement immobiles. Lui au contraire, dans un épais brouillard, ne perçoit que ce qui bouge *à proximité*, ce qui le met en mouvement, la main qui s'approche, le tâte, le caresse, le masse, le grain de la peau qui le touche, la voix qui se fait entendre, sa tonalité, sa douceur, et l'odeur qui, éventuellement, bien qu'à un moindre degré, les accompagnent. La nécessité de ce toucher-par-l'autre, qui rompt la solitude, tous les soignants en font l'expérience, quel que soit l'âge des patients, dans les moments les plus pénibles, les moments où ils souffrent. Ils en savent les bienfaits. La vue alors ne suffit plus à vaincre la peur de chaque instant, vue qui permet de voir d'où vient le danger extérieur, de repousser l'intrus qui entre dans notre « bulle » vitale, mais qui ne peut repousser l'ennemi intérieur, la maladie, qui ne peut non plus remédier à la solitude, à la rupture de l'unité.

L'espace-temps des scientifiques après Einstein, autant qu'un néophyte puisse en parler, a ceci de commun avec l'espace-temps incarné dont nous venons de parler qu'il est « individu-dépendant ». Le passager du vaisseau spatial qui quitte son jumeau terrien à très grande vitesse aura *son temps* et *son espace* à lui, *son espace-temps*, qui le feront plus jeune que son jumeau lorsqu'il reviendra sur sa planète native. Comment imaginer que le ressenti, immédiat mais plus encore intégré, pour le reste de la vie, d'une intervention que le patient saurait être réalisée à distance et par l'intermédiaire des bras d'un robot, puisse être identique à celui d'une intervention réalisée sur place, par l'*alter ego*, en chair et en os, avec lequel on a noué dialogue. Distorsion de l'espace (je suis ici, on m'opère là-bas) et par conséquent distorsion de l'espace-temps incarné. Peut-être alors notre hypothèse première d'une chirurgie à deux vitesses, chirurgie « sur place » pour les moins chanceux, « chirurgie à distance » pour ceux qui le seraient plus, devrait-elle être renversée, « l'artisanat » chirurgical devenant ce qu'il a toujours été dans d'autres domaines, soit encore un gage de qualité.

L'ÉLOIGNEMENT GÉOGRAPHIQUE DANS LA « CHIRURGIE À DISTANCE »

La question qui se pose ici est double : l'éloignement géographique opéré-opérateur distend-il d'éventuels liens entre l'un et l'autre, dont on pourrait souhaiter qu'ils existent ? La « médiatisation » de l'intervention par les bras d'un robot, corollaire obligatoire de la distance, vient-elle se surajouter à cette première et éventuelle distension de liens, parce qu'elle est elle-même une seconde dis-tension, indépendante de la première (on peut en effet user d'un robot sans se délocaliser, en restant près de son opéré) ?

Pour tenter de répondre à la première question, on remarquera que pour qu'il y ait distension de liens, encore faut-il qu'il y ait eu création de liens. On ne peut être sûr qu'à l'avenir, lorsqu'une intervention se fera à distance, quand bien même la fraction des interventions réalisée de cette manière serait faible, il y aura eu auparavant, forcément, établissement de liens opéré-opérateur, présentation de l'un à l'autre, de l'autre à l'un. Il s'agirait alors, dans cette hypothèse, d'une dépersonnalisation de l'intervention chirurgicale, dont nous ne sommes pas certain qu'elle soit bénéfique, ni affectivement, ni juridiquement. Si par contre les présentations sont faites préalablement à l'acte chirurgical, ne seraient-elles que virtuelles, par télévision ou *net-camera* interposées, et si le *new deal* est accepté par le patient, alors il n'est pas sûr qu'on puisse le désavouer. L'espace-temps incarné serait ici éclaté en ses deux composantes, le temps et l'espace. Si nous raisonnons en nous plaçant nous-même sur la « table d'opération », nous avouons avoir quelque difficulté à imaginer pouvoir inscrire l'événement dans notre propre histoire, dans notre propre chair. Comment avoir l'impression d'avoir véritablement choisi notre destin et les risques afférents à l'intervention, quand nous serions endormi ici et maintenant, mais opéré là-bas et, qui sait, peut-être à un autre moment, plus tard (on veut dire par là avec du retard, pour quelque raison que ce soit) ? N'est-ce pas là une sorte de dématérialisation du corps, mieux, une dés-historicisation du corps ? L'aliénation que vivent certains patients dans l'épreuve de la maladie ne pourrait-elle ici se doubler d'une autre aliénation, due à l'intervention d'une machine, plus ou moins anonyme, de surcroît invisible à leurs yeux parce que délocalisée, visible aux yeux de tous sauf eux (par le miracle de la *scopie*, qui permet à tous ceux qui regardent la télévision de suivre en direct ce qui se passe) ? Possède-t-on encore son propre corps en un pareil cas, quelle que soit la nécessité par ailleurs, pour toute intervention viscérale un peu lourde, de subir une anesthésie générale ? Mais c'est ici déjà tenter de répondre à la deuxième question.

Quant au chirurgien délocalisé, on ne peut imaginer qu'à l'instar du penseur de Martin Heidegger – qui est plus « proche » de « l'être » du vieux pont, affectivement, que celui qui le traverse rapidement pour se rendre au travail – il se sente aussi proche de son patient que s'il était sur place. En effet, on l'a montré précédemment, le temps de l'intervention exclut toute affectivité. Celle-ci ne peut exister qu'avant et après, dans le contact physique et langagier, et il n'est pas tout à fait certain, pensons-nous, que la *web-camera* remplisse le même office, du moins aussi bien. Plus de symbiose, plus de séjour effectif parmi les choses et les lieux, car les lieux sont dupliqués dans le même temps, ce qui fait du mortel un divin, un apprenti-sorcier. Ce qui revient aussi à se demander : y a-t-il encore image *et* perception[1], en chirurgie à distance, au même titre qu'en chirurgie « sur place » ? Ou bien la *perception* est-elle singulièrement diminuée, voire absente, devenue seule *image*, quand on ne peut constater la présence physique du patient, immédiatement à son propre contact, ou à défaut à quelques mètres de soi, dans la même pièce (si l'on utilise un robot sans se délocaliser) ? On dira sans doute que demain, si ce n'est aujourd'hui, les *sticks* de commande du robot donneront la *sensation tactile* de la dureté, de l'épaisseur, de l'inflammation du tissu opéré, comme c'est le cas « en direct », à ventre ouvert, ou bien comme c'est également le cas, bien qu'à un moindre degré, par l'intermédiaire des instruments que tient le chirurgien cœlioscopiste. Nous avouons cependant garder encore quelques doutes... peut-être d'ailleurs à tort. Chirurgie délocalisée : perception visuelle directe, quoiqu'à distance, médiatisée par des fibres de verre courant à travers les mers, en aucun cas noème de chose perçue, voire noème d'image, puisque je peux agir, exercer ma puissance sur la matière vivante, démontrant ainsi ma capacité d'ubiquité ? Il est interdit d'imaginer, interdit de constituer en « monde »[2] l'intervention chirurgicale en néantisant le *réel* de celle-ci, fût-il médiatisé par des fibres optiques, une lumière froide, ainsi que des relais informatiques sophistiqués. C'est où peut-être se rejoignent Jacques Ellul et Jean-Paul

1. L'analyse de Sartre, sur ce point, dans *L'imagination*, Paris, PUF, « quadrige », 1994, p. 155, est intéressante. De même, si, comme l'explique Maurice Merleau-Ponty, la perception est un chiasme (on ne peut toucher sans être touché), alors on ne peut « voir » que si l'on est vu. Or, dans la chirurgie à distance, le chirurgien est bien le seul à rester, sauf exception, « invisible ».
2. Voir Jean-Paul Sartre, *L'imaginaire*, Paris, Gallimard, « Folio essais », 2002, p. 354.

Sartre : le système technicien nous priverait de notre liberté, en même temps que de notre responsabilité (« c'est parce qu'il est transcendantalement libre que l'homme imagine »[1]). Comme pour le téléphone, quand bien même il y aurait contaçt opéré-opérateur avant l'intervention délocalisée, ce n'est pas d'une véritable rencontre qu'il s'agirait, puisque le lieu d'énonciation de la parole des deux protagonistes ne se ferait plus au sein d'un espace géographique partagé. Échange de voix désincarnées, de voix sans corps, voilà de quoi il s'agirait alors. Sans compter, métaphoriquement, qu'on pourrait aussi insister sur la théorie de la relativité, laquelle considère que l'espace est modifié par les corps qui s'y trouvent, et que l'espace de la télé-chirurgie n'est donc plus le même que celui de la chirurgie « immédiate »[2].

Cette première distension géographique, *distentio* plutôt que *distensio*, qui tient éloigné l'opérateur de l'opéré, se redouble d'une deuxième séparation. Si le contaçt reste en effet possible, à distance (on dit « rester en contaçt », ce qui suppose nécessairement la distance), c'est un contaçt devenu sans taçt, sans toucher. Non pas « j'entends mais je ne vois pas » comme lorsqu'on téléphone[3], mais « je vois et j'entends mais je ne sens pas, je ne palpe pas, je ne touche pas ». Un chirurgien pris au filet, au *net*, un chirurgien-*net*, chirurgien-réseau, qui paradoxalement se retrouve sans bras ni mains pour palper, chirurgien-tronc ligoté à ses *sticks*, englué dans les mailles de la toile arachnéenne. Coiffé d'un casque, doté d'un micro, les paroles qu'il prononcera seront destinées au robot, celles qu'il recevra proviendront de même origine. Opérer comme seul artisanat et plus comme médecine[4] ? Artisanat du seul corps (humain), un corps sans âme ? Maurice Merleau-Ponty a montré que :

> « Le même corps voit et touche, visible et tangible appartiennent au même

1. Voir Jean-Paul Sartre, *L'imaginaire, op. cit.,* p. 358.
2. Il s'agit bien sûr de la modification de la courbure de l'espace par les planètes, et non pas de corps ultra-légers dans un espace ultra-resserré…
3. Voir Martin Rueff, « Qui dans ses poings a recueilli le vent », *Philosophie*, n° 80, Paris, Éditions de minuit, 1ᵉʳ décembre 2003, pp. 39-59.
4. Le préfixe indo-européen *med*, partie prenante également des mots re-mède, méd-itation, suppose équilibre, mesure, réflexion.

monde… il y a vision, toucher, quand un certain visible, un certain tangible, se retourne sur tout le visible, tout le tangible dont il fait partie, ou quand soudain il s'en trouve entouré, ou quand, entre lui et eux, et par leur commerce, se forme une Visibilité, un Tangible en soi, qui n'appartiennent ni au corps comme fait ni au monde comme fait. »[1]

Recouvrement du touchant par le touché, du visible par le tangible. Il n'est pas sûr qu'une telle description phénoménologique puisse s'appliquer à la télé-chirurgie comme activité, comme *technè*.

Pour répondre à la deuxième question, celle de savoir si la médiatisation due aux bras du robot suppose elle aussi séparation, quand la distanciation géographique n'est pas là, il faut remarquer que « l'espace-temps incarné » ne nous paraît nullement rendu virtuel – *a fortiori* nullement supprimé – par l'utilisation d'un appendice, d'un *bras télescopique,* destiné à améliorer les performances de l'opérateur. À condition que l'opéré ait été parfaitement informé de ce qui allait se passer et qu'il l'ait pleinement accepté. Quant au chirurgien, nous pensons que son propre espace-temps incarné, à l'opposé de celui du patient, est ici virtualisé par la médiatisation[2], par la disjonction entre ses mains et les outils qui œuvrent. Les mouvements que ces derniers exécutent sont en quelque sorte « *digitalisés* » – les *doigts* du chirurgien restant pour leur part confinés aux *sticks* – ne sont plus mouvements « naturels » de l'homme. On a expliqué précédemment que la cœlioscopie non robotisée, « immédiate », ne nous semblait pas souffrir de cette critique car, malgré le bras de levier engendré par les instruments, c'était encore directement la main de l'homme qui agissait. Peut-être cette « virtualisation » robotique aura-t-elle l'avantage, si elle devient un jour chose courante, de faciliter les techniques d'apprentissage, dans la mesure où toute intervention pourra facilement être filmée *in extenso,* permettant le repérage plus facile des imperfections, donc leur correction. Permettant aussi l'apprentissage par l'erreur et la répétition, sur l'animal ou sur des modèles virtuels, en utilisant les mêmes *sticks,* les mêmes « procédures ». Le chirurgien du futur pourra progressivement ainsi se mettre à

1. M. Merleau-Ponty, *Le visible et l'invisible.* Paris, Gallimard, « Tel », 2004, pp. 175 et 181.
2. On pourrait d'ailleurs dire que là où il y a *médiatisation,* il n'y a parfois plus de *médiation.*

ressembler à un pilote d'avion, *check list* pré-opératoire comprise, ce qui à l'évidence ravira les assureurs[1].

On imagine toutefois que deux qualités « techniques » pourraient s'étioler, voire disparaître, sur la durée. D'abord la véritable *dextérité* manuelle, celle qui compte quand l'imprévu, la gravité de la situation (par exemple l'importance de l'extension loco-régionale d'une tumeur viscérale ou la gravité d'un saignement) dominent. Elle pourrait être remplacée, en théorie, par une autre dextérité, acquise grâce à la manipulation la plus fréquente possible des *sticks* (laquelle détermine le succès des joueurs de jeux vidéo), mais celle-ci dépourvue de *mani*pulation et de toucher, contrairement à celle-là. Il n'est pas absolument certain qu'une telle habileté serait à même de déjouer tous les pièges du vivant[2]. Ensuite *la qualité du toucher*, qui participe du travail du chirurgien viscéral, malgré l'invention éventuelle d'*ersatz* dans le futur, qui pourraient contribuer progressivement, comme en échographie récemment, à recréer une « sensation de toucher », pour les tissus humains que les bras articulés rencontrent sur leur chemin.

L'ÉLOIGNEMENT « AFFECTIF » DE LA CHIRURGIE À DISTANCE

La « dépassionnalisation » de l'acte chirurgical serait, on le pense, amplifiée par ce type d'apprentissage. Renforçant en quelque sorte l'image de spécialiste n'accédant à l'humanité qu'endormie, qui accompagne le chirurgien depuis longtemps. Ce qui guetterait le chirurgien, ce serait ainsi une sorte de *divisio corpori*, quand la *divisio animi* serait, dans le temps non opératoire, sa planche de salut ? Corps humain cantonné à ses *sticks*, dans l'infiniment petit des mouvements des manettes micrométriques, désolidarisé des mouvements de la machine, elle-même seule

---

1. Sauf peut-être après août 2005, car les *check-lists* n'ont pas évité, au cours de ce tragique mois estival, force catastrophes aériennes, preuve que le risque zéro… De même après le mois de février 2006, la pandémie de grippe aviaire et l'épidémie de chikungunya…
2. Encore que les réflexes chirurgicaux puissent rester identiques dans les deux cas, au moins en théorie, pour ce qui concerne les situations d'urgence…

en mesure d'effectuer les « bons » gestes, les gestes salvateurs ? Corps humain du chirurgien privé de « profondeur », et qui ainsi ne serait plus humain ? Le temps pour lui ne serait plus à redécouvrir, à redévoiler par la mémoire, ne serait plus apporté par une réminiscence (avant d'opérer tel patient, ou au cours de l'intervention, un court instant, je me remémore cet autre patient, chez qui je pratiquais le même geste, et chez qui j'ai rencontré telles difficultés, qui doivent ici me faire éviter tel piège), mais serait tout simplement à re*visionner*, en appuyant sur le bouton du magnétoscope (je vais me « repasser », avant telle intervention, les films numéros tant, qui traitent de situations analogues). Emprise sans cesse grandissante de la *vue*, qui chasse le toucher, l'ouïe, et même le temps. Qui, en sus, ajoute le risque de *se regarder* travailler sans que le résultat incarné, avec ses possibles imperfections (même quand le geste technique paraît parfait), ne revienne en premier à la conscience, ne soit en mesure de protéger complètement du fantasme de maîtrise. Remémoration qui, *de facto*, concerne plus volontiers les pièges et échecs rencontrés que les succès. Pourquoi ? Sans doute parce qu'elle privilégie l'être (le temps) par rapport à l'impression, fugitive, visuelle, créée par l'image. Présent sans épaisseur, sans étoffe, dans ce cas-ci. Présent enrichi de l'expérience ontique *et* ontologique du passé, dans ce cas-là.

Films désincarnés auxquels il manquerait, non seulement la *profondeur-dimension* (en plus de la largeur et de la longueur que l'Écran sait exprimer), mais aussi la profondeur de la « chair », qui n'est pas espace seulement, mais espace-temps. Peut-être, et qui alors, en quelque sorte, priverait le temps de sa durée ? Proust écrit, se remémorant à l'âge adulte la madeleine trempée de l'enfance : « Je sens tressaillir en moi quelque chose qui se déplace, voudrait s'élever, quelque chose qu'on aurait désancré, à une grande profondeur : je ne sais ce que c'est, mais cela monte lentement ; j'éprouve la résistance et j'entends la rumeur des distances traversées. » Les distances sont ici temporelles plus que géographiques, quand bien même ces dernières existent réellement et se mélangent aux premières en un ressenti singulier. « L'ouverture par chair : les deux feuillets de mon corps [ceux de l'âme et du corps] et les feuillets du monde visible… C'est entre ces feuillets qu'il y a visibilité », écrit

Merleau-Ponty dans *Le visible et l'invisible*. Perspicacité de la mémoire, qui fera « remonter à la surface » une trace de notre histoire, inscrite au plus profond de notre chair, au bon moment, ce que la totale occupation de l'intelligence par les images visuelles qui défilent ne permettra pas toujours. Trace qui n'est pas le récit objectif, « filmé », de ce qui s'est réellement passé, mais bien le résultat d'un tri, d'une discrimination subjective et plus ou moins involontaire.

C'est pourquoi nous ne pensons pas, comme Guyau, que c'est (seulement) « avec l'espace que nous arrivons à nous représenter le temps »[1], ni comme Alfred Fouillée[2] que « toutes les intuitions que nous en avons [du temps] sont des intuitions concrètes et spatiales, disons le mot, sensitives », mais pas non plus, comme Kant, que « le temps n'est pas un concept empirique ou qui dérive de quelque expérience », ni que « le temps est une représentation nécessaire qui sert de fondement à toutes les intuitions ». La conception du temps selon nous apparaît après celle de l'espace, cette dernière ayant affaire directement avec le toucher. Le nouveau-né presque aveugle conçoit l'espace à partir de ce qui touche son corps, puis le temps par l'intervalle entre les touchers de son corps. Ce qui ne veut pas dire, comme l'affirmait Berkeley, que seul le toucher est capable d'appréhender le volume, le relief, et donc l'espace, puisque quand la vue se fait plus précise, elle contribue directement, bien que différemment du toucher, à cette sensation. Et c'est sur quoi nous voulons insister quelque peu.

TEMPS ET ESPACE : UN « FONDU-ENCHAÎNÉ »

Si temps et intuition sont liés, l'intuition de l'espace, de ce qui est extérieur au corps propre, apparaît d'abord, comme nous venons de le dire. Car, si « c'est par la respiration que l'enfant entre dans le royaume

---

1. Jean-Marie Guyau, *La genèse de l'idée de temps*, Paris, L'harmattan, « Les introuvables », 1998, p. 11.
2. On verra sur ce point l'introduction d'Alfred Fouillée à *La genèse de l'idée de temps, op. cit.*, pp. IX-XXXV.

des opposés »¹, s'il entre dans la vie, non pas par les sens d'abord, ce qui viendra ultérieurement, mais par le seuil de la première inspiration, c'est bien du mélange de deux espaces qu'il s'agit, celui de l'espace intérieur – qui ne faisait qu'un jusqu'alors avec le monde extérieur (la cavité cœlomique et la mère) – et de l'espace extérieur, devenu potentiellement hostile. Ou bien ami : ainsi, dès le premier cri du nouveau-né, en est-il de la main qui l'essuie, aspire ses sécrétions, lui donnant la possibilité de commencer à respirer, puis plus tard de la douceur de la tétine et du liquide sucré qui coule dans sa gorge. Association de sensations, d'où naîtra progressivement l'intuition du temps comme quelque chose qui n'est plus… là, à portée de la main, qu'il s'agisse de la douceur du liquide ou de la peau maternelle. Et le corps bientôt transformera les sensations spatiales en temps de la présence et de l'absence, et, plus tard encore, en temps du manque et de la réminiscence. Incorporation de l'espace externe dans le corps propre du nouveau-né, puis incarnation des sensations in-corporées en y adjoignant la succession des états, le changement, le temps, puis le manque, le désir, le « sentiment ». Passage du temps objectif, succession d'instants répétitifs et semblables, au temps subjectif, au temps-durée, au temps-mémoire. Vieillissement comme incarnation toujours augmentée, rides comme témoins de l'habitation du « monde » et de son propre corps. Mais où le monde est d'abord l'autre, sa main, son sein, son parfum, avant que d'être fleur, arbre, étoile ou musique.

Chose étrange, la séparation d'avec la mère, d'avec l'unité, qui fait de nous tous des êtres en manque, de la naissance au trépas, ce moment décisif, premier, unique, nous n'en avons jamais le souvenir, contrairement à ceux que nous garderons en mémoire, *ad vitam æternam*, dès l'âge de deux ou trois ans. Preuve, en quelque sorte, que ce n'est pas le temps qui est le premier conçu, mais l'espace, ou du moins la dualité, la séparation. Séparation ontique que le temps enveloppe, temps éternel avant elle, temps individuel après elle, et transforme en séparation ontologique. Non pas temps et espace dépendants à la manière d'Einstein,

1. Frederick Leboyer, *Pour une naissance sans violence, op. cit.*, p. 70.

liés qu'ils sont par une vitesse absolue, mais bien plus prosaïquement temps et espace incarnés, différents pour chaque in-dividu, pourtant séparé et divisé.

Ainsi, temps et espace ne seraient plus catégories kantiennes indé-pendantes, « formes pures de l'intuition sensible » mais « fondus-enchaî-nés » dans le corps propre de l'étant humain, du *Da-sein*, qu'il soit opéré ou opérateur, ou bien tout autre.

Les quatre « causes » aristotéliciennes

Si, dans l'œuvre de l'artisan, envisagée par Aristote, la causalité s'analyse en quatre causes[1], il se pourrait qu'avec la chirurgie à distance, cette quadripartition disparaisse, la causalité se rétractant en même temps que le *télos* que se donnent la médecine et le médecin. Plus de cause efficiente, la caméra zoome sur l'intérieur du corps en cours d'« opé-ration », peu importe qui opère, ce n'est pas le problème, d'ailleurs celui qui opère ne connaît pas son opéré qui ne le connaît pas non plus, et puis il est si loin… Pas de cause finale, ou si peu. Que s'est-on donné comme objectif ? Est-ce simplement de retirer cet organe, ce morceau de chair pas plus gros qu'une mandarine, qui semble si longtemps ré-sister aux instruments, ou bien s'agit-il d'améliorer cet individu-ci de cette gêne-là ? Et la cause formelle ? Quelle serait la forme de l'art chi-rurgical ? Serait-ce de filmer des mandibules mécaniques aux prises avec le vivant, commandés par un « joueur » installé, sanglé dans un fauteuil, les avant-bras bloqués, seuls les doigts sur les *sticks* jouissant encore d'une certaine liberté, si discrète comparée aux axes de liberté du robot ? Serait-ce de dissocier dans l'espace le lieu où se tient le pa-tient de celui où se tient l'opérateur ? L'être du bloc opératoire, censé *rassembler* patient et chirurgien, exploserait alors[2]. Ne resterait plus

1. Aristote, *Physique*, 198a, [20-25], Paris, GF-Flammarion, 2000, p. 146.
2. Heidegger pourrait dire qu'un tel « lieu » chirurgical, dédoublé, n'est plus un « lieu », mais un simple « espace », que l'homme n'« habite plus », qui n'accorde plus de place au *quadriparti* (cf. *Bâtir, habiter, penser*).

que la cause matérielle, le matériel vivant sur lequel on agit, matière première de l'acte chirurgical. Mais *aitia*, qui est cause en grec, est aussi motif, reproche, grief, accusation, imputation. Et pas seulement causalité, dans l'enchaînement des causes et des effets.

La médecine, d'exégétique pure au temps d'Hippocrate, deviendrait ainsi exclusivement tabulatrice, informatiquement tabulatrice, dans la lignée de la *tabula rasa* conceptuelle du XVIIe siècle qui voit fleurir les « théâtres de dissection », affirmant que désormais la dépouille est un matériel scientifique de connaissance. « Voir, parce que voir c'est savoir », pour « tuer le temps par l'image »[1] ? Il faudrait même imaginer qu'ainsi on tuerait le temps et l'espace par l'image, opérant dans l'éloignement spatial et temporel. Mesure, micro-métrique, télémétrique, ou dé-mesure ? Simple arrêt-sur-image, suspension de l'image et du temps, comme un simple temps de réflexion quand l'*hubris* guette, ou bien jalon irréversible de la médecine mécaniciste ?

La chirurgie moderne sera-t-elle simplement destinée à *produire*, en direct parfois, des *prestations techniques*, comme on produirait un voyage en *jet* de Paris à Rio de Janeiro, avec applaudissements des *transportés*, lorsque le train d'atterrissage touche le sol tant attendu ? Ou bien, à l'instar de l'œuvre d'art, suppose-t-elle une « *finalité sensible* qui déborde largement sa production "technique" »[2] ? Le « transport vers la santé » se détermine-t-il de l'extérieur du transporté ? Ou bien doit-il nécessairement savoir composer avec le travail interne de l'opéré, vers un nouvel équilibre retrouvé ? Vision, image, externes, *versus* regards, du souffrant sur lui-même, du médecin sur sa souffrance. L'image du corps « opéré » par un robot, transmise aux téléspectateurs, remplacera-t-elle le spectacle du corps sans vie, anatomisé dans le théâtre de dissection de la Renaissance ? Préparant une longue suite de progrès scientifiques, reposant sur une nouvelle représentation du corps humain, elle-même déterminée par certaines expressions artistiques « extrêmes » ? Ou bien, au contraire, en est-on au stade où l'évolution

1. Corinne Pieters et Bernard-Marie Dupont, *Image, philosophie et médecine, le corps en regards*, Paris, Ellipses, 2000, p. 81.
2. Paul Audi, *Créer*, La Versanne, Encre marine, 2005, p. 77.

(linéaire) accède à son point de non-retour, préparant le nouveau paradigme, le renversement ? Difficile, impossible, de prédire.

Une *remarque* pourtant : il est un moment, dans l'intervention cœlioscopique, où le travail « au plus près », donc au plus précis, en se servant des possibilités de *zooming* maximal de la caméra, ne suffit plus, car les repères sont brutalement perdus, *on ne sait plus où l'on est*. Il faut alors dézoomer, s'éloigner, prendre de la distance pour comprendre, se réorienter, quitte à revenir ultérieurement au plus près.

Et une *différence*. La *scienza nuova* anatomique de la Renaissance appréhendait « l'objet corporel scientifique » dans le paradigme suivant : ouvrir largement pour voir et toucher ce qui ne pouvait être vu « naturellement », sans artifice. La *scienza nuova* du troisième millénaire s'appuie sur un nouveau paradigme : voir sans ouvrir, en traversant (ou en forant quelques minimes orifices, au maximum) pour porter la lumière dans l'obscurité, en se passant du toucher. Et c'est pourquoi, de même qu'anatomie et chirurgie à ciel ouvert ne pouvaient selon nous que se développer puis involuer ensemble, de même l'imagerie médicale et la chirurgie mini-invasive, qui les ont remplacées, feront à l'avenir leur chemin de concert. Traversant les parois du corps, elles traverseront de même les océans, tâchant sans cesse de refaire, d'un seul sens progressivement sublimé – la vision – un double sens, alliant vue et toucher. Dans ce nouveau rêve prométhéen s'intègrent les tentatives récentes pour réaliser des échographies à distance, sans contact direct entre l'opérateur et le patient, tout en s'efforçant de reproduire la sensation de résistance qu'opposait auparavant à la sonde d'échographie la paroi musculaire sur laquelle elle se déplaçait.

Il faut donc maintenant, au terme de l'analyse critique des techniques les plus modernes de la chirurgie viscérale, pouvoir se positionner et, préventivement, se dégager de l'accusation de technophobie.

VI. Technophile ou technophobe ?

Les deux, assurément.

> « La pensée joue un rôle dans toute opération scientifique,
> mais c'est celui de moyen en vue d'une fin ; et cette fin est
> déterminée par le choix de ce qui vaut la peine d'être connu,
> choix qui ne peut être scientifique. »
>
> Hannah Arendt, *La vie de l'esprit*

Technophile, parce que, dans un passé récent, l'appoint de la cœlioscopie, et plus largement celui des techniques mini-invasives, a montré, en chirurgie viscérale, après une période d'apprentissage obligatoire pour les chirurgiens, grevée de complications plus fréquentes que les techniques antérieures déjà longuement rodées – complications facilement expliquées par les différences considérables entre gestuelles – qu'elle pouvait donner un surcroît de confort et de liberté aux opérés. Moins de douleurs, moins de cicatrices, une sortie plus rapide et une reprise des activités plus précoce. Bénéfice indiscutable donc pour les patients. Et parce qu'il en sera sans doute dans le futur ainsi pour bien d'autres inventions, auxquelles il serait impensable de fermer la porte…

C'est d'ailleurs avec l'idée d'une agressivité, d'une morbidité moindres que les découvreurs de la cœlioscopie viscérale ont, en France, donné naissance au nouveau savoir-faire qui ne devient « technique » que secondairement. Le progrès est, dans cet exemple, d'abord une autre manière de penser un problème. Devant la question de la morbidité des voies d'abord chirurgicales, il est en effet deux manières de raisonner. *La première* est de tenter par tous les moyens de réduire leur longueur, diminuant progressivement le traumatisme pariétal, au prix d'une prise de risques augmentant régulièrement, puisque « l'exposition » est de plus en plus hasardeuse quand « l'ouverture » se fait de plus en plus courte. C'est ce que l'école fondée par les psychiatres de Palo Alto dénomme une résolution de problème de type I, qui ne quitte pas le paradigme ambiant. *La seconde* manière de raisonner est d'essayer de transformer une technique jusqu'alors réservée au seul dia-gnostic des lésions, la cœlioscopie diagnostique, en une éventuelle mé-thode thérapeutique. C'est là sortir du paradigme ambiant, effectuer une résolution de problème de type II, selon Paul Watzlawick. Une telle découverte peut secondairement, après quelques coups d'essai, à la fois profiter, mais aussi susciter les « progrès », ou plutôt les amélio-rations techniques du matériel *ad hoc*. En l'espèce, la caméra cœlio-scopique qui remplace l'œil du chirurgien. Celui-ci, jusqu'alors directement posé sur le cœlioscope, mobilisait *de facto* l'une de ses deux mains pour tenir l'instrument (le cœlioscope). En pratique un chirurgien borgne, avec une seule main pour opérer. La caméra minia-turisée, installée directement sur le cœlioscope, rend brutalement sa *vision binoculaire* (la « scène intérieure » est maintenant relayée sur l'écran de télévision) et ses deux mains à l'opérateur, le cœlioscope étant désormais tenu par l'aide. Et la possibilité d'un acte thérapeuti-que plus fin apparaît alors. Il s'établit progressivement un nouveau savoir-faire artisanal, dont le *primum movens* n'est pas la maîtrise de la nature, mais son respect, en tournant la difficulté[1].

Technophobe bien sûr, aussi. Il est bien entendu que l'ordinateur sur lequel nous écrivons aujourd'hui n'eut sans doute pas été inventé si plusieurs lignes de recherches fondamentales n'avaient par hasard fu-sionné, provenant d'horizons aussi variés que ceux de la cryptologie, de la physique quantique et de la logique mathématique, comme le rap-pelle Victor Weisskopf, assistant de Niels Bohr avant de diriger le Cen-tre européen de recherche nucléaire. Et de devoir craindre les virus informatiques destructeurs de fichiers ne suffira jamais à remettre sur la sellette la bonne vieille machine à écrire… Pour autant, et sans vouloir attenter à la liberté de la recherche fondamentale, il faut pouvoir juger du « bien » de ses applications, comme le pense Axel Kahn, avant que

---

1. Bacon, en 1605, est « l'inventeur » du concept de progrès, en anglais « *advancement* », qui est pro-gression. Le pro-jet est de faire « reculer les bornes de l'Empire Humain en vue de réaliser toutes les choses possibles ». *La Nouvelle Atlantide*, tr. M. Ledoeuff et M. Llasera, Paris, GF-Flammarion, 1995, p. 119. Quant à Descartes, il souhaitait que le progrès per-mette aux hommes de se rendre « comme maîtres et possesseurs de la nature ».

leur diffusion n'en fasse de nouvelles « normes », pas toujours louables. Nous avons voulu, en ce sens, stigmatiser une possible dérive de la chirurgie cœlioscopique, qui, heureusement, ne semble pas à ce jour s'être concrétisée ni même en prendre le chemin… Mais qui sait ? Dominique Lecourt, philosophe connu pour sa position « progressiste » (que certains qualifieront de « technophile »), dans un tout autre domaine que celui dont nous parlons, celui des clonages (thérapeutiques *et* reproductifs), a des angoisses parfois parallèles à celles des technophobes. Ainsi :

> « Ce qui me paraît devoir être évité, ce sont toutes les techniques qui peuvent contribuer à renforcer les tendances à l'individualisme, à l'égoïsme, qui affectent l'humanité actuelle sur la base de l'extension souvent brutale des rapports marchands à toutes les sphères de l'existence… »

Parlant de l'éthique dans le domaine biomédical :

> « Pas une fonction d'interdit ou de prohibition, mais une fonction d'invention et de protection… éviter que les technologies nouvelles ne viennent apporter à certains êtres humains des instruments au service de leur désir de dominer ou d'asservir les autres… Interdits, protections ou encadrements qui portent sur des pratiques qui donnent aux applications de la recherche un sens inhumain, contraire à l'humanisme ouvert que je défends. »[1]

Sa pensée rejoint ici celle d'Axel Kahn : « Est éthique une innovation dont l'application peut contribuer à la préservation, à l'épanouissement d'autrui… Le progrès technique n'est pas une garantie de progrès pour l'homme. S'engager pour qu'il le soit est une injonction de l'humanisme de la responsabilité dont je me réclame. »

Technophobe donc, dans le strict domaine de la chirurgie, si les représentations sociales doivent devenir telles, un jour, que le chirurgien ne soit plus qu'un « technicien général du corps »[2] auquel on demandera d'effectuer des actes chirurgicaux de convenance personnelle ou sociale, quel que soit son jugement sur leur opportunité et leur légitimité, à partir du moment où la loi, à défaut de les autoriser, ne les interdirait pas de façon explicite.

1. Axel Kahn et Dominique Lecourt, *Bioéthique et liberté, op. cit.*, pp. 104-112.
2. Selon les mots de Hans Jonas, *Le droit de mourir*, Paris, Rivages poche, « Petite bibliothèque », 1996, p. 71.

Ce n'est donc pas la dimension scientifique et technique de la médecine qu'il faut discuter, mais bien plutôt son *idéologisation*. Conserver les bienfaits de la technique après les avoir testés, sans accepter par principe toutes ses trouvailles, refuser la mise en conformité de tous agissements par des procédures obligatoires réduisant à néant le colloque singulier, tel pourrait être le programme, quelle qu'en soit la difficulté, dans le domaine chirurgical. Ni scientisme effréné ni obscurantisme rétrograde, une ligne de crête où se tenir serait particulièrement difficile et parfois inconfortable…

> « Le positivisme est cette façon d'hypostasier la science au point d'en faire comme l'équivalent d'une nouvelle foi, donnant réponse à tout. Le technicisme aboutit à faire en quelque sorte fonctionner le savoir scientifique et plus encore la technique, qui en est l'application, en tant qu'idéologie et à en attendre des solutions pour la totalité des problèmes qui se posent à nous »,

écrit Jean-René Ladmiral, en préface à Jürgen Habermas[1].

Ce que Jacques Ellul et Jürgen Habermas ont très bien montré, c'est que le complexe techno-scientifico-industriel, qui désormais a massivement recours aux techniques les plus élaborées de télécommunication et de publicité médiatique, intégré au système mondialisé du capitalisme holistique (on sait par exemple qu'en ce système, la durée de vie moyenne d'une « technologie » est de dix-huit mois), hypothèquent nos capacités d'analyse objective et de ce fait nos possibilités de jugement et d'action discriminants. Parce que le monde moderne est désormais celui des techniciens et des scientifiques (pour lesquels seuls, dorénavant, « savoir c'est pouvoir » écrit Huxley dans *Littérature et science*), la médiation de la culture (*Bildung*) entre théorie et pratique n'a plus toujours sa « place », ni surtout son « temps ».

On l'a dit, le pouvoir technicien repose pour partie non négligeable sur les médias. Mais la médiatisation se retourne aussi contre lui. On en veut pour preuve cette analyse désormais « sensationnelle » de tous les faits divers ou moins divers qui mettent en jeu la notion de respect de la dépouille humaine. Nous avons montré que c'est sans doute parce

---

1. Jürgen Habermas, *La technique et la science comme idéologie*, Paris, Denoël, « Bibliothèque Médiations », 1984, Préface, p. VII.

que la représentation du corps change à la Renaissance, partagée qu'elle est entre sa représentation purement esthétisante et sa représentation d'objet scientifique merveilleux ouvert à la soif humaine de connaissances (Léonard de Vinci illustre au mieux cette représentation mixte) que, selon nous, l'anatomie et la chirurgie peuvent entamer quelques siècles d'avancées scientifiques. Nous nous demandons si au XXIᵉ siècle, siècle de la technique-reine, les représentations du corps humain ne sont pas d'ores et déjà en train de changer à nouveau, à l'insu peut-être même des médias, et dans un sens opposé, qui est celui de « l'obscurité » sur la dépouille. Ce qui serait la remise en cause du paradigme anatomo-clinique de Laënnec. Les réactions très négatives du « public »[1] envers certains modes de fonctionnement de la recherche, en particulier en matière médicale, qui attentent à la dépouille[2] humaine, en seraient éventuellement un indice. Indice, au moins, du rejet d'un « progrès de la science » non questionné de l'extérieur, plutôt que simple « obscurantisme ».

Ainsi, le procès pourrait être devenu l'ultime rempart contre

1. Le terme est particulièrement mal choisi, en ce sens qu'il ne s'agit plus du peuple de la *res publica*, mais sans doute d'une galaxie de « tribus post-modernes » (Michel Maffesoli), réagissant immédiatement et viscéralement, en fonction d'intérêts parcellisés et catégoriaux.

2. La réaction « sensationnalisée » des médias et des hommes politiques, devant « l'affaire » de la découverte de nombreux fœtus conservés pendant des années à l'hôpital Saint-Vincent de Paul, en août 2005, l'illustre au mieux. Le véritable scandale était ici la conservation de ces fœtus « pour la science », sans que les parents en aient été le moindrement avertis, bien qu'ils aient auparavant choisi l'interruption de grossesse pour raison médicale, en raison de malformations putatives supposées graves chez ces fœtus. Ceci posait un double problème, d'ordre éthique d'abord, d'ordre juridique ensuite. Mais si l'on met d'emblée à part la question de la justification de l'interruption médicale de grossesse en de tels cas, la décision une fois prise par les parents, l'autorisation de recherche sur des fœtus anormaux (avec la consécutive et éventuelle conservation d'un « musée » pour l'édification des étudiants en médecine et des chercheurs), à partir du moment où les parents en auraient été avertis et l'auraient acceptée, n'est pas spécialement choquante. De tout temps, il a « fallu » des autopsies et des conservations de fragments de corps humain, pour « le progrès médical », que tous réclament à grands cris. Ne serait-ce que parce que, dans le cas d'espèce, la « vérification » *post mortem* permettait de cerner l'adéquation entre les anomalies réellement constatées et celles qui avaient été annoncées aux parents avant leur choix d'une interruption médicale de grossesse. Pour pouvoir faire diminuer régulièrement le nombre d'interruptions *non motivées*. Pour des raisons voisines, pendant longtemps, des autopsies furent pratiquées à l'hôpital, presque systématiquement, lorsque le décès survenait en l'absence de diagnostic médical évident fait du vivant du patient.

certaine dérive de la recherche médico-scientifique, venant sanctionner le déficit éventuel dans la *relation de soin*, plus généralement le déficit dans la *relation* inter-individuelle, plus souvent même qu'un résultat technique insuffisant. Et les dérives judiciarisée et juridicisée (celle-ci venant parfois tenter de freiner celle-là) pourraient objectiver les réels problèmes engendrés par notre moderne civilisation de « l'image en temps réel ». Ce temps réel qui, pour être celui des sciences dures, ne peut être celui de la vie de l'homme. Sans doute est-ce en effet pour être sur le point d'avoir accepté la « réduction du *télos* » de la médecine, la réduction de la causalité à l'une seule de ses quatre composantes aristotéliciennes, que l'opéré et l'opérateur, de plus en plus « séparés », pourraient devoir en appeler plus fréquemment, dans un futur immédiat, au tiers indépendant qu'est le juge, comme à un « médiateur » censé restaurer leur relation interrompue.

Troisième partie

Stakhanovisme, Judiciarisation, Ressentiment : un cercle vicieux ?

« Plus il y aura d'écart entre la condition juridique des divers groupes sociaux donnée par le système juridique ou par la tradition d'une part, et leur puissance réelle, de l'autre, plus forte sera la charge d'explosif spirituel… Le ressentiment doit donc se trouver dans une société comme la nôtre où des droits politiques, et à peu près uniformes, c'est-à-dire une égalité sociale extérieure officiellement reconnue, cœxistent à côté de très considérables différences de fait, quant à la puissance, à la richesse, à la culture, etc. »

Max Scheler, *L'homme du ressentiment*

$\mathcal{E}$N CETTE FIN DE MATINÉE aoûtienne, la conduite automobile est agrémentée des fantaisies habituelles des promeneurs dominicaux. Les cyclistes « grillent » gentiment les feux rouges, les piétons traversent à tout moment en dehors des passages cloutés. Rien là que d'habituel. Mais ce qui toujours surprend : quand, de temps en temps, pour les laisser passer, l'automobile s'arrête, combien remercient, d'un discret signe de la main ou d'un mot ? Très peu, de moins en moins avec le temps qui va, semble-t-il. Est-ce impression fallacieuse[1] ou réalité ? Si c'est réalité, pourquoi ? Comment peut-on se passer de tels gestes, qui éclairent (un peu, très transitoirement) la journée de celui qui les exécute et de celui qui les reçoit ? A-t-on simplement tort d'attendre qu'au « don », si futile soit-il, un « contre-don » vienne toujours faire pendant ? À défaut de « contre-don » peut-on souhaiter, à tout le moins, éviter l'insulte, le mouvement d'humeur qui parfois advient, pourtant ?

Difficile ici de démontrer la place de « l'empire de la technique » dans l'évolution des mœurs et des caractères, dans l'*èthos*. Bien plutôt est-ce, peut-être, parce que se raréfient ceux qui estiment avoir encore des *devoirs*, et pas seulement des droits. Et comprennent que leur liberté s'arrête où commence celle des autres… Ceux qui n'ont pas de devoirs peuvent traverser la route à tout moment, que ce soit à pied ou en vélo,

1. Perception différente de simples faits divers, en fonction des âges de la vie, simple mythe éternel de l'âge d'or ?

puisqu'ils y ont un « droit protégé ». Aucune raison, dans ces conditions, de sourire, de lever la main en guise de remerciement adressé à celui qui s'arrête à distance, même si en droit il est autorisé à passer. Il n'y a même aucune raison d'être courtois, puisqu'on est sous la protection du droit, en cas d'accident. Pourquoi alors se priver d'insulter celui qui ne freine pas assez vite ou trouve quelque chose à redire ?

D'un côté un sourire, un petit geste qui détend l'atmosphère, calme l'un et l'autre. De l'autre, le quart d'heure suivant empli d'acrimonie, de « ressentiment » pour les deux protagonistes. La situation est-elle ou non extrapolable à la relation soigné-soignant, dans laquelle les deux rôles seraient interchangeables, selon le moment et l'humeur de l'un et de l'autre ? Bien sûr l'asymétrie des positions, l'assignation levinassienne, devraient faire le soignant toujours d'humeur égale, prêt à assumer toute entorse au règlement, prêt à digérer sans mot dire toute remise en question du colloque singulier, voire de ses compétences ou de sa « conscience professionnelle ». Mais n'est-ce pas là trop exiger d'un homme, quel qu'il soit, fût-il soignant ? La raréfaction de la simple politesse, le doute presque systématiquement entretenu sur le « savoir médical » par l'invasion du « pseudo-savoir » glané sur *Internet* ou auprès des médias, représentent un équivalent du sans-gêne du vélocipédiste qui grille un feu le dimanche matin, ou du piéton qui traverse la rue en courant, en dehors des clous, et insulte celui qui ne freine pas assez vite.

Peut-on envisager l'évolution des mœurs en médecine, mœurs des praticiens autant que mœurs et attentes des patients, comme détachée de l'évolution sociétale ? Le physique, le corps et les soins du corps échappent-ils au social, aux us et coutumes, à l'*éthos* ? Corps individuel ou corps social ? Patho-logie ou normo-logie ? Corps soignant ou corps du soignant ? Corps soigné ou corps du soigné ? Soins « managérisés », évalués, efficients, épatants dans leur rapport coût-bénéfice, soit rapides, répétitifs, concentrés en quelques mains et établissements ? Références médicales opposables, référentiels de bonnes pratiques, accréditation en place ou en sus des « règles de l'art » hippocratique ? Résistance ou identification ? N'est-il pas beaucoup trop tard pour mener une telle réflexion ? Que sont devenues les notions de responsabilité et de faute ?

I. Erreur et faute, responsabilité et culpabilité, réparation

Erreur et faute

Erreur et faute, faute juridique et faute morale, notions qui se confondent désormais le plus souvent dans l'esprit des praticiens et des patients. Il faut dire qu'il n'est pas facile de discriminer. Il faut dire aussi qu'une relation d'aide qui se prolonge en contentieux judiciaire a de quoi contrarier patient et professionnel de santé, plus ici que dans toute autre prestation de service. La remise en question y est souvent totale, mais pas toujours salvatrice pour la qualité future du système de santé.

Pas facile de discriminer, disions-nous, entre fautes morale et juridique, sauf pour les juristes et pour les juges. D'abord parce que la France est l'un des rares pays qui a l'insigne particularité de posséder deux justices, une justice administrative et une justice judiciaire. La première connaît des contentieux médicaux qui surviennent dans le secteur public hospitalier, la seconde de ceux qui surviennent dans le secteur hospitalier privé, soit essentiellement dans les cliniques privées. Ensuite parce que le même terme juridique, ô combien chargé de passion, qualifie deux « fautes » qui n'ont presque rien en commun : la faute civile et la faute pénale. Peu de patients connaissent véritablement le contenu de l'une et de l'autre, malgré les efforts récents des autorités judiciaires pour établir une éducation minimale du public en ce domaine. Quant aux praticiens, si même ils en connaissent le plus souvent les spécificités, certains se sentent couverts d'opprobre par le seul fait de se voir assignés en justice[1], qu'il y ait ou non condamnation ultérieure, et presque identiquement dans les deux cas, procès civil ou procès pénal.

1. Que la procédure judiciaire soit complète ou qu'intervienne, en cours de route, un « compromis », comme c'est assez souvent le cas à l'issue de l'expertise médicale demandée par le juge.

La faute du Code civil, celle de Descartes et celle de l'HAS[1]

L'usage du terme de faute, en droit civil, n'est pas nouveau. Bertrand de Greuille, en 1804, déclare au Tribunat, à l'occasion des travaux préparatoires au Code civil : « tout individu est garant de son *fait...* d'où il suit que celui par la *faute* duquel il est arrivé soit tenu de le *réparer...* ce principe n'admet point d'exception... la loi ne peut balancer entre celui qui *se trompe* et celui qui *souffre*. » D'emblée la confusion est établie par cette déclaration entre l'erreur et la faute, comme si toute souffrance ne pouvait être due qu'à une faute, à *la* faute, et puisque qu'entre le faible et le fort supposés, le cœur ne peut balancer, il s'agira forcément de la faute du plus fort. En médecine, le fort c'est bien sûr le praticien et le faible, bientôt victime, c'est le malade, le patient, qui ne l'est pas toujours...

Presque deux siècles avant le Code civil, Descartes écrit, dans la *Méditation quatrième* :

> « D'où naissent donc mes *erreurs* ? Tout simplement de ceci : la volonté ayant un champ plus large que l'entendement, je ne la contiens pas à l'intérieur des mêmes bornes, je l'étends aussi aux choses dont je n'ai pas l'intellection, et comme elle est à leur égard indifférente, elle se détourne facilement du vrai et du *bien*. C'est ainsi que je me *trompe* et que je *pèche*[2]... Si je me tourne du côté du *faux*, je me tromperai purement et simplement ; si j'adopte l'autre côté, c'est bien sur la vérité que par hasard je tomberai, mais je ne laisserai pas pour autant d'être en *faute*, car il est manifeste par la lumière naturelle que la perception de l'entendement doit toujours précéder la détermination de la volonté. C'est dans cet usage non correct du *libre arbitre* que réside la privation qui constitue la forme de l'*erreur*. »[3]

Confusion du vrai et du bien. Parce que je veux plus que je ne

---

1. HAS : Haute Autorité de Santé qui a remplacé, le 1er janvier 2005, l'ANAES (Agence Nationale pour l'Accréditation et l'Évaluation en Santé).
2. Descartes, *Méditations métaphysiques*, *op. cit.*, p. 161. C'est nous qui soulignons.
3. *Ibid.*, p. 165.

comprends, je peux me tromper ; quand bien même vais-je au vrai (c'est un hasard) je suis encore en faute ! Et comme le vrai c'est le bien (et pourquoi donc n'est-ce pas le bien le vrai ?), non seulement je me trompe, mais en même temps je pèche.

Défaut, erreur, faute ou péché. Le tout indistinctement mêlé. Combien loin est-on ici de la simplicité aristotélicienne de la vertu, qui simplement tente d'éviter les excès. Faute et péché, déjà, qui émanent de deux registres différents : celui-là de la morale, celui-ci de la religion[1].

David Hume, relève, cent ans plus tard, en 1751 : « Un défaut, une faute, un vice, un crime : ces expressions semblent dénoter différents degrés de désapprobation et de blâme, qui sont cependant tous, au fond, presque du même ordre et du même genre. »[2] Plus de péché ici.

Descartes écrit encore : « L'erreur en effet n'est pas pure négation, mais privation, c'est-à-dire manque d'une certaine connaissance qui d'une certaine façon devrait être en moi. »[3] En écho, James Reason, en 1993, distingue, dans L'erreur humaine[4], après avoir expliqué qu'il était impossible de la supprimer, « l'erreur de possession de connaissance » et « l'erreur d'activation de connaissance ». Si la première est comparable, en réalité, à l'erreur de privation de Descartes, la seconde est aussi celle que le philosophe français décrit comme erreur de choix ou de décision, dans les remarques suivantes : « Je remarque qu'elles [mes erreurs] dépendent de deux causes conjointes, à savoir de la faculté de connaître qui est en moi et de la faculté de choisir ou liberté de décision, c'est-à-dire de l'entendement et conjointement de la volonté. »[5]

Comble de coïncidences, ce sont encore, au mot près parfois, ces mêmes termes que l'HAS reprend, après Descartes et... Reason, pour

---

1. Philippe Simonnot pourtant tente de rapprocher péché et erreur de la façon suivante : « Même le péché, dans la Bible, aurait un sens plus proche de la morale d'aspiration que de la morale du devoir. Il signifierait originellement quelque chose comme "manquer l'objectif". » *Les personnes et les choses*, Paris, Les belles lettres, 2004, p. 49.
2. D. Hume, *Enquête sur les principes de la morale*, Paris, GF-Flammarion, 2001, p. 249.
3. Descartes, *Méditations philosophiques*, op. cit., p. 149.
4. James Reason, *L'erreur humaine*, Paris, PUF « Le travail humain », 1993.
5. Descartes, *Méditations philosophiques*, op. cit., p. 153.

établir les bonnes règles (encore appelées « bonnes pratiques ») de la gestion des risques dans les établissements de santé, en vue de leur accréditation. Tout ceci sans que Descartes n'en retrouve jamais la paternité officielle... L'HAS indique :

> « Pour développer une culture de gestion des risques, une action *déviante de la norme* doit être examinée indépendamment de la *responsabilité* de l'individu. Il s'agit de déterminer les causes et le contexte de cette *erreur*. Cela suppose de s'affranchir de la recherche d'un *fautif.* »[1]

D'accord avec l'esprit du texte : il s'agit d'analyser les circonstances dans lesquelles l'erreur s'est produite, afin, si possible, qu'elle ne se renouvelle pas. Et pour pouvoir l'analyser, il faut que son auteur n'ait pas tendance à la cacher, parce qu'il craint d'être blâmé, parce qu'il associe, de même que ceux qui l'entourent, erreur et faute. Mais pas avec sa lettre !

Vouloir examiner une « action déviante de la norme » (Qu'est-ce que la norme, est-ce le respect obligatoire de *procédures*, sans que l'autonomie de la réflexion et du comportement ne soit plus envisageable ?) indépendamment de la responsabilité de l'agent, tout en « déterminant ses causes et son contexte », est-ce concevable ? Comment, si le libre-arbitre existe, peut-on à la fois chercher à éviter la reproduction de l'erreur et considérer l'agent comme irresponsable ? Et d'autre part, pourquoi ne pas rechercher de « fautif » alors qu'il s'agit d'une erreur, non d'une faute[2] ? S'il n'y a pas de responsable ni de fautif, que reste-t-il ? Une succession de faits, indépendants les uns

---

1. C'est nous qui soulignons. Ces conseils peuvent être trouvés sur le site *Internet* de l'HAS, à la rubrique « Gestion des risques », dans les « Principes méthodologiques pour la gestion des risques en établissement de santé ».
2. On comprend cependant comment l'HAS peut en arriver là, puisque quelques lignes plus haut, elle écrit : « Pour développer une culture de gestion des risques, il convient de dissocier les notions de faute et d'erreur. L'erreur humaine est de tout temps apparue comme une défaillance coupable liée à l'inconstance de l'être humain capable du meilleur et du pire. » L'erreur est ici une défaillance coupable, on est en plein dans Descartes ! Et plus loin : « Cependant dans certains cas l'erreur humaine sera considérée comme une faute susceptible d'engager une responsabilité. La loi et la jurisprudence définissent le régime de responsabilité applicable à ces situations. » On n'est pas vraiment avancé, après tout cela..., dans le *distinguo.*

des autres, réalisés sans intention aucune, comme par mégarde, comme par hasard[1].

Mes erreurs, j'aurais, il est vrai, dans la plupart des cas, pu les éviter, objectivement, avec plus d'attention, plus de travail, plus d'effort. Si un animal domestique traverse la route immédiatement devant ma voiture, je peux ne pas réussir à l'éviter, malgré l'embardée, ou parce que je n'ai pas voulu heurter le véhicule qui venait en face. C'est pourtant moi qui l'écrase, bien que ne « le faisant pas exprès ». Si ce jour là j'avais roulé moins vite, peut-être aurais-je pu l'éviter. Nul autre que moi (et que l'animal) n'est responsable de ce qui arrive. Ai-je fait une erreur en ne me déportant pas de l'autre côté, est-ce une faute ? Question facile à poser, après… Mais la réponse, pour rester honnête, quelle est-elle ? Vais-je lui faire des reproches, à cet animal, s'il est encore vivant, puisque lui aussi a fait une erreur ? Vais-je l'achever méchamment, vais-je me venger parce qu'il a osé traverser en dehors des passages cloutés ? Non, bien au contraire, je vais m'apitoyer, au moins un bref instant, et regretter de ne l'avoir pu éviter. N'est-ce pas là responsabilité ? Si c'est maintenant un piéton qui traverse hors du passage clouté, que je heurte, il n'y a plus erreur mais faute (au sens du non-respect de la loi, en l'occurrence du texte codifié appelé Code de la route), puisque je n'ai pu rester maître de mon véhicule. Pourtant le piéton a « dévié de la norme », traversant en dehors des passages autorisés. Il n'y a de possibilité d'éviter, peut-être, qu'un tel accident ne se reproduise, avec l'un ou l'autre des mêmes protagonistes, que s'ils acceptent de se sentir tous deux concernés et « responsables », capables d'analyser lucidement leurs erreurs.

J'ai peut-être parfois, reconnaissons-le, tendance à jurer, me demandant un court instant s'il ne le fait pas « exprès », ce piéton, ou bien si la raison ne lui a pas fait *défaut*. Mais ce n'est pas de cette façon que je diminuerai mes risques de « récidiver » et c'est ce que veut dire l'HAS,

---

1. Marcel Conche caractérise le hasard, reprenant Poincaré, comme « une complète absence de proportion entre la cause et l'effet » (*Quelle philosophie pour demain ?*, Paris, PUF « Perspectives critiques », 2003, p. 149). Ici se trouve une approche de la notion d'aléa médical. « Une infime différence dans les causes produit une différence considérable dans l'effet », dit encore Marcel Conche, d'où la nécessité d'une « gestion des risques », comme l'affirme l'HAS.

sur le fond et quelle qu'en soit la forme, comme elle sous-entend aussi que l'analyse des circonstances de l'accident n'est pas chose naturelle. Je ne vois pas bien pourquoi je devrais étudier les causes et le contexte de mes insuffisances ou ceux de l'imprudence du piéton. Il était pressé, « absent », plongé dans ses songes ? Peu m'importe. Tout au plus lui expliquerais-je, en maugréant, qu'il faut faire attention à ce que l'on fait, et regarder avant de traverser. Il le sait aussi bien que moi. Il acquiescera mais recommencera (ou bien ce sera moi) plus tard. Si nous faisons l'effort et prenons le temps tous deux de réfléchir au pourquoi de l'accident, peut-être la même imprudence, à cet endroit même, aura, durant quelque temps, moins de chance de se reproduire. Mais après ce laps de temps ? On répondra qu'il faut ici une « *procédure* », savoir regarder à droite et à gauche avant de traverser et traverser dans les passages cloutés quand on est piétons, conduire lentement quand on est chauffeur. Qui ne le sait ? La règle connue, écrite ou non, sera oubliée dans quelque temps. Mais l'idée est ici plutôt que l'accident effectif, en médecine, ne survient que par addition de multiples erreurs, à différents stades de la réalisation d'un acte thérapeutique, provenant de plusieurs individus. En éviter une, c'est stopper le processus délétère, éviter le dommage. C'est donc que l'on applique, au domaine de la santé, la notion de responsabilité collective, de préférence à celle de responsabilité individuelle. Sans que cela n'apparaisse dans les textes de loi les plus récents. La loi du 4 mars 2002 rappelle que le praticien de santé ne peut voir sa responsabilité personnelle engagée qu'en cas de *faute*, mais ne précise pas de quel type de faute il s'agit et laisse persister deux régimes juridiques en ce secteur d'activité : celui de la justice administrative et celui de la justice judiciaire. Or la faute du praticien est « couverte », en dehors des cas les plus graves (« faute détachable du service », faute pénale) à l'hôpital public, absorbée dans la responsabilité du service public, ce qui n'est bien sûr pas le cas dans le secteur libéral. Car dans celui-ci, la « faute » civile met en jeu directement la responsabilité du praticien, faisant donc reposer sur lui la charge pécuniaire de la réparation du dommage. Ne risque-t-on pas ainsi de réduire la notion de responsabilité à son acception juridique d'obligation à réparer les dommages créés ? Or, être responsable, c'est aussi et d'abord répondre[1] de ses actes, quels qu'ils soient. Quelle que soit leur dilution dans la structure hospitalière, privée ou publique, les erreurs du praticien de santé qui parfois ne sont qu'une goutte d'eau parmi celles, diffuses, de ceux et de ce qui l'entourent, n'en sont pas moins des erreurs dont il est à part entière et doit rester pleinement responsable. Le texte institutionnel de l'HAS mêle, malhabilement, les notions de vrai (responsabilité entendue comme relation de causalité indiscutable entre un acte et un dommage, qui sont du ressort de l'expert et du juge dans le procès médical) et de faux (erreur) avec celles de bien (gestion des risques, pour diminuer les risques d'accidents) et de mal (faute). Ce qui n'aide guère à clarifier le problème de la « gestion psychologique » des erreurs médicales par les praticiens, mais vise essentiellement à en diminuer le nombre, qui devient pourtant incompressible au-delà d'un certain seuil minimal.

En médecine, l'erreur a une connotation très fortement négative, bien plus que dans les autres domaines. Et ceci parce qu'elle survient dans la « garde »[2] du prochain. Le patient, le malade, est par nature plus faible, sans défense, allongé, livré aux professionnels de santé. Il n'est plus vraiment libre, à partir du moment où il est dans une institution, aux règles de fonctionnement relativement rigides. Il s'est confié à eux, au moins temporairement, avec l'espoir de recouvrer une partie (si ce n'est la totalité) de la santé. Et voilà qu'il advient, par l'erreur de l'un ou de l'autre, de l'un et de l'autre, que son état de santé s'aggrave, qu'il perd la vie ou bien risque de la perdre. On passe alors brutalement de la relation initiale d'aide à une relation de nuisance. Le *primum non nocere* hippocratique est trahi. C'est là une différence capitale avec toute autre erreur ou faute, y compris celle du conducteur ni ivre, ni imprudent, qui renverse un piéton un peu pressé et téméraire. Ledit conducteur n'est pas dans la même position initiale que le praticien de santé. Le

---

1. *Spondere*, c'est en latin promettre, promettre à titre de répondant, de caution. *Re-spondere* c'est garantir, assurer de son côté, être digne de, être à la hauteur de, mais aussi répondre de, s'engager en re-tour (oralement ou par écrit).
2. Au sens juridique du terme. Mais on n'est pas loin non plus de la « prise en otage » levinassienne de l'agent par le visage d'autrui.

piéton en effet n'est pas malade, il n'était pas allongé avant l'accident, il n'avait pas passé un contrat d'« aide », avant l'accident, avec le conducteur qui le renverse ultérieurement. On pourra lui faire remarquer son imprudence, quand on ne pourrait la reprocher au patient qui s'est « remis entre les mains des médecins », faisant ainsi preuve de prudence et non d'imprudence. Même si sa vie antérieure recèle, comme celle de tout un chacun, des imprudences répétées, addictions.

On conçoit que le terme de faute puisse prendre ici une signification chargée de tant de mal que la tendance naturelle soit parfois de la cacher. Ce qui peut déclencher un « effet boule de neige », faire passer de l'incident à l'accident. Seule une relative déculpabilisation de l'erreur peut faciliter l'aveu, faire en sorte que le processus délétère soit bloqué dans son évolution, ait une chance d'être évité, quand les circonstances se reproduisent sous une forme approchante, par la suite. C'est là la signification profonde des termes employés par l'HAS, avec lesquels nous sommes pleinement d'accord. Sauf qu'il se creuse un hiatus, un gouffre, entre ces conseils de fonctionnement aux systèmes de santé et l'appréhension purement juridique des notions, pour ce qui est en tout cas de la justice judiciaire. Parce que celle-ci semble marquée par un souci compassionnel : celui de rendre l'indemnisation des accidentés médicaux à la fois plus large et plus facile. Souci que l'on partage, tout en remarquant qu'il fait porter, en l'état actuel des choses, une pression considérable et supplémentaire sur le praticien de santé.

Tant que les praticiens de santé, du secteur privé tout au moins, pourront penser le procès presque immanquable après l'erreur « avouée », *a fortiori* après la faute civile prouvée, il y aura peu de chances de voir la politique de prévention des accidents, chère à l'HAS, s'installer et se développer facilement parmi eux. Presque aucune chance de pouvoir modifier les esprits, ce qui, pourtant, est de loin le plus important. Seul un changement de paradigme dans la façon d'envisager les rapports soigné-soignant, joint à une vision différente du problème des accidents médicaux, pourrait rapprocher suffisamment professionnels de santé, gestionnaires de risques médicaux, juristes, et juges des deux ordres. Pourrait permettre également que la qualité des indications posées et celle des gestes techniques réalisés augmente en même temps que la culpabilisation des spécialités exposées décroisse.

> « Au nom de la solidarité et de la compassion certains humanistes actuels simulent une réalité juridique sous le couvert d'un vocabulaire moralisant ambigu… Cette justice, confondant morale et droit, est d'ailleurs prônée par la loi inscrite, selon saint Paul, dans le cœur de l'homme… En d'autres termes, il s'agit d'un juste non synallagmatique »[1],

écrit Stamatios Tzitzis.

Ainsi la multiplication des « droits subjectifs » s'oppose-t-elle parfois à la « justice » conçue comme « juste partage », comme attribution à chacun selon son mérite personnel, telle que l'indiquaient à la fois Aristote dans l'*Éthique à Nicomaque* (1132a) et Platon dans *Les Lois* (757b). Ouvrant ainsi la porte au *lobbying*, à la loi du plus fort, ce « plus fort » changeant selon le moment et la « qualité » de sa réclamation catégorielle. Seule façon de remédier à cet état de choses : retrouver un droit, un seul et le même pour tous, revenir à la notion de droit juste, de *dikaion*. « Le *dikaion* est ontologique : la justice-lumière est le fruit de l'interrogation sur l'être, inscrite dans la symbolique métaphysique qui forme un schéma poétique du monde. »[2] Faire en sorte que le droit et la vérité (*alétheia*) aillent de pair. Et, pour cela, tenter de distinguer l'erreur de la faute, comme la responsabilité de la culpabilité.

De distinguer aussi *faute pénale*, seule véritable faute *au sens moral*, et *faute civile*. Celle-ci n'est pas, le plus souvent, une faute morale, mais seulement un engagement contractuel à réparer le dommage éventuellement causé, dans la quasi-totalité des cas d'ailleurs de façon strictement involontaire, pour ce qui concerne le domaine médical. Seule la faute pénale peut être associée à la notion de *culpabilité*, la faute civile à celle de *responsabilité*. Et l'on sait combien le droit pénal apprécie la faute avec la plus grande des rigueurs, comparativement au droit civil.

---

1. Stamatios Tzitzis, *La personne, l'humanisme, le droit*, Saint-Nicolas du Québec, Les Presses de l'Université Laval, 2002, p. 76. Juste qui ne comporte *pas de réciprocité des obligations*, c'est-à-dire qui accorde à certains des droits, sans exiger d'eux des devoirs en retour. Et c'est bien là en effet que réside une part des problèmes rencontrés.
2. *Ibid.*, p. 138.

François Ewald a montré que la faute civile n'est que la qualification de « toute conduite, dès lors qu'il apparaîtra équitable, dans un but d'équilibre juridique, de la rendre responsable ». C'est un simple « principe de répartition des droits »[1]. Le problème pourtant ici est que le médecin ne peut, dans la plupart des cas, au plan psycho-affectif, se sentir dégagé de toute culpabilité morale, à partir du moment où il est attrait devant les tribunaux pour une faute civile. Le partage faute civile-faute morale est plus théorique et livresque que véritablement ressenti et intériorisé par les praticiens. Peut-être plus nettement d'ailleurs chez les soignants que dans les autres corps de métier. La vocation d'aide, qui semble bien présider à l'orientation de la majorité des professionnels de santé, n'est sans doute pas étrangère à cette presque confusion dans leur esprit des deux types de fautes. Nonobstant le fait que les conséquences peuvent en être pour eux radicalement différentes, la faute pénale pouvant ruiner facilement une carrière quand la faute civile ne peut, en un premier temps, que majorer les primes d'assurances. La justice administrative, qui qualifie une bonne partie des fautes professionnelles du vocable de *fautes de service* – ce qui, *de facto*, reporte la responsabilité de l'individu vers celle de la puissance publique – a su éviter cette confusion dans l'esprit des professionnels médicaux.

Il nous semble que priver le professionnel du secteur privé de la responsabilité de ses actes, au prétexte qu'il n'aurait pas commis de faute civile, ne serait pas sain. Mais le laisser supposer qu'il est coupable d'une véritable faute, parce qu'un tribunal a jugé qu'il y avait faute civile, n'est pas sain non plus. C'est là que se noue le ressenti terriblement négatif des acteurs de santé envers l'évolution juridique actuelle d'une part, envers le comportement des usagers du système de santé qui se confient à eux d'autre part. Certains auteurs, pourtant, envisagent l'erreur de façon bien plus subtile et plus opératoire pour l'application au domaine médical. Vladimir Jankélévitch, très justement, décrit la « complication », fleuron des « questions d'internat », en ces termes :

« Il est parfois bien difficile de distinguer entre *complexité* et *complication*

1. François Ewald, *L'État providence*, Paris, Grasset, 1984, p. 69.

surajoutée. C'est ainsi que les médecins parlent de "complications" lorsque des maladies secondaires viennent se greffer sur la maladie initiale, se multiplient par elle, rebondissent sur elle : mais il faudrait parler plutôt de complexité dans un domaine où l'accident lui-même tient sans doute à un déterminisme infiniment subtil ; car le régime naturel de l'organisme, c'est l'enchevêtrement inextricable des *corrélations* et des *interconnexions* qui rendent *chaque partie solidaire du tout.* »[1]

Rarement la complication médicale a-t-elle, à ce point de réalisme, été décrite. Et Jankélévitch rejoint ici, en quelque sorte, Viktor von Weisäcker et Raphaël Celis, quant à l'analyse de la causalité de la maladie.

Complication que, toutefois, la famille d'un patient qui en est victime, voire le patient lui-même, vont presque immanquablement rapporter à une faute du ou des praticiens responsables des soins, et ceci souvent, mais pas toujours, à tort. Seule une gestion particulièrement « humaine » de la situation peut éventuellement éviter que le ressenti soit : « on nous cache des choses ». Ce qui nous semble personnellement important, en cas d'évolution défavorable, c'est que le professionnel de santé puisse garder à l'esprit la nécessité de « revoir » le film des événements aussi lucidement que possible, afin d'envisager si, oui ou non, il était possible de faire mieux. Tâche difficile à réaliser après la séquence douloureuse, mais qui sera pourtant profitable aux uns et aux autres. C'est d'ailleurs ce que veut signifier l'HAS, quand elle insiste sur la nécessité de découpler analyse des erreurs éventuelles (gestion des risques), dans un but de prévention des accidents, et recherche de responsabilité.

De l'institution (clinique ou hôpital, mais sans doute plus la première que le second), l'HAS dit aussi qu'elle tolère usuellement un certain degré de déviance par rapport aux règles, pour des raisons « d'efficacité commerciale »[2] des établissements. Nous constatons effectivement cette tolérance. Mais nous nous interrogeons sur son bien-fondé, en

---

1. Vladimir Jankélévitch, *Le pur et l'impur*, Paris, Flammarion, « Champs », 1978, p. 140. C'est nous qui soulignons.
2. C'est ici parler, à mots couverts, de ce que nous qualifions de « stakhanovisme » médical et institutionnel.

cette matière médicale où la passion est reine, et met en jeu l'homme directement atteint dans son corps et son âme. C'est pourquoi d'ailleurs il nous semble nécessaire d'introduire en droit médical français la notion de responsabilité « partagée » entre le praticien et l'établissement. Ce qui d'ailleurs existe d'ores et déjà en responsabilité médicale administrative, mais pas en responsabilité civile médicale, là où pourtant la notion serait vraisemblablement encore plus utile.

La situation finalement n'a pas notablement changé, depuis Descartes, on le voit, en ce qui concerne la confusion erreur-faute. Il existe en outre une assimilation, au moins involontaire, dans nombre d'esprits, entre le défaut et la faute. *Défaut* a la même étymologie gréco-latine que *faute*, préfixe *de* en sus, qui a ici valeur intensive. Le verbe *fallire* en latin populaire (*fallere* en latin classique) se dédouble au XVe siècle en falloir et faillir. Faute d'un côté, défaut de l'autre. Le défaut, c'est ainsi ce qui trompe, ce qui manque, la lacune (faille), ce qui peut mettre en faillite. En anglais, c'est *de-fault*, en italien *de-faillance*. Le défaut et la faute, c'est à peu près la même chose. C'est parce que j'ai un défaut (voir Descartes[1]) que je fais une erreur[2], donc une faute (« c'est ainsi que je me trompe et que je pèche »[3]). Je ne me suis pas assez appliqué, je ne me suis pas assez informé, pas assez formé, j'étais fatigué, ou bien paresseux, j'avais l'esprit embrumé ou confus, je n'ai pas réfléchi ni essayé de comprendre, ou bien j'étais moi-même fiévreux et malade, tout médecin que je suis et soignant mon prochain. Ma compétence est prise en défaut ou mon habilité, j'ai failli, je défaillis d'avoir failli. Et quel homme peut se dispenser toujours, au long de sa vie, de faillir ? Bien sûr, il n'est pas bon de s'avouer humain et améliorable parce que faillible, surtout

1. « En tant que je participe aussi en quelque manière du néant ou du non-être, autrement dit en tant que je ne suis pas moi-même le souverain être et que presque tout me fait défaut, il n'est pas tellement étonnant que je me trompe. » Descartes, *Méditations métaphysiques, Méditation quatrième, op. cit.*, p. 149.

2. « Ainsi je reconnais bien que l'erreur, en tant qu'elle est erreur, n'est pas quelque chose de réel qui dépende de Dieu, elle est seulement un défaut. » *Ibid.*, p. 149.

3. La preuve que Descartes confond erreur et faute peut être également apportée par le rapprochement de : « Quant à la privation qui seule constitue la raison formelle de la fausseté et de la faute » (p. 169) et de : « C'est dans cet usage non correct du libre arbitre que réside la privation qui constitue la forme de l'erreur » (p. 165).

quand on est censé tenir la vie de son *alter ego* entre ses mains, voire à la pointe de son bistouri. Mais le moyen de déroger à cette simple évidence ? Ne pas s'en contenter, tant sont grandes les responsabilités. S'imposer donc, obligatoirement, un « style de vie » qui évite les excès, incompatibles avec l'activité.

Peut-on cependant, « chaque fois que la lumière n'est pas faite sur la vérité, se garder de porter un jugement »[1] ? L'homme de l'art peut-il se permettre de rester en retrait, de ne pas juger, donc de ne pas exercer sa volonté, de ne pas décider d'agir en somme, quand il y va de la vie d'un autre homme et quand bien même la « vérité », médicale en l'espèce, ne s'imposerait pas avec évidence ? Comment faire ? Recourir à la sagesse prudentielle, à la délibération aristotélicienne avant l'action, qui ne pourra toujours attendre longtemps ? S'entourer des conseils de ses pairs dans les cas difficiles[2], c'est évident, voire confier le patient à un autre jugé plus compétent. Quant à cette dernière attitude, est-ce bien toujours, strictement, dans tous les cas, la solution la meilleure pour le malade ? N'est-ce pas parfois la solution de facilité, qui décharge le praticien de sa responsabilité et replace le patient au début de son histoire clinique, comme repartant de zéro ? L'expérience jette un doute sur ces questions. Il est des cas, et ce sont de loin les plus fréquents, où transférer le patient, vers des structures mieux équipées, humainement ou matériellement, ne se discute pas. Ou tout au moins ne devrait pas se discuter. Et c'est où l'expérience du chirurgien, tant professionnelle qu'humaine, mais aussi sa disposition morale peuvent intervenir, lui imposant de remiser son ego au plus loin des préoccupations thérapeutiques. Mais il en est d'autres où le bilan, fait au seul point de vue du patient, n'est pas si évident entre le plus qu'on lui accorde en le transférant – par la qualité de l'analyse qu'assure un œil neuf sur son évolution critique, loin de toute blessure narcissique du praticien responsable de l'acte invasif – et la perte d'informations utiles que ce transfert engendre.

1. Descartes, *Méditations philosophiques*, *op. cit.*, p. 171.
2. C'est le plus souvent, au plan juridique, la persistance dans l'erreur qui constitue la faute (voir Cassation civile, première chambre, 8 juillet 1997, Bull. civ., I, n° 238 et n° 239, et rapport de la Cour de cassation, 1997, p. 274).

La faute des philosophes et celle des juristes

Faut-il alors concevoir la *faute médicale* au XXIe siècle, comme une notion purement juridique[1], ou bien la réintégrer au sein de l'héritage de vingt-cinq siècles d'histoire ? *Sphallo* c'est, en grec, faire tomber, abattre, faire tomber dans le malheur, avant que de se tromper, de commettre une erreur. *Sphalma* est chute, faux-pas, avant que d'être malheur, revers, puis erreur, égarement, faute. En latin *fallo*, c'est se tromper, et *falsum*, c'est le faux, le mensonge. Et l'un des problèmes majeurs, que l'étymologie ici rappelle, est en effet de distinguer précisément l'erreur de la faute, en médecine particulièrement ; de ne pas associer systématiquement le déshonneur à l'erreur ou à la faute civile. Platon dans le *Timée* écrit que « nul n'est méchant volontairement »[2], mais que « le *bien* qui vient en second après le fait d'être juste, c'est de le devenir et de payer sa *faute* en étant puni »[3]. Seuls l'ignorance, la méconnaissance ou le délire (l'*hubris*) peuvent rendre l'homme responsable du mal. La faute n'existe pas vraiment, c'est soit une illusion du jugement (erreur), soit une maladie de l'âme.

Pour Aristote au contraire, c'est dans le « souhait »[4] qui accompagne la décision après délibération que se détecte la gravité de l'erreur. Si le souhait est estimable, il s'agit d'une erreur vénielle ; si le souhait n'est pas estimable, il s'agit d'une erreur grave qu'on peut sans doute qualifier de faute[5]. En médecine, l'erreur n'est pardonnable (on pourrait dire vénielle,

---

1. « La *dette* est le modèle d'une *culpabilité juridique objective* qui porte sur des actes précis et limités. La *faute* renvoie à une *dimension morale de la culpabilité* qui relève essentiellement d'une expérience *subjective*. » Nathalie Sarthou-Lajus, *La culpabilité*, Paris, Armand Colin « *Cursus* », 2002, p. 56. C'est nous qui soulignons.
2. Platon, *Sophiste, Politique, Philèbe, Timée, Critias*, 86d, Paris, GF-Flammarion, 1969, p. 463.
3. Platon, *Gorgias*, 527b, Paris, GF-Flammarion, 2003, p. 310. C'est nous qui soulignons.
4. *Boulèsis*, qui est désir (raisonné), dessein, intention, puis volonté, pour Bailly.
5. C'est là, dans cette partition judicieuse exprimée par Aristote, que réside, selon nous, le nœud gordien qui fait que nous connaissons actuellement une judiciarisation sans précédent de la médecine en France, selon un schéma dont le principe s'inspire des dérives américaines. La judiciarisation en question ne nous semble pas toujours, en effet, respecter ce partage.

si malheureusement toute erreur n'était grave au plan de la santé et s'il n'était pas question ici d'avoir mais d'être) que si elle survient dans l'intention d'aider, d'améliorer la santé, de soulager les douleurs, d'aider à vivre, d'augmenter le bien-être. Elle est impardonnable (grave) si elle survient au sein d'une chaîne d'actes dont l'objectif premier n'a pas été celui décrit précédemment. Une telle situation n'est pas si rare. Elle est celle qu'entraîne le souci de rester en phase avec les us et coutumes sociaux contemporains, quand ceux-ci ne sont plus questionnés régulièrement. Et en médecine précisément quand, malgré les textes internationaux, les « besoins de la science » ou ceux du « marché » passent avant ceux d'un individu singulier, différent à chaque nouvel acte thérapeutique.

Juristes et philosophes, pourtant, dès les temps modernes, ont sur le point de la faute une conception presque identique. En 1780, le juriste Muyart de Vouglans est l'auteur de la définition suivante : « On appelle *faute*, en général, tout dommage que l'on cause à autrui sans dessein formel de lui nuire, et seulement pour n'avoir pas fait ce qu'on devait faire, ou pour avoir fait ce qu'on ne devait pas. »[1] La faute c'est ici ce qui crée un dommage involontaire, par omission de son devoir ou par commission d'une erreur.

Muyart de Vouglans, à plus d'un siècle de distance, fait écho aux propos de Grotius : « Par tort, nous entendons ici toute faute, qu'elle soit de commission ou d'omission, qui est en conflit avec ce qu'on doit faire, soit en général, soit à raison d'une qualité spéciale. D'une telle faute, si un dommage a été causé, une *obligation* naît naturellement, à savoir que *le dommage doit être réparé*. »[2] Domat, l'ami de Pascal, écrit pour sa part, à la fin du XVIIe siècle : « Toutes les pertes et tous les dommages, qui peuvent arriver par le fait de quelque personne, soit imprudence, légèreté, ignorance de ce qu'on doit savoir, ou autres fautes semblables, si *légères*[3] qu'elles puissent être, doivent être réparées par

1. Muyart de Vouglans, *Les lois criminelles dans leur ordre naturel*, Paris, 1780, p. 16.
2. Grotius, *De jure belli ac pacis*, livre II, chapitre 17, 1. C'est nous qui soulignons certains mots.
3. *Levissima culpa.* C'est nous qui soulignons certains mots. Tout le problème de l'exercice d'une activité médicale se tient là : l'erreur est humaine mais le professionnel de santé n'y a pas droit. Il se doit d'être, non pas un homme, mais un dieu, qui jamais ne se trompe.

celui dont l'imprudence ou autre *faute* y a donné lieu. Car c'est un *tort* qu'il a fait, quand même il n'aurait *pas eu l'intention de nuire.* »

Le mot *tort* peut avoir des acceptions très différentes, autant dans le langage courant qu'en droit. Dans le langage courant d'abord : en français, « faire du tort à quelqu'un », c'est lui causer un *dommage*, par opposition à « avoir tort » (où tort est *erreur*) ou bien à « être dans son tort » (où tort est devenu *faute*). On voit donc que faute, erreur et dommage sont ici parfois très proches. En droit ensuite : Domat, comme les citations précédentes en attestent, fait de *tort* un synonyme de *faute*. Et de fait en latin *tortus* c'est ce qui est tordu, tortueux, équivoque. En ancien droit français, le tort est une violation de la loi. Tout à l'opposé, en *common law*, le droit des *torts* correspond simplement au droit des dommages *non intentionnels*. Au Royaume-Uni, le *tort* suppose actuellement un dommage causé à quelqu'un, indépendamment de tout contrat, et pour lequel la loi accorde un « remède »[1]. *Dommage* non intentionnel de type *extra-contractuel* donc, auquel il faut trouver une solution, quand le droit civil français dénomme *faute* médicale, après 1936, le non-respect des obligations au *contrat* médical.

Tort et faute (même si le dommage est involontaire) de ce côté-ci de la Manche, *tort* (dommage involontaire) et « remède » de l'autre côté… La différence des notions juridiques, en France et au Royaume-Uni, n'est pas seulement linguistique ou sémantique, elle est de « philosophie du droit ». Domat, que Boileau considère comme « le restaurateur de la raison dans la jurisprudence », fervent janséniste, n'y est sans doute pas étranger. Pascal en effet : « Le péché originel est folie devant les hommes… Vous ne devez donc pas reprocher le défaut de raison en cette doctrine, puisque je le donne pour être sans raison. Mais cette folie est plus sage que toute la sagesse des hommes… Car, sans cela, que dira-t-on qu'est l'homme ? Tout son état dépend de ce point imperceptible… »[2]

Les écrits de Grotius et Domat inspirent directement, en 1804, la rédaction des articles 1382 et 1383 du *Code civil*, piliers de notre droit civil,

1. On verra sur ce point l'excellent ouvrage d'André Tunc, *La responsabilité civile*, deuxième édition, Paris, Economica, « Études juridiques comparatives », 1990, p. 16.
2. Pascal, *Les Pensées*, 445, Paris, France-Loisirs, 1983, p. 146.

et donc la définition de la faute civile. La rédaction de ces deux articles pose peu de problèmes[1], ne dure que très peu, quand le droit du mariage occupe bien plus longuement les juristes de l'époque[2]. Et Domat contribue sans doute, par anticipation et bien involontairement sans doute, au hiatus entre les « victimes » et les professionnels, avant la loi du 4 mars 2002, en France : « S'il arrive quelque dommage par une suite imprévue d'un fait innocent, sans qu'on puisse imputer de faute à l'auteur de ce fait, il ne sera pas tenu d'une telle suite. » Ce qui veut dire que les accidentés graves de la médecine ne seront pas « réparés », sauf exception (en jurisprudence administrative, à partir des années 1990, en France, et dans les cas les plus graves), en l'absence de faute prouvée du praticien.

Les philosophes adoptent à l'époque sensiblement les mêmes définitions que les juristes. Fichte admet que « si quelqu'un n'a pas parfaitement connu la *nature* des choses, n'a pas calculé de façon assez exacte sa force *active* par rapport à leur pouvoir d'*inertie*, et que de ce fait le résultat est contraire à son *intention*, la *faute* lui est imputable en propre et il n'a à se plaindre de personne en dehors de *lui* »[3]. Ici de nouveau confusion très exacte des notions d'erreur et de faute. Appliquant ces formules à la médecine, science du vivant, que serait la « nature des choses » ? Serait-ce la nature du corps humain ? La nature de la maladie ? Ou bien des deux ? S'agit-il de la Maladie « objective », du Mal, ou bien de la maladie de « tel humain » et non de tel autre ? Quelle est la cause de telle maladie chez tel humain ? Est-ce toujours la même que chez ses congénères présentant la même « affection ». Est-elle univoque ? Ou bien y a-t-il, dans certains cas, mais certains cas seulement, plusieurs causes, variables d'un individu à l'autre, qui se somment pour déterminer la pathologie ? Et faut-il, dans ce dernier cas, que le praticien les détecte

---

1. Portalis, à l'occasion des travaux de présentation du Code civil de 1804 : « En traitant des contrats, nous avons développé les principes du droit naturel qui sont applicables à tous. » Le même dira encore : « C'est dans ce *défaut de vigilance* sur lui-même qu'existe la *faute*, et c'est cette faute, qu'on appelle en droit *quasi-délit*, dont il doit *réparation*. »

2. Ce qui illustre combien les choses ont changé en 200 ans, donnant en quelque sorte tort aux défenseurs d'un Code civil immuable, intouchable autrement que par additions législatives successives…

3. *Fondement du droit naturel selon le principe de la science*, Paris, PUF, « Épiméthée », 1984, p. 129. C'est nous qui soulignons certains mots.

toujours toutes, connaisse leur nature et lutte contre leur éventuelle « inertie », pour n'être jamais en faute, comme le veut Fichte ? Cet appel au « sens clinique » pourrait, il est vrai, expliquer qu'à mesure qu'il est supposé se perdre, la fréquence des contentieux médicaux augmente…

En réalité, la faute reste, à cette époque, comme les citations précédentes en attestent, une faute quasi délictuelle[1], et non pas contractuelle. En médecine et pour la France, c'est le fameux arrêt Mercier, qui gouverne les relations juridiques au plan civil, depuis 1936 et jusqu'à la loi du 4 mars 2002, qui fait, pour de simples raisons *tactiques*[2], de la faute civile médicale une faute contractuelle. Et de cette confusion supplémentaire provient sans doute une partie des problèmes actuels. Confusion aggravée par le fait de société qui veut désormais que plus personne ou presque ne trouve juste que ne soient indemnisés les dommages médicaux non mineurs, qu'il y ait eu faute ou pas, et de quelque sorte qu'elle soit.

La loi du 4 mars 2002 semble revenir sur l'arrêt Mercier, puisqu'elle fait de la faute, non qualifiée dans la loi, une entorse (le non-respect) à des obligations légales définissant un *statut*, celui de « *professionnel de santé* ». Les mots employés ne sont pas anodins. S'il ne fallait en rire, on pourrait se rengorger de ce titre qui fait du praticien un mage, un demi-dieu, celui qui rétablit la santé, par profession. Tant que la toute-puissance de la médecine sera ainsi proclamée, la judiciarisation des rapports entre le soigné et le soignant ne cessera de prospérer. Surtout que, parallèlement, la loi introduit la possibilité que les accidents non fautifs graves soient pris en charge par la solidarité nationale. Le seuil de gravité en France étant fixé, selon nous, relativement haut, on ne voit pas bien comment les *lobbies*, en particulier celui

---

1. Ce que l'on appelle en droit le « délit civil ». L'article 1382 du Code civil est ainsi rédigé : « Tout *fait* quelconque de l'homme, qui cause à autrui un *dommage*, oblige celui par la *faute* duquel il est arrivé, à le *réparer*. » Deux des éléments qui permettent de mettre en jeu la responsabilité civile sont ici soulignés : le *dommage* et la *faute*, auxquels il faut encore rajouter la *relation de causalité* entre la faute et le dommage.

2. Permettre que les troubles patents de Madame Mercier, dus à la radiothérapie mal contrôlée d'une affection bénigne, puissent être indemnisés, alors qu'il y avait forclusion de l'action délictuelle, prescrite par trois ans.

des « usagers du système de santé », celui des avocats, s'en contente-raient. D'où vraisemblablement des contentieux judiciaires civils, voire pénaux, renforcés, à l'avenir.

Louis de Naurois, spécialiste de droit canon, théologien catholi-que, écrit en 1963 que, pour rester responsable de son destin, chacun doit réparer les dommages *même non fautifs* causés à autrui, mais rece-voir en contrepartie la *garantie* qu'autrui réparera, le cas échéant, les dommages qu'il lui inflige, lui laissant ainsi pour la conduite de sa vie, une « marge d'autonomie réelle ». La « fonction de la faute », pour la sauvegarde de la dignité humaine et l'éducation du citoyen, est par lui ainsi remise en question. Imagine-t-on pourtant un médecin français pouvoir poursuivre en justice un patient pour le procès abusif qu'il lui a mené, au prétexte du mal, parfois totalement injustifié, qu'il lui a fait, comme on pourrait le déduire de ces remarques ? Ce qui est en train de se passer aux USA est chez nous pour l'instant impensable. On voit pourtant de jeunes praticiens, assommés par leur premier pro-cès, parfois non mérité – qu'ils gagneront, donc – commencer à rai-sonner d'une manière analogue. Et en soi, c'est en quelque sorte justice : on ne pourra toujours prôner l'asymétrie dans les rapports soigné-soignant, sauf à ce qu'il n'y ait un jour plus que des soignés et plus... de soignants.

En droit civil médical, la « faute » n'est affirmée qu'après expertise technique judiciaire. Celle-ci analyse les circonstances factuelles de l'ac-cident, cherchant à vérifier si les « règles de l'art » ont bien été respectées, tout au long de la prise en charge médicale. Pourtant, il apparaît, lors d'une évolution défavorable, des paramètres multiples qui entrent en jeu successivement, variables qualitativement et quantitativement avec chaque nouveau patient. Si bien que la décision du juge, libre de par les textes de tenir compte ou non des résultats de l'expertise[1], mais qui en pratique s'aligne sur elle dans la très grande majorité des cas, n'est pas toujours facile. Devant échapper au reproche de « procès d'intention », comme si elle supposait le désastre engendré par une suite d'erreurs

---

1. Qui tranche « en fait », non « en droit ».

assurément prédictible. Ce qui n'est pas toujours vérité absolue. C'est dans le suivi de tous les jours d'un patient posant de réels problèmes que les médecins prennent leurs décisions successives. Temps de la réflexion, c'est aussi le temps de l'action, qui ne peut toujours être, sans risques pour la véracité, reconstitué *ex-post*. Dans notre médecine pétrie de cartésianisme, il faut pouvoir cependant trouver une solution, une explication à la complication, quelles qu'en soient les difficultés, que Jankélévitch a bien vues : « Déjà à travers de la complication quelque chose d'inquiétant et d'infini s'annonce, que nos balances ne peuvent plus peser ni notre métrique mesurer. »[1]

La chute et la faute

Les notions de faute et de chute sont reliées au péché (originel) depuis si longtemps qu'il semble difficile de faire machine arrière. La faute, c'est le mal, transgression de l'ordre divin, qui n'a rien à voir avec l'erreur, c'est-à-dire avec le vrai et le faux, ni même avec le juste (au sens de justesse, non de justice). Proximité, mais divergence de Kant avec les Écritures : quelle que soit la « passion », l'inclination dirait-il, il faut viser le bien et uniquement lui. Point n'est besoin de tenter de supprimer les passions, c'est là tâche impossible, la visée du bien ne peut être un choix, ce doit être un devoir. Kant donc n'associe pas chute et faute, ne faisant du « départ de l'homme du paradis », où il vivait sans connaissance du bon et du mauvais, et « que la raison lui représente comme le premier séjour de son espèce », que « le passage de la rusticité d'une créature purement animale à l'humanité... de la tutelle de la nature à l'état de liberté »[2]. Ainsi peut-on penser que la chute pour lui n'est pas une faute, mais l'émancipation de l'homme, son accès à l'« humanité », en même temps qu'il perd sa « demi-divinité ». L'homme ne naît pas coupable, il peut le devenir : si la chute n'est pas une faute (car désobéir n'est pas toujours une mauvaise action, tout dépendant de la nature de l'ordre et l'on sait que la curiosité, l'effort, l'*ergon* comme

1. Vladimir Jankélévitch, *Le pur et l'impur, op. cit.*, p. 142.
2. Kant, *Opuscules sur l'histoire*, Paris, GF-Flammarion, 1990, remarque, p. 153.

action est… le propre de « l'humain »), la faute reste une chute. Au « il faut que nous naissions coupables, ou Dieu serait injuste » de Pascal[1], Marcel Conche répond que si la conscience « n'est pas toujours libre en acte (de là, sans doute, les *erreurs de* jugement), elle l'est toujours en *puissance* »[2].

Liberté et responsabilité

Il est traditionnel de lier responsabilité et liberté. Pourtant, ce n'est pas parce que je serai libre d'agir que je me sentirai forcément responsable ; c'est parce que je serai responsable que je me sentirai libre. La relation est univoque, il ne s'agit pas d'une équivalence. Tout le problème est de savoir si l'on peut être libre ou s'il ne s'agit que d'une illusion. Axel Kahn écrit : « Un être possède les aptitudes nécessaires pour se déclarer responsable, c'est-à-dire, dans une inspiration difficile à définir, s'imaginer libre », puis, inversant la position réciproque des concepts de liberté et de responsabilité : « Au total, l'humanisme auquel je me réfère explore avec anxiété la singularité d'un mammifère primate catarhinien qui a la capacité de se croire libre et par conséquent de se déclarer responsable de la manière dont il agit. »[3] Dans les deux cas, il s'agit de « s'imaginer libre », de « se croire libre ». Illusion et non réalité, à la manière spinozienne. Ce que Marcel Conche exprime en disant que la liberté est le fondement négatif de la morale. La liberté, pour lui, rend possible la moralité mais n'empêche pas que l'homme libre puisse rester totalement indifférent au bien et au mal[4]. Autrement dit : sans liberté, pas de morale ; mais l'homme libre n'est pas automatiquement moral. Ce que nous dirions encore ainsi : la liberté est un poids à porter (*libra*, le poids, la balance) et de ce poids à porter on peut encore faire ce que l'on veut, en bien ou en mal.

1. Pascal, *Les pensées*, 489, *op. cit.*, p. 157.
2. Marcel Conche, *Vivre et philosopher*, Paris, PUF, « Perspectives critiques », 1992, p. 39. C'est nous qui soulignons.
3. Axel Kahn et Dominique Lecourt, *Bioéthique et liberté*, *op. cit.*, p. 26.
4. On verra sur ce point Marcel Conche, *Le fondement de la morale*, Paris, PUF, « Perspectives critiques », 1993, en particulier p. 27.

« La liberté est libre si l'homme se sent libre... l'homme sait assez souvent ce qu'il a fait, mais il ne sait jamais ce qui fait qu'il fait », écrit Paul Valéry, là où Descartes et Sartre font de la liberté humaine une vérité universelle, lui accordant une amplitude illimitée. Les auteurs anglo-saxons, pour leur part, distinguent entre libertés « positive » et « négative »[1]. Celle-ci est l'absence d'entraves imposées à un individu par les autres et par l'État, ce que nous appelons plus volontiers *droits-libertés*. Celle-là, qui suppose celle-ci et la dépasse, est ce qu'une personne donnée – toutes choses étant par ailleurs prises en compte dans sa position – est susceptible ou pas de réaliser et qui lui permet, en particulier, de mener sa vie privée comme elle l'entend. Paul Ricœur compare le concept de liberté positive à celui d'*ergon*[2] chez Aristote, tâche « irréductible aux techniques, aux métiers, aux arts particuliers ». Il faut donc associer responsabilité (donc faute civile) et liberté positive.

Le passage à la responsabilité personnelle est progressif dans les mondes hellénique, judaïque et chrétien. La part du volontaire et de l'involontaire dans le mal réalisé est questionnée, de façon relativement éloignée d'ailleurs, dans la *République* de Platon (« Pour la vertu, elle n'a point de maître ; chacun en aura plus ou moins, suivant qu'il l'honorera ou la négligera. Chacun est responsable de son choix, la divinité est hors de cause »), l'*Éthique à Nicomaque* (« La vertu dépend donc de nous, ainsi que le vice ») ou dans saint Paul (« Le bien que je veux, je ne le fais pas et le mal que je ne veux pas, je le fais »). Saint Paul illustre ici la difficulté de la médecine : vouloir le bien (« chasser le mal », la maladie) et n'y pas toujours parvenir ; ne pas vouloir le mal et pourtant le faire, très involontairement, quelquefois, au moins pour ce qui concerne les spécialités dites invasives. Ainsi peut-on objectiver la proximité des notions de culpabilité et de responsabilité. Quels sont alors les rapports entre ces deux notions ?

1. Voir sur ce point Paul Ricoeur, *Parcours de la reconnaissance*, Stock, « Essais », 2004, p. 211.
2. *Ergon* comme action (par opposition à inaction), occupation, plutôt que travail, tâche.

> « Parler de liberté ou de responsabilité dans le système tech-
> nicien ne signifie rien. Ce sont des termes moraux inaptes
> à rendre compte de la situation effective de l'homme. »
>
> Jacques Ellul, *Le système technicien*

> « La responsabilité comme obsession est proximité : comme
> une parenté, lien antérieur à toute liaison choisie. Le lan-
> gage est fraternité et ainsi responsabilité pour Autrui et
> donc responsabilité pour ce que je n'ai pas commis – pour
> la douleur et la faute des autres… La proximité est une
> responsabilité qui ne renvoie pas à ma liberté. »
>
> Levinas, *En découvrant l'existence avec Husserl et Heidegger*

Ces deux citations, aussi antithétiques qu'elles paraissent, pourraient traduire ce que ressentent les chirurgiens, professionnels réalisant des gestes invasifs, immergés dans le monde technicien du XXIᵉ siècle. La condition d'otage[1] levinassienne, telle est l'obligation, guère contournable, d'assistance à personne en danger, toute personne venant consulter un médecin étant par essence en danger, que le danger soit physique, physiologique, psychique, affectif, ou bien tout cela en même temps. Et effectivement, cet « être acculé à soi… non-être de l'être » de la position d'otage peut rendre la vie… très difficile.

L'anneau de Gygès

Qu'est-ce qu'un chirurgien détenteur de l'anneau de Gygès[2] en

---

1. Otage se dit en latin *obses* (de *ob-sedeo, -sedere*, être assis devant). Le terme français ob-session dérive d'*obsessio* (*ob-sido, – sidere*, s'asseoir devant, d'où assiéger). Il s'agit pour nous de la même racine, même si Robert fait plutôt remonter otage à hôte, car l'otage résidait chez son maître. La condition d'otage levinassien s'applique assez bien au praticien chirurgical, qui tient entre ses mains le sort du patient qu'il opère, sort dont l'amélioration ou au minimum la non-aggravation devient pour lui une véritable *obsession. Obses, obsidis*, c'est également la garantie, le garant (comme l'otage est *garantie* de fuite et d'impunité pour le malfrat).

2. L'anneau de Gygès, conté par Glaucon dans *La République* de Platon, rend invisible celui qui le possède.

ferait ? Entrer dans le corps de celui qu'il soigne, dans sa psyché, chaque fois qu'il a l'impression que cela pourrait être utile à son patient, pour mieux comprendre ce qui se passe et prendre les décisions adaptées à sa santé, à son mieux-être ? Pour mieux opérer, pour mieux « réparer » ? Sans doute s'en servirait-il aussi pour disparaître quand il est honteux. Mais il n'aurait alors une (timide) excuse que lorsque tous ses efforts, toutes les décisions adaptées (comme celle de confier un patient dans la détresse à plus compétent ou mieux équipé que soi-même) n'auraient servi à rien, quand, en toute bonne foi, il n'aurait pas de faute, pas d'erreur à se reprocher. Mais ce moment existe-t-il vraiment ? Devant une évolution qui n'était pas assurément prévisible, la plupart des chirurgiens commencent par se poser des questions sur ce qui a été fait, sur la qualité du travail technique réalisé, sur l'indication, le suivi, les décisions ultérieures.

Cette jeune femme qui entre dans le bureau de consultation, au teint cireux, immensément maigre, et dont le ventre « ronge la figure ». On sait – ce n'est pas voyance ni prétention, mais expérience, malheureusement – qu'elle sera décédée dans un mois. On ne peut d'ailleurs que partager cette affreuse intuition avec d'autres, aussitôt qu'elle est hospitalisée. Cependant, faut-il opérer ou pas, devant ce cancer de l'ovaire qui atteint presque la totalité des viscères abdominaux ? La « réduction tumorale » est utile, chaque fois que possible, en pareil cas, avant la chimiothérapie adjuvante[1]. Alors, on la tente. Le décès surviendra pourtant au jour dit, ni plus ni moins. Une différence cependant, d'importance : le chirurgien a inscrit son nom sur la tombe de la patiente, au côté du sien. Fallait-il alors ne rien faire ? Sans doute, mais il est plus facile de le dire après, même si le pressentiment de la « laparotomie blanche » était présent, déjà là, avant l'intervention. Et cette autre fois où l'exérèse est tentée, jusqu'à retirer segment d'organe après segment d'organe, tissu après tissu, dans une geste prométhéenne dont on a l'impression que rien ne devra jamais la stopper, tout cela pour quelques jours de plus de vie, d'une vie entravée par de multiples

1. Les tentatives chirurgicales les plus récentes (hyperthermie) associent les deux dans le même temps.

tuyaux. Bien sûr, il y a ceux qui auraient fait autrement… Forcément…
Se cacher donc, quand il a l'impression de ne pas avoir suffisamment
bien fait, par conséquent d'avoir fait le mal, si involontairement que
ce soit, *a fortiori* si son propre geste entraîne une aggravation de l'état
de santé, voire le décès, au lieu du mieux-être attendu, espéré. Pourtant, même en l'absence d'erreur ou de faute, le chirurgien véritablement *responsable* ne devrait pas utiliser l'anneau de cette façon. Car
son rôle est encore, en pareil cas, de tenter d'expliquer, de tenter d'aider
au travail de deuil des proches quand il n'a, comme chacun d'entre
nous, qu'un désir alors, celui de « fuir »[1].

La fuite est représentative de « honte ». « La Honte est la Tristesse
qu'accompagne l'idée d'une cause intérieure », écrit Spinoza[2]. Tristesse
engendrée par le décès du patient qui s'était confié au chirurgien. Cause
intérieure : ne pas avoir su « assez faire », « faire assez bien », pour qu'il
reste en vie. Une telle honte n'est pas non plus sans rapport avec un
« sentiment de culpabilité ».

Honte, « sentiment de culpabilité » et « idéal de toute-puissance »

Pour Doï Takeo, c'est parce que les occidentaux appartiennent à
une « culture imprégnée du sens de la culpabilité », qu'ils « se montrent,
en règle générale, peu disposés à s'excuser ». L'auteur japonais pense, à
juste titre selon nous, que c'est essentiellement face au « groupe auquel
on appartient qu'on éprouvera de la honte ». Pour lui, « l'Occidental
préfère le sentiment du *péché* ou de la *culpabilité*, car le sens de la honte
qui porte avec soi une impression d'*imperfection*, d'inaptitude, d'*insuffi-
sance de sa propre personne* est plus fondamental ». Le fauteur honteux
qui avouerait serait exposé à la critique d'autrui, alors qu'il tient à recevoir l'estime et le réconfort de son entourage, professionnel en particulier.

---

1. Ludwig Wittgenstein, dans *Conférence sur l'éthique* caractérise « l'absolument correct » de
l'action éthique, en la comparant à une route : « [La route absolument correcte] ce serait la
route que chacun devrait prendre, mû par une nécessité logique, dès qu'il la verrait, ou sinon
il devrait avoir honte. » *Leçons et conversations*, Paris, Gallimard, « Folio essais », 1992, p. 147.
2. Spinoza, *Éthique*, *op. cit.*, Livre II, scolie de la proposition XXX, p. 251.

Bonne approche de la « faute » du praticien de santé exerçant individuellement, mais plus encore de celui qui exerce dans un établissement de santé, qu'il soit public ou privé (confronté qu'il y est au jugement de ses collègues). On peut considérer que dans les cas où l'erreur, la faute, sont masquées, le « vernis » professionnel est gardé sauf, quand le « sentiment de culpabilité » à l'opposé, intériorisé, non dit, tend à se développer avec son immense capacité de déstructuration de la personnalité.

Serge Tisseron souligne ainsi que « la honte pour une faute publiquement découverte est beaucoup plus gravement redoutée que la culpabilité attachée à des fautes qui peuvent rester secrètes », parce que « la culpabilité est une forme d'intégration sociale, alors que la honte est une forme de dés-intégration »[1]. Cette conception peut expliquer une fraction des accidents médicaux graves survenant au terme d'actes invasifs. Parce que la honte ressentie par le praticien à l'origine de l'imperfection, voire de la complication grave, même non fautive, lui fait craindre de perdre la confiance de son entourage professionnel. Il vaut alors mieux pour lui cacher l'imperfection[2], l'erreur fautive ou non fautive, quitte dans certains cas à être ultérieurement obligé d'affronter un procès, passant ainsi d'un stade de culpabilité intérieure ou implicite à celui de culpabilité explicite. Autrement dit : conserver l'estime de ses pairs serait plus important parfois pour lui que de « garder sa conscience en paix avec elle-même ». Il s'agirait d'une dissociation de la sensibilité et de la raison.

Honte, désordre des émotions ; sentiment de culpabilité, désordre des pensées. La honte préserve l'identité, le sentiment de culpabilité limite l'action. Reprenant ici la partition de l'âme en trois, décrite par Platon[3], on pourrait dire que la « colère », le cœur (*thumos*) n'a pas fait son travail de soutien à la raison (*logistikon*), pour prendre le dessus sur le désir, la sensibilité (*épithumètikon*).

Il est aussi, en médecine, une autre occasion de « honte », celle de

---

1. Serge Tisseron, *La honte, psychanalyse d'un lien social*, Paris, Dunod, 1992, p. 3.
2. Freud écrit, dans *L'interprétation des rêves* : « un auto-reproche se transforme en honte si quelqu'un d'autre vient à l'entendre. »
3. Platon, *La République*, Paris, GF-Flammarion, 1966, 435d à 444d, pp. 188-197.

ne pas être à la hauteur de l'idéal de « toute-puissance » qu'ont long-temps véhiculé les médecins eux-mêmes et dorénavant les médias plus encore que les médecins. Obligeant à un constat d'impuissance, cette « honte-signal-d'alarme » pourrait avoir l'insigne avantage, quand elle est analysée et dépassée, d'obliger le praticien à revoir sa vision de l'exer-cice de la médecine, à se fixer des objectifs atteignables. Manière de ne pas se charger de culpabilité, de ne pas céder à la « honte-symptôme », véritable frein à l'action ultérieure. Ce que les Anglo-saxons appellent passer de la honte dégradante (*shaming*) à la honte positive (*reintegrating shaming*). À l'agent d'entrer dans la honte pour que la victime en sorte ; il sortira de la culpabilité, le patient entrera dans la reconnaissance. Ni rétribution (quand le coupable est puni pour sa faute et sa culpabilité), ni réhabilitation de l'agent, mais processus de *véridiction*, « justice » res-tauratrice des liens sociaux. Sentiment de honte comme écart trop pro-fond creusé entre le moi et l'Idéal du Moi (intime, en partie inconscient), quand le sentiment de culpabilité provient d'une transgression, réelle ou supposée, des interdits intériorisés dans le Surmoi[1]. Ce qui est parfois le ressenti chirurgical lors de la survenue du décès d'un opéré (honte de ne pas être un chirurgien sans reproche d'un côté, culpabilité d'avoir transgressé l'interdit hippocratique « tu ne nuiras pas » de l'autre).

Détacher la notion de honte de celle de culpabilité, bien plutôt la rattacher à celle de responsabilité et de morale. « La notion de culpabi-lité est tournée vers le passé, la notion de responsabilité vers l'avenir », écrit Marcel Conche[2]. Avec cette manière d'envisager la honte positive-ment, on s'éloigne radicalement de celle qu'exprime Aristote, pour qui un honnête homme ne peut éprouver de la honte, puisque celle-ci ne peut être inspirée que par de « mauvaises actions »[3].

Mais quels sont les rapports des « sentiments » de honte et de culpabilité avec la culpabilité elle-même ? Étymologiquement, culpabi-lité suppose faute (*culpa*) bien sûr. La culpabilité juridique suppose faute

---

1. Belinda Cannone, *Le sentiment d'imposture*, Paris, Calmann-Lévy, 2005, pp. 73-75.
2. Marcel Conche, *Le fondement de la morale, op. cit.*, p. 86.
3. Aristote, *Éthique à Nicomaque*. 1128b, [25], Paris, GF-Flammarion, trad. Richard Bodéüs, 2004, p. 222.

prouvée, dommage et lien de causalité, direct et certain, entre la faute et le dommage. Et l'on passe alors, lorsque ces trois conditions sont remplies, de la simple responsabilité pour l'acte incriminé à la culpabilité juridique. Ce qui, en droit pénal, ne pose guère de problèmes, en pose certains en droit civil, à partir du moment où l'on élargit le domaine de la faute, par souci compassionnel. Car alors se confondent, chez le responsable de l'acte, simple responsabilité pour l'acte et « sentiment de culpabilité ».

Hors la sphère juridique, l'approche du « sentiment de culpabilité » a été tentée de diverses manières. Paul Ricœur[1] décèle une « trace négative » persistante de l'influence chrétienne dans le sentiment archaïque de *culpabilité, sans faute* réelle constituée, sans médiateur institué, sans pardon possible, que l'on retrouve exacerbée dans les *pathologies de la culpabilité*. Doï Takeo[2] y associe la propension de certains occidentaux à désormais priver le sentiment de culpabilité du *remords* et de la nécessité de *réparation* que d'ordinaire il suppose. Il explique cet avatar par le fait que le « sentiment de culpabilité » prévaut par rapport au sentiment de honte, dans les sociétés où la valeur intrinsèque de l'individu est placée au-dessus de la solidarité avec le groupe et réside dans son autonomie[3]. Pour lui, certaines sociétés occidentales connaissent une telle situation. Notre pays, en effet, nous paraît intégrable en ce schéma.

Le praticien de santé qui a nui nuit évidemment de manière presque toujours involontaire. Il est en règle conscient de sa responsabilité dans les conséquences fâcheuses de son action, quand elles existent. Mais sans doute ne se sent-il pas toujours coupable[4], quand le dommage lui semble n'avoir été qu'un aléa ou une complication purement imprévisible, indépendante de sa volonté, de son attention et de ses efforts pour soigner. Encore lui faut-il, pour arriver à ce jugement, avoir bien voulu analyser l'évolution, bien voulu l'envisager de près et sans mensonge,

1. Dans *Innocente culpabilité*, Paris, Dervy, 1998.
2. Doï Takeo, *Le jeu de l'indulgence*, Paris, L'Asiathèque, 1988, pp. 40-43.
3. Max Weber et Max Scheler disent des choses avoisinantes.
4. La coulpe (*colpe*), c'est en effet le péché *volontaire* qui entraîne la perte de la grâce.

sans tendresse particulière pour soi-même. Sommes-nous certains que nous entrons *toujours* dans ce cadre, lorsque nous enregistrons une évolution défavorable ? Ce n'est pas tout à fait certain. Si donc cette « opération » d'auto-analyse, salvatrice, est inconstante, peut-on au moins espérer que la justice – par l'entremise d'une expertise technique – permettra au praticien de la faire *a posteriori* ? Ce n'est pas sûr non plus dans tous les cas.

D'abord parce que la « dissection » de l'accident n'a de raison d'être parfaitement efficace et lucide que si elle est faite aussitôt après sa survenue. Ensuite parce que la lucidité peut aller jusqu'à s'auto-critiquer soi-même dans son for intérieur, mais beaucoup plus rarement à reconnaître ses erreurs en public. Car elles peuvent paraître remettre en cause – à tort ou à raison – les compétences, voire la conscience professionnelle et la moralité du praticien. Savoir intuitivement, dans le premier cas, que l'on était perfectible pour la technique utilisée ou l'indication posée – et savoir est ici employé au sens heideggérien (« savoir est la mémoire de l'être »), au sens où savoir est sentir, savoir est être affecté par, mais surtout savoir est « pouvoir apprendre »[1] – est de l'ordre du possible. Ici, sans doute, des traces de l'amour de l'autre et de l'amour de soi. Dans le deuxième cas, celui de la confrontation judiciaire, l'amour-propre reprend le dessus. Le désir de ne pas apparaître fautif, coupable, incompétent, non consciencieux, peut faire reléguer au second plan l'honnêteté intellectuelle, le souci de vérité, devant l'échec. Et ainsi peut croître et embellir la réputation du chirurgien comme être dépourvu de sensibilité…

Si la *responsabilité* civile médicale avait reposé sur un *fondement objectif* plutôt que sur celui, *subjectif* et dévalorisant, de la « faute », le ressenti médical et par là même le comportement de la profession eussent peut-être été différents. Hans Jonas relève d'ailleurs cette évidence « qu'une responsabilité donnant droit à un dédommagement financier peut être libre de toute culpabilité »[2]. Mais il fait involontairement fi du ressenti du procès, fût-il civil, chez le praticien. Libre de culpabilité, sans doute ; libre de « sentiment de culpabilité », pas toujours.

1. Martin Heidegger, *Introduction à la métaphysique, op. cit.*, p. 34.
2. Hans Jonas, *Le principe responsabilité*, Paris, Flammarion, « Champs », 1998, p. 179.

Nous émettons l'hypothèse qu'en établissant une responsabilité de plein droit (encore dite *responsabilité de type objectif*) en matière d'accidents médicaux, on n'aurait très vraisemblablement pas assisté à une judiciarisation croissante des activités médicales[1]. Un tel fondement objectif pour la responsabilité médicale a, selon nous, un double avantage : « dépénaliser »[2] l'accident médical d'une part, créer d'autre part une incitation forte à la prévention des accidents, par la généralisation des démarches d'auto-évaluation, que prônent désormais, il est vrai, les textes juridiques les plus récents, en même temps que les institutions de contrôle. Même dépénalisé, l'accident médical, réparé dès qu'il serait grave, entraînerait presque obligatoirement chez le professionnel de santé, selon nous, un regard critique sur son activité, regard critique qu'ont adopté, depuis longtemps déjà, les assureurs de responsabilité médicale. Point n'eut été besoin, dans ces conditions, d'élargir le « domaine de la faute médicale » pour indemniser les accidentés injustement atteints, ce qui est bien sûr nécessaire. L'un des reproches faits à un tel fondement objectif de la responsabilité médicale est habituellement le suivant : il restera toujours la maladie, qui elle, ne sera pas indemnisée en l'absence d'accident médical. Nous en sommes bien conscients, mais premièrement, il n'y a pas, en un tel cas, d'intervention étrangère ayant entraîné un accident ; deuxièmement, il existe dans tous les pays dits développés des systèmes facultatifs d'assurances volontaires, qui, moyennant une contribution relativement modeste, assurent une « protection » au moins financière contre les accidents ménagers et la maladie. Les plus défavorisés pourraient être pris en charge pour ce risque par les systèmes d'assurances sociales. Quant au second reproche souvent fait à l'établissement d'une responsabilité de type objectif, celui d'une *déresponsabilisation* des professionnels, nous n'y croyons pas, parce que plusieurs pays européens en ont donné la preuve opposée depuis une trentaine d'années. Il n'est pas non plus question de rejeter tout *fatum*, mais de tenter d'approcher une solution

---

1. Rares sont pourtant les pays en Europe à avoir, à ce jour, délibérément opté pour une *responsabilité médicale de type objectif*. Il s'agit essentiellement des pays scandinaves.

2. Pas au sens de la justice pénale, mais à celui de suppression de la « peine » causée à tous.

mettant fin au cercle vicieux (celui que l'on rencontre aux USA, par exemple) dans lequel il nous semble que notre pays soit entré.

Même si on ne peut espérer qu'ainsi disparaissent « l'injustice » que représente la maladie et le risque qu'engendreront toujours, quels que soient les « progrès médicaux » à venir, les « interventions sur le vivant ». Levinas, dans ses derniers cours à la Sorbonne, en 1975, emploie presque indifféremment les mots responsabilité et culpabilité, pour ce qui touche la mort d'autrui, laquelle concerne tout particulièrement le praticien de santé, spécialement l'auteur de gestes invasifs. Ainsi : « elle [la mort d'autrui] est, dans ma relation, ma déférence à quelqu'un qui ne répond plus, déjà une culpabilité – une culpabilité de survivant… dans toute mort s'accuse la proximité du prochain, la responsabilité du survivant, responsabilité que l'approche de la proximité meut ou émeut. »[1] Distinction impossible parfois : coupable ou bien seulement responsable ? En ce sens, encore, Emmanuel Levinas : « La mort n'est pas du monde. Elle est toujours un scandale et, en ce sens, toujours transcendante au monde… la mort soulève une question qui n'est pas posée… qui est question sans donnée… la question que soulève le néant de la mort est un pur point d'interrogation… »[2]

Le bon père de famille

La faute, dans notre droit, reste toujours appréciée en référence au comportement du « bon père de famille », de façon identique à celui qui prévalait dans la *lex Aquilia*, trois siècles avant Jésus-Christ, à Rome. Ceci suppose que l'agent a toujours le choix entre deux manières d'agir, l'une sûre et l'autre plus dangereuse. Mais est-ce bien là la situation réelle, du moins en médecine[3] ? Quel est le praticien qui ne voudrait toujours choisir la technique, le mode de surveillance, la décision la plus sûre pour son

---

1. E. Levinas, *Dieu, la mort et le temps*, Paris, Livre de Poche, « Biblio-essais », 2002, pp. 21 et 26.
2. *Ibid.*, p. 129.
3. Et même en dehors d'elle : le paradigme du « bon père de famille » est une pure virtualité. Quel est celui d'entre nous qui n'a relâché, à un moment ou un autre, la surveillance de ses (jeunes) enfants, au risque parfois de frôler la catastrophe, en tout cas de connaître quelques accidents déplorables ?

patient ? Quel est celui qui ne voudrait toujours avoir que des succès indiscutables ? Envisager le geste le plus sûr, c'est aussi être parfaitement sûr de son savoir, non pas théorique mais pratique, appliqué à un patient singulier, strictement incomparable aux autres. Comment le praticien pourrait-il prévoir toujours les conséquences de ses actes sur tous les malades, quels qu'ils soient ? Qui peut raisonnablement soutenir cette thèse ?

Il pourrait se creuser là un hiatus entre le professionnel de santé et ses juges civils, quand la culpabilité « établit un pont entre l'ordre social de la normativité et l'ordre normatif du sujet », quand « quelque chose circule de l'un à l'autre, un discours de la raison, élaboré sur la base des matériaux constitutifs de la représentation humaine »[1].

Peut-être y a-t-il d'ailleurs, entre le concept de « *bon père de famille* », spécifique au droit continental[2], et celui de « *comportement raisonnable* »[3], qui prévaut en *common law*, une explication, au moins partielle, de l'évolution différente des deux systèmes juridiques, dès le XIXe siècle, à l'heure du machinisme-roi[4]. Les accidents, bien plus fréquents dès cette époque, sont considérés comme des événements malheureux qui se produisent fortuitement, n'entraînant donc aucune responsabilité particulière dans le droit anglo-saxon, quand ils vont donner lieu à la mise en place en France – ce qui est louable – de systèmes automatiques de compensation, celle-ci étant assurée, au plan financier, par l'employeur, qu'il y ait ou non faute de sa part[5]. C'est à une évolution du droit des obligations vers un droit de l'accident qu'on assistera dès lors dans certains pays, dont le nôtre. Paradoxe cependant, cette évolution laissera de côté en France la médecine, au moins pour ce qui est du secteur privé et de la justice judiciaire. Avec le temps, certains pays, à l'opposé, tels les pays nordiques, appliqueront de

---

1. Pierre Legendre, *Le crime du caporal Lortie, op. cit.*, p. 66.
2. Hérité du droit romain, où le *pater familias* avait droit de vie et de mort sur sa progéniture…
3. Ou encore de « spécialiste expérimenté ».
4. Le hiatus se creuse au XIXe siècle avec par exemple cette déclaration d'un *Lord Justice* : « *Being wrong was not the same as being negligent* », qu'il confirme en soutenant : « Les victimes d'accidents médicaux de cette nature doivent être pris en charge par la communauté et non pas compter sur les résultats hasardeux des litiges », cité par André Tunc, *La responsabilité civile*, Paris, Economica, « Études juridiques comparatives », 1990, p. 118.
5. Voir la loi de 1898 sur les accidents de travail, analysée de façon très précise dans l'ouvrage de François Ewald, *L'État providence*.

semblables systèmes de compensation automatique au secteur médical, désolidarisant dès lors la réparation des accidents de la recherche de faute, réservant le traitement judiciaire de celle-ci aux manquements les plus graves et aux dommages volontaires.

Comment ne pas s'interroger sur des lois telle celle du 4 mars 2002 en France, qui transforme le patient en simple « usager du système de santé », maître de son destin médical, à l'égal du professionnel qui le prend en charge, quand ce dernier reste jugé en comparaison à un « bon père de famille ». Alors, relations de pair à pair, ou relation de père à fils ? Paternalisme maintenu, ou « démocratie sanitaire » ? Autonomie ou hétéronomie ? Qu'en est-il advenu du contenu de justice et de « vérité », de véridiction, que ne peut abandonner un *corpus* juridique sans que des conséquences désastreuses en découlent pour les différents groupes sociaux ? De telles lois ne contribuent-elles pas à promouvoir l'idéologie du « sujet-Roi »[1] et la création d'un univers individualiste auto-fondé, d'où la notion de limite à ne pas transgresser s'est totalement et définitivement absentée ?

Parler de souffrance avant que de parler de faute. Se préoccuper de savoir si le plus important n'est pas la souffrance de la victime plutôt que la faute du praticien. Et « *réparer », avant que de punir*, car punir n'est jamais là que rajouter une souffrance[2] à une autre souffrance, quelle que soit la consonance utilitariste et par là critiquable de tels propos.

L'information médicale

Deux visions extrêmes s'opposent ici.

La première est de considérer le patient comme un être que l'on peut « mettre en fiche ». Une fois ses diverses particularités biologiques et pathologiques recherchées, découvertes et listées, son « cas » médical

---

1. La formule est de Pierre Legendre, *Le crime du caporal Lortie, op. cit.*, p. 164.
2. « La souffrance ne donne aucun droit, et surtout pas celui de faire souffrir, car il ne suffit pas d'être victime pour avoir raison. » Michel Schneider, *Big Mother, psychopathologie de la vie politique, op. cit.*, p. 135.

ne fera plus problème. Il suffira, pour le traiter et le guérir, de lui administrer le bon traitement, celui-ci n'aura aucune raison d'échouer. Si le traitement échoue, c'est qu'il y aura eu faute professionnelle, et donc responsable et coupable. Dans cette optique, l'information médicale donnée avant tout geste invasif pourra être froide, objective, dépassionnée, complète. Il suffira qu'elle soit formalisée. C'est ce que Roland Gori et Marie-José del Volgo appellent l'information sauvage, « au sens freudien d'une interprétation qui dit le vrai sans tenir compte de celui auquel elle le dit »[1].

La seconde, tout opposée, consiste justement à considérer le patient comme une singularité à nulle autre pareille. À ce titre, l'information donnée devra être individualisée, compréhensible, pas forcément exhaustive mais respectueuse des personnalités, en un mot adaptée. C'est dire qu'elle pourra être partielle[2], dans l'intérêt exclusif du patient. Le traitement choisi, exécuté au mieux, pourra échouer à améliorer le patient, parfois même aggraver son état, sans qu'obligatoirement cela soit la conséquence d'une faute, sans qu'il faille rechercher absolument un coupable, quand cette recherche ne fait, comme l'explique François Ewald depuis plusieurs décades, que suivre un simple principe de répartition des droits.

Les *Lois* de Platon (IV, 720) montrent que cette conception de l'information existait déjà dans la Grèce classique : « Dans la mesure où il le peut, il [le médecin] instruit le sujet lui-même, ne lui prescrit rien sans l'avoir au préalable persuadé, et alors, à l'aide de la persuasion, il adoucit et dispose constamment son malade pour tâcher de l'amener peu à peu à la santé. » Paternalisme sans doute, mais souci indéniable d'information et de persuasion, dans le but de restaurer la santé. Bien sûr, cette information humaniste, plutôt que seulement humaine, ressortit au dialogue véritable. Un dialogue du cœur, au sens qu'Hölderlin

---

1. *La santé totalitaire*, Paris, Denoël, 2005, p. 50 et note n° 2, p. 50.
2. Pour Kant cependant, le mensonge (et l'information partielle est un mensonge par omission au moins) « n'a même pas besoin d'être préjudiciable à autrui pour être déclaré répréhensible ». *Doctrine de la vertu*, *Métaphysique des mœurs*, t. II, Paris, GF-Flammarion, 1994, p. 284. On voit ici un exemple de l'inapplicabilité du « devoir » kantien à la *praxis* médicale.

donne à ce mot, qu'Heidegger explicite. « Dire est ainsi originellement entendre, de même que pouvoir entendre est, en son sens pur et originel, redire (et non simplement répéter) ce qui a été entendu… Le bon dialogue dit l'avis (*Meinung*) du cœur. »[1] Information orale donc essentiellement, plutôt qu'écrite. Car comme Guillaume de Humboldt l'a montré : « La parole saisie en son essence effective, est quelque chose de constamment et à chaque instant passager. Même sa conservation par l'écriture n'est jamais qu'une sauvegarde imparfaite, du genre de celle des momies, et qui demande donc toujours à nouveau qu'on cherche à y rendre sensible le discours vivant. » Quelle meilleure défense de l'information orale par rapport à l'information écrite désincarnée, dont certains médecins, mais aussi de nobles institutions sociétales, se font malheureusement les ardents défenseurs !

« Guérir » pour un praticien, c'est sans doute redonner de l'incertitude quant au terme fatal, quant à la date de l'*exitus*. Guérir pour un patient, c'est peut-être aussi « guérir de sa guérison », concevoir qu'un autre équilibre est possible, plutôt que la *restitutio ad integrum*, après la maladie. Comment alors peut-on espérer aider un malade en lui récitant, en lui « débitant » des statistiques, à la décimale près, pour définir ses « chances de survie » à court, moyen et long termes, comme cela est devenu l'usage outre-Atlantique ?

Bien sûr ces deux cas de figure sont des extrêmes. Combien actuellement voyons-nous encore de patients nous arrêter lorsque l'information leur semble aller trop loin qui, saturés, nous stoppent d'un « Je vous fais confiance, docteur ». Ce qui bien sûr a deux acceptions : « Prenez-moi en charge, je m'en remets à vous, n'ayant pas les moyens de trier les éléments d'information », et c'est l'acception transparente ; mais aussi « N'abusez pas de ma confiance, ou je vous en demanderai compte », et c'est le non-dit du dire. Ou encore : « J'entends votre *parole* plutôt que vos *preuves*, mais si celle-là venait à manquer, je m'en remettrais à celles-ci ».

Mais à partir du moment où l'information médicale représente « un dire qui excède le dit », à partir du moment où « la vérité du

---

1. Martin Heidegger, *Approche de Hölderlin*, Paris, Gallimard, « Tel » 2001, pp. 158-159.

patient ne s'inscrit pas dans le même lieu psychique que l'énoncé d'exactitude probabiliste du médecin »[1], on ne peut confondre toujours communication et information. Husserl écrit, dans *Leçons pour une phénoménologie de la conscience du temps* : « Succession de sensations et sensation de la succession ne sont pas la même chose. » L'information pourrait en quelque sorte correspondre à celle-ci et la communication à celle-là. Pour illustrer la différence, Levinas parle de l'*information* comme de la « simple transmission d'un contenu ou d'un Dit », dans laquelle « le communiquer ne remonterait à aucune signification propre que le sujet produirait indépendamment de la vérité qu'il sert », « le Dire [se serait] tu dans le Dit, comme si personne n'avait parlé »[2]. Sur la *communication*, il écrit : « que la transcendance soit la communication, impliquant, par delà un simple échange de signes, le "don", la "maison ouverte" – voilà quelques termes éthiques par lesquels signifie la transcendance en guise d'humanité ou l'extase comme dés-intéressement. »[3]

Ainsi n'est-il ni suffisant ni charitable d'asséner oralement une liste, fût-elle exhaustive, des complications possibles d'un acte invasif et vaut-il mieux dire, aussi prudemment que possible, ce qu'il peut représenter, pour ne pas décourager le patient quand l'acte est nécessaire. Délivrant un message, l'*information* donnée par le praticien médical est aussi parfois une *révélation* lorsqu'elle informe de maladies graves ou de la récidive de celles-ci, renvoyant les patients à leur passé douloureux, à leurs éventuelles défaillances qu'ils transforment spontanément en fautes, avec la culpabilité qui s'ensuit. Maladie du praticien, « maladie répertoriée du savoir médical » dans le premier cas, maladie du malade dans le second, on imagine le hiatus possible… D'où une douleur psychique aggravée dans certains cas, magnifiée par des propos censés informer. Edgar Morin emploie une formule qui nous semble bien adaptée à la situation que nous décrivons, celle du couple patient-praticien : « L'accumulation des informations ne crée

1. Roland Gori et Marie-Josée Del Volgo, *La santé totalitaire, op. cit.*, p. 157.
2. Emmanuel Levinas, *Dieu, la mort et le temps*, Paris, *op. cit.*, p. 174.
3. Emmanuel Levinas, *De Dieu qui vient à l'idée*, Paris, Vrin, 1998, p. 33.

pas la connaissance, et l'accumulation des connaissances ne crée pas la compréhension. »[1] Heidegger écrit en ce sens : « Mais si les *rapports vivants* ne sont pas tout d'abord venus, surgis à la vie, s'ils ne demeurent pas donc fermement fondés dans leur origine et s'ils ne sont pas, dans le fondement de leur être, d'origine poétique, alors toute discipline, si rigoureuse qu'elle veuille être, n'a rien de ferme qu'elle puisse maintenir *fermement*. »[2] Ce qui décrit assez bien le remplacement du dialogue originaire et fondamental, qui laisse à chacun la « part du rêve », par les actuelles procédures déontiques à visée juridique.

Roland Gori et Marie-Josée del Volgo parlent en ce sens de la *rationalité scientifique*, laquelle inclut nécessairement la considération de la personnalité du patient, forcément unique, et de sa caricature, l'*idéologie scientiste*, qui procède par protocoles, évaluations et statistiques, avançant de concert avec la judiciarisation, autre « régime de preuves ».

Dans l'opposition entre ces deux formes d'information interviennent évidemment les représentations sociales des différentes catégories socio-professionnelles : représentation que se font les praticiens du patient, représentation que se font des soignants les soignés. Représentations variables, au sein même d'une catégorie censée être uniforme : pour exemple, représentations du praticien responsable de l'acte ultérieurement incriminé, mais aussi des praticiens dits « experts » amenés à se représenter leurs pairs par comparaison à celui qu'ils rencontrent, à distance de l'acte incriminé. Ce dernier, forcément différent, tant au plan physique que psychique, de celui qu'il était dans le courant de l'action. Pour tous, la représentation interfère directement avec tant d'affects et de présupposés qu'elle ne peut être directement reproductible de l'un à l'autre, voire pour le même au cours d'expériences successives. Images du praticien capable et du praticien coupable, images de la victime souffrante et de la victime qui revendique, voire cherche à se venger : c'est le kaléidoscope qui défile devant l'expert, à l'heure de l'expertise. Antoine Sénanque, dans *Blouse*, fait du procès médical et de l'expert judiciaire un tableau à la Céline. Et un tableau tout aussi noir des

1. E. Morin, *Éthique, La méthode 6*, Paris, Seuil, 2004, p. 184.
2. M. Heidegger, *Approche de Hölderlin, op. cit.*, p. 191.

conséquences du procès : « Il en a retiré [du procès] de l'amertume et s'est replongé dans son chagrin. Il a vécu sa faute à la *Dorian Gray*[1], comme un ajout de laideur au portrait de sa jeunesse. »[2]

S'indigner collectivement en faveur des « victimes de la médecine », contre un persécuteur masqué dénommé sans nuance « les médecins » est une manière de se donner bonne conscience à peu de frais, de manière idéologique, emplie de ressentiment, comme l'a montré, pour d'autres situations, Jean-François Mattéi (*De l'indignation*).

Peut-on modifier des représentations sociales si solidement établies ? Il nous semble en tout cas que le problème de la « réparation » des accidents médicaux, traité au cas par cas et non pas en tant que concept, est un moyen parmi d'autres d'agir sur ces représentations, à moyen ou long termes, si peu que ce soit. Et de ne pas sacrifier, sur l'autel d'une fausse morale, toute une catégorie socio-professionnelle qui ne peut à l'évidence être tout entière bonne ni tout entière mauvaise. Pour elle, « s'acheminer vers la parole », plutôt que vers l'information, serait un moyen supplémentaire de redorer sa propre image…

Avant toutefois que d'envisager le problème de la « réparation » des accidents médicaux « anormaux », *deux* considérations nous semblent justiciables ici d'être soulignées.

La première est que, perdant le contrôle de soi dans la maladie, quelque part remis par elle en position infantile, chacun d'entre nous peut réagir avec haine, haine de l'inconscient, haine de l'infantilisation, haine de l'étrange (le mal de la mal-adie), haine de l'autre (les proches) et *a fortiori* de l'étranger (pourquoi pas le soignant) lorsque les choses se compliquent. Il suffira parfois d'un déni d'écoute, plus ou moins réel, pour que le nourrisson savant décrit par Ferenczi se transforme en un redoutable plaideur… Exproprié de son *corps* par le *corps* soignant, il tentera d'en demander compensation à l'État, par l'intermédiaire de son bras armé, la Justice. Sortant en quelque sorte d'une situation de

---

1. Cette métaphore (Oscar Wilde, *Le portrait de Dorian Gray*, Paris, Gallimard, « Folio », 1991, p. 378) du vieillissement prématuré des praticiens de santé à la mesure de leurs erreurs et de leurs échecs (même dépourvus de toute erreur) est saisissante, véritablement vécue selon nous par un certain nombre d'entre eux, dans leur chair et dans leur âme.

2. *Blouse, op. cit.*, p. 58.

« soumission librement consentie » (Beauvois et Joule) et se plaçant en position non plus de persécuté mais de *persécuteur*. Ambivalence amour-haine dans les relations soigné-soignant qu'exprime parfois la polyphonie interne du discours de l'un et de l'autre.

La seconde est que la tâche de l'expert qui analyse un accident médical est factuelle, consistant à éclairer le juge sur des faits techniques. Elle n'est pas de porter un jugement. Sa première qualité doit donc être la compétence, compétence technique et même scientifico-technique, compétence redoublée par rapport à ses collègues qui exercent le même métier que lui et qui se doivent eux aussi, à l'évidence, d'être compétents. L'expert c'est en théorie celui qui sait « tout » ce que l'on peut savoir dans le domaine dont il est « l'expert » et qui met ce savoir au service et à la disposition de la justice. On est loin, alors, du savoir au sens heideggérien, et c'est pourquoi la deuxième qualité que doit posséder l'expert, après la compétence, c'est la bonne foi. Celle qui doit le faire se déporter, c'est-à-dire refuser l'expertise, quand il juge n'en pas savoir assez sur le sujet litigieux. Et quand bien même il aurait l'impression qu'on ne peut en savoir beaucoup plus, il lui faudrait concevoir et accepter que le savoir scientifique est forcément fini (lucidité plus qu'humilité), parce que daté, donc provisoire. Certes, les connaissances en ce domaine progressent comme une *adequatio rei et intellectus* à rechercher indéfiniment, ce qui suppose au minimum que la vérité du discours (fût-il écrit, comme dans le rapport d'expertise) tente de « coller » au plus près à la vérité de l'être, des faits. Les connaissances sensorielles, parfois tout aussi vraies que les connaissances scientifiques, resteront réservées au juge, dans son « intime conviction » et interdites à l'expert. C'est pourquoi, en l'absence de preuves objectives, il lui faudra parfois s'abstenir de conclure, quand bien même il aurait son idée sur les causes éventuelles d'un résultat délétère. Car comment vérifier la falsifiabilité de l'enchaînement, quand il est à l'évidence unique et non reproductible (ni vérifiable ni falsifiable, au sens que donne à ce concept Karl Popper[1]), comme tout ce qui touche au vivant.

1. Une proposition est falsifiable si on peut mettre en place une procédure expérimentale destinée à prouver qu'elle est soit vraie, soit fausse, selon le cas.

> « L'homme peut maîtriser en lui tout ce qui doit l'être. Il
> doit réparer dans la création tout ce qui peut l'être. Après
> quoi, les enfants mourront toujours injustement, même
> dans la société parfaite. »
>
> Albert Camus

> « Ce n'est pas tant (quoi qu'il paraisse) de la quantité de
> nos réserves économiques, mais bien plutôt de l'intensité
> accrue de nos puissances réflexives et affectives que dépen-
> dent, en fin de compte, le succès ou l'échec ultime de l'hu-
> manité. »
>
> Pierre Teilhard de Chardin

À défaut d'éviter le mal, peut-on au moins le « réparer » ? Qui doit
réparer ? Le coupable, le responsable, la société, le patient lui-même,
tous ensemble ? En préambule, il n'est en rien question pour nous de
remettre en cause, fût-ce le moindrement, la notion de responsabilité
médicale individuelle. Contrairement à Dominique Lecourt, nous ne
pensons pas que la liberté de l'individu et la responsabilité de ses actes
soient « un montage philosophique récent ». Il nous paraît, bien au
contraire, que dès que l'homme enterre pour la première fois son prochain, il y a environ 100.000 ans[1], pour lui éviter d'être dévoré par les
fauves, il est devenu responsable. Et sans doute est-il taraudé par un
profond remords quand son action n'aura pas été suffisamment rapide
pour éviter la dislocation du cadavre. Mais si le principe n'est aucune-
ment remis en question, ce sont les modalités de sa mise en œuvre qui
nous semblent pouvoir faire problème.

On constate d'ailleurs que le problème de la réparation des acci-

---

1. Vraisemblablement après qu'il a acquis le langage, lequel semble une condition nécessaire à
l'enterrement de la dépouille. Le langage est supposé apparaître il y a 120.000 ans environ.

dents médicaux en Europe trouve une solution très différente dans l'Europe latine, dite du Sud et dans l'Europe du Nord. Le partage ne nous semble pas très exactement se faire entre droits continental et anglo-saxon, malgré l'aphorisme d'André Frossard : « La justice anglo-saxonne juge les faits, la justice française prétend juger les personnes et peser les âmes : ses procès sont des avant-premières du Jugement Dernier. »[1] Pourtant il nous semble que le procès médical à la française, ainsi que la phase actuelle de judiciarisation, affectent, peut-être plus que dans d'autres pays européens, l'action des praticiens nationaux.

Voilà pourquoi il est intéressant de visiter les deux paradigmes européens de la « réparation » médicale, avant d'envisager s'il est concevable qu'au nom de principes communs la réparation puisse se faire un jour plus uniformément dans l'Union.

Les deux principaux modes de « réparation » dans l'Union européenne

Schématiquement, *au Sud* une situation assez conflictuelle, marquée par un individualisme croissant des citoyens et des différents groupes de pression ainsi qu'un État providence où l'assistanat est en inflation constante, déresponsabilisant et démotivant ; *au Nord* une situation semblant, à l'observateur extérieur en tout cas, plus pacifiée, un État providence où la protection du citoyen paraît assujettie au respect de certaines valeurs sociétales, telle la nécessité du travail et du consensus inter-catégoriel[2].

Pas d'explication évidente à cette divergence autre que le classique adage « autres lieux, autre droit » et que l'importance réputée incontournable des conditions historiques. Y a-t-il un fondement éthique aux modes apparemment divergents de règlement des différends médicaux ainsi que de fonctionnement des systèmes de santé, dans le contexte actuel de mondialisation, au Sud et au Nord de l'Union ?

1. André Frossard, *Les pensées*, Paris, Le cherche-midi, 1994, p. 155.
2. Cette aspiration au consensus social nous semble avoir pris désormais la place du devoir qui s'accomplit dans l'exercice de la profession (*Beruf*), tel que le décrit Max Weber.

Max Weber, Max Scheler et Henri Bergson, parmi d'autres, peuvent sans doute contribuer à éclairer les différences constatées, ici et là.

La philosophie des systèmes de « réparation », au Nord de l'Union

Les sociétés nordiques paraissent faire leur cette idée de Bergson que le « tout de l'obligation » n'est souvent « qu'un extrait concentré, quintessence des mille *habitudes spéciales* que nous avons contractées d'obéir aux mille exigences particulières de la *vie sociale* ». Et l'acception locale de la notion de *société juste* peut être rapprochée de sa remarque selon laquelle le sacrifice de telle ou telle liberté laisse aux citoyens une liberté « d'une qualité supérieure, si la réforme accomplie dans le sens de l'égalité a donné une société où l'on respire mieux, où l'on éprouve plus de *joie à agir* »[1]. C'est ainsi que nous comprenons le développement dans tous ces pays de mécanismes de *prise en charge assurantielle directe* des accidents quels qu'ils soient, en particulier médicaux, reléguant *de facto* à un second rang très lointain l'action en justice pour obtenir dédommagement.

L'histoire et la sociologie

Pour Max Weber[2], la religion réformée aurait favorisé, parmi d'autres facteurs, l'implantation du capitalisme *moderne* en Occident. Le processus de rationalisation de la technique et de l'économie représente une part importante de l'esprit du capitalisme *nouveau*, mais l'auteur insiste également sur la part qu'y tient l'idée de « dévouement professionnel », conçu comme une « vocation » (*Beruf*) dont on ne tire aucun bénéfice eudémoniste pour soi-même, simple signe d'amour du prochain pour Luther. Cette vision contribue-t-elle, partiellement, à expliquer les différences observées dans le traitement des différends et conflits sociaux inter-catégoriels, entre pays latins d'Europe du Sud et pays d'Europe du

1. Henri Bergson, *Les deux sources de la morale et de la religion*, Paris, PUF, 1948, pp. 17 et 80. C'est nous qui soulignons.
2. Max Weber, *L'éthique protestante et l'esprit du capitalisme*, Paris, Plon, « Agora pocket », 1994.

Nord ? Ce n'est pas impossible. Bien que le *fasciculus morum* du XIVᵉ siècle, destiné aux prêcheurs catholiques, propose lui aussi comme remède à l'acédie de « labourer, semer, moissonner, faire la bière, cuire la nourriture, couper et coudre des vêtements, construire des maisons »[1]. Mais il s'agissait ici simplement d'une règle destinée à éviter l'insatisfaction de soi, le péché envers soi, plutôt que le péché envers Dieu.

L'État providence suédois, par exemple, est en pratique bien différent de l'État providence à la française. Le second donne une place toujours plus grande au déshérité, au chômeur, au laissé-pour-compte, ne cherchant pas forcément et premièrement à le remettre au plus tôt au travail. Le premier cherche, avant d'assurer une aide à quelques groupes en particulier, à établir le bien-être de tous ses citoyens, spécialement par l'intégration dans une activité professionnelle vécue comme un véritable *devoir*. Ainsi pourrait en partie s'expliquer l'attitude des sociétés nordiques devant l'accident, accident médical et son indemnisation en particulier.

Le but officieux des systèmes mis en place serait de rendre au citoyen accidenté sa place naturelle et industrieuse dans la société, aussi rapidement que possible, quitte pour cela à privilégier une « réparation » de tous plutôt que la réparation « intégrale » de certains. Réparation qui perdrait alors sa signification de possibilité pécuniaire de profiter de certains biens matériels, pour devenir la possibilité de donner à chaque « victime » le moyen de reprendre sa place laborieuse dans la société. Conçu de cette manière, le problème de la réparation des accidents médicaux se réduit au problème de *l'évaluation matérielle du préjudice*, beaucoup plus qu'à l'analyse des causes de l'accident, à savoir faute ou évolution non maîtrisable de la pathologie. Chaque professionnel étant supposé mettre ses services, dans son activité de tous les jours, à la disposition de la société, il n'y aurait aucune raison de supposer, en cas d'accident, qu'il soit coupable de faute, sauf volonté délibérée de nuire.

La législation nordique, que ce soit en Suède, au Danemark, en Islande, en Finlande ou en Norvège, est pour cette raison marquée en

1. Cf. Carla Casagrande, « L'histoire », n° 290 bis, septembre 2004, pp. 10-12.

matière de responsabilité civile médicale par une différenciation qui n'existe pas en pays latins de droit romain, entre la faute « banale » et la faute « volontaire ou grossière ». La première n'est, dans la très grande majorité des cas, justiciable que de mécanismes d'indemnisation *directe*, court-circuitant les tribunaux. La deuxième peut entraîner des sanctions pénales et pécuniaires lourdes, plus lourdes encore qu'en pays de droit latin. Différenciation qui nous paraît intéressante pour la bonne marche d'un système de santé, tant pour le patient que le professionnel.

On peut également expliquer la « cohésion sociétale », au moins apparente, des pays nordiques en ayant recours aux hypothèses de Max Scheler, dans *L'homme du ressentiment*. L'auteur y considère que la morale moderne est une « *morale de société* », mais il donne ici au terme de société une connotation fortement négative. L'individu n'est, dans une telle société, « responsable, coupable ou méritant, qu'en raison des ses actes propres ». La « *responsabilité collective* » y est critiquée, la sympathie y est « réduite aux seuls sentiments, aux seules actions qui servent l'instinct de conservation ». À l'opposé, dans une « *communauté*, on attache aux formes fondamentales de la vie commune une valeur éminente, valeur qui *transcende* les intérêts, les intentions, les points de vue particuliers »[1]. Cette explication, utilisée pour dépeindre des communautés *catholiques*, s'applique tout aussi bien aux sociétés du Nord de l'Europe, expliquant la place capitale qu'y tient le concept de responsabilité collective, par opposition au concept de responsabilité individuelle.

La France a pourtant une place à part en Europe en matière de contentieux médical, en ce sens qu'elle a deux justices, judiciaire et administrative. Et que la responsabilité médicale administrative est assez proche, en quelque sorte, de la responsabilité médicale en pays scandinaves.

Certains philosophes français semblent s'inscrire dans la lignée de Scheler. C'est une vision proche des rapports inter-humains que Georges Canguilhem semble appeler de ses vœux, lorsqu'il écrit : « La santé n'est pas seulement la vie dans le silence des organes, c'est aussi la vie dans la

---

1. Max Scheler, *L'homme du ressentiment*, Paris, Gallimard, 1970, pp. 177-178. C'est nous qui soulignons.

discrétion des rapports sociaux »¹. Le problème reste entier toutefois de savoir si l'établissement d'une telle discrétion est de l'ordre de l'institution locale individualisée, des institutions nationales de manière plus générale, ou si elle n'est que celle des rapports intersubjectifs, particulièrement en médecine. Quant au rôle des institutions françaises dans une éventuelle « pacification » des rapports sociaux, qu'il nous soit permis d'observer que la tendance était plutôt, jusqu'à un passé très récent, au repli catégoriel, à l'influence grandissante des *lobbies* – dont l'objectif est de se placer en situation monopolistique pour ce qui est des « niches de production »² – et à l'importance croissante des diverses prébendes, subventions et gratifications fiscales de la Mère-État – qu'à la considération du bien public. Judith Shklar parle d'un « libéralisme de la peur », orienté non pas vers la visée du bien commun mais vers le partage des maux subis. Ce jugement nous semble approprié à une société qui semble avoir perdu la plupart de ses repères, ne se projetant plus dans un avenir glorieux, mais demandant à la « vie » de la protéger de tous les aléas, maladie et accidents compris. Idéologie victimaire, pour échapper à un destin tragique, qui fonde la légitimité morale de la Mère-État. Perversion des relations État-démocratie, explique Denis Salas³, rencontre entre la composante émotionnelle de la démocratie avec ses messages d'inquiétude adressés à l'État et la démonstration de puissance de celui-ci par l'exercice exclusif de son droit de punir.

Faut-il alors rapprocher de la discrétion (individuelle) façon Canguilhem l'approche levinassienne ? « Le contact où j'approche le prochain n'est pas manifestation ni savoir, mais l'événement éthique de la communication que toute transmission de messages suppose… Ce revirement du donné en prochain et de la représentation en contact, du savoir en éthique, est visage et peau humaine. »⁴ Qu'on la nomme appel du « visage » ou sympathie, voire empathie, cette attitude est la seule

---

1. Georges Canguilhem, *La santé, concept vulgaire et question philosophique*, Bordeaux, Pin-Balma, « Sables », 1988, p. 28. C'est nous qui soulignons.
2. La comparaison de l'*homo* au *canis* est édifiante…
3. Denis Salas, *La volonté de punir*, Paris, Hachette littératures, 2005, p. 100.
4. *En découvrant l'existence avec Husserl et Heidegger*, Paris, Vrin, « Bibliothèque d'histoire de la philosophie », 2001, pp. 328-329.

justifiée en médecine, la seule capable d'y prévenir la plupart des situations contentieuses, en plus que de donner à la guérison ses meilleures chances.

Une dernière tentative, plus sociologisante, d'explication à la « pacification » supposée plus aboutie des sociétés du Nord par rapport aux nôtres, serait pour nous l'« *intégration* » *plus aboutie au système technicien*. Jacques Ellul pensait que « les conformismes sociaux sont d'autant moins apparemment pesants que les conformismes techniques se sont intériorisés et devenus plus objets d'évidence – car la structure est devenue plus technique : c'est le conformisme à la technique qui est le vrai conformisme social »[1]. Les pays nordiques sont réputés être « à la pointe de la technique » dans de nombreux domaines[2]. Mais alors pourquoi cette évolution spécifique en matière de responsabilité médicale, quand on la compare à celle que vit le grand-frère américain, pape du système technicien, qui a pourtant évolué aux antipodes malgré une influence égale, voire plus prégnante encore, de l'utilitarisme et des cultes réformés ?

Chantal Delsol rappelle, dans un tout autre contexte – celui de la justice pénale internationale –, que « la pluralité des cultures montre comment l'humanité s'inscrit dans un processus, et non dans un état » et qu'« on ne cherche à évoluer qu'en se représentant meilleur que soi, en se comparant »[3]. C'est pourquoi la comparaison des systèmes de réparation des accidents médicaux dans l'Union européenne, si difficile qu'elle soit, n'est sans doute pas dénuée d'intérêt, non pas qu'il faille y voir un désir d'uniformisation à tout prix, mais un effort pour une éventuelle amélioration de la prise en charge des complications graves, et peut-être, de ce fait, une discrète inflexion, avec le temps, des rapports soignant-soigné. La mise en exergue des systèmes nordiques d'assurance directe, qui « soulagent » les tribunaux, n'a pas, dans notre esprit, l'objectif d'aboutir à la disparition de tout conflit, de tout contentieux,

---

1. Jacques Ellul, *Le système technicien*, *op. cit.*, p. 119.
2. « Plus l'ordre technique gagne, plus il faut d'ordre social (et le plus petit désordre est intolérable). » *Ibid.*, p. 209.
3. Chantal Delsol, *La grande méprise*, La Table ronde, « Contretemps », Paris, 2004, p. 91.

mais plutôt de réserver ceux-ci aux fautes médicales qui le « méritent », à savoir les fautes, négligences et imprudences caractérisées (graves), aussi bien sûr, quelle que soit leur rareté en ce domaine de la santé, que les fautes volontaires, dont nous rapprochons personnellement les fautes patentes d'humanisme médical.

On a évoqué précédemment la difficulté qu'auraient les praticiens de santé à reconnaître « publiquement » leurs torts éventuels, et émis une hypothèse quant à cette difficulté, considérant que la relation médicale, par nature relation d'aide, la rendrait difficile tant il s'attache une image de mal irrémédiable à l'accident médical. D'un autre côté, il est difficile pour le patient et sa famille, en cas d'issue défavorable, de soupçonner qu'il puisse y avoir d'autres explications que la défaillance ou la faute de l'un ou de l'autre, du praticien ou du système. Il faut le regretter, mais comment renverser la tendance ? Notre médecine la « justifie », en quelque sorte, puisqu'elle repousse toujours plus loin les limites de la vie, allant presque jusqu'à rejeter l'idée de maladie incurable ou peu curable, jusqu'à nier la mort. C'est en ce sens que certaines procédures en matière d'accidents médicaux, destinées à renouer le lien social, valent la peine d'être considérées. Même si les dommages médicaux, corporels et psycho-affectifs, ne peuvent jamais recevoir d'équivalent pécuniaire, que la réparation soit généreuse ou pas, car il s'agit d'incomparables. Seule peut-être la facilité de la réparation, son caractère moins conflictuel dans certains pays, est-elle à même de satisfaire une fraction des patients, ceux dont l'objectif premier n'est pas de se venger, qui pensent d'abord à sortir au plus vite de l'incapacité, à « faire leur deuil » de l'accident, reprenant dès lors une vie aussi active que possible.

La réparation pécuniaire, assumée par le responsable et ses assureurs, directement ou après une action judiciaire, que ce soit au Nord ou au Sud, est cependant loin d'aboutir au meilleur résultat si elle reste isolée. C'est la réparation personnelle, la « reprise en main » par le patient de sa vie et d'un nouveau « projet de vie » qui lui permettront seules d'accéder de nouveau à la « santé ». Bien sûr est-il impossible, dans les cas les plus graves, d'y parvenir sans aide, plus encore affective que pécuniaire. Boris Cyrulnik distingue ainsi le *trauma* du *trauma-tisme*, considérant ce dernier comme la représentation du premier, qui n'a le temps de se développer que si la meurtrissure n'est pas « aussitôt pansée par l'entourage »[1]. Il y a là un double objectif pour les « associa-tions de victimes » : non seulement faire en sorte que la réparation soit acquise aux plans formel et pécuniaire – au besoin en faisant appel à la justice – mais, plus encore, faire en sorte qu'elle soit *réellement* acquise par la réintégration dans la vie professionnelle et privée, après avoir fait dépasser aux accidentés le stade de la vengeance et de la reproduction de la souffrance, les aidant à se ressaisir, à revivre une nouvelle vie, différente mais pas forcément étrécie. Effort de dépassement, de lutte pour la vie, parce que contre la mort : ce que Marcel Conche appelle une « sagesse tragique »[2].

Est-il possible, dans ces conditions, qu'au nom de principes com-muns une « harmonisation » européenne de la réparation des accidents médicaux s'établisse, au fil du temps, dans l'Union européenne ?

Une « philosophie commune » de la réparation médicale ?

> « Ce qui conduit à la Société commune des hommes, autre-ment dit, ce qui fait que les hommes vivent dans la con-corde, est utile ; et mauvais, au contraire, ce qui introduit la discorde dans la Cité. »
>
> Spinoza, *Éthique*

Il apparaît que la recherche d'un « fautif », d'un « responsable » à tous les coups du sort, est un signe de la perte du « sens du tragique » dans nos sociétés. Qui ne croit plus au destin, qui n'accepte en aucun cas le non-sens de la souffrance et du mal, qui ne peut envisager un

---

1. Boris Cyrulnik, *Parler d'amour au bord du gouffre*, Paris, Odile Jacob, 2004, p. 157.
2. Marcel Conche, *Vivre et philosopher, op. cit.*, pp. 75-76. La sagesse tragique comporte, pour cet auteur, entre autres, « la volonté de souffrir s'il le faut, quand il le faut, dans les condi-tions où il le faut, pour *être plus et valoir plus* ». C'est nous qui soulignons.

instant l'auto-accusation ou la culpabilité personnelle, cherchera par tous les moyens un exutoire, ailleurs. S'il n'y a plus d'ambivalence de la faute, plus de mystère du mal, c'est que tous deux désormais doivent avoir toujours, une cause. Et qui dit cause dit procédure, avec son double sens de procédure judiciaire et de procédure managériale à visée zéro défaut. Finalement, les sociétés du Nord et du Sud de l'Europe semblent avoir réglé de manière différente le problème de l'éternel coupable pour une souffrance désormais niée, une souffrance qui n'est plus acceptée comme la part incontournable, impondérable, de la vie de chacun.

Dans le premier cas, au Nord, en filtrant un peu plus la soif de vengeance, en déviant l'acrimonie vers des institutions-écran, dont le rôle est la « réhabilitation », c'est-à-dire la « remise en ordre », physique, psychique et sociétale, au plus vite. L'absence de responsables nominatifs à la souffrance, curieux paradoxe, n'y a nullement fait proliférer les poursuites pénales. Sans doute parce que le *consentement à la réparation* y a pris la place, au fil du temps, de la *résignation au fatum* d'une part, de la *vindicte obsessionnelle* de l'autre. Mais la solution adoptée peut également être assimilée à un contrôle plus abouti du système technicien, ce qui tendrait à prouver qu'elle est « la voie de l'avenir », contre laquelle on ne pourra pas grand-chose, à moins de souhaiter un avenir médical à l'américaine. Car en effet les sociétés du Nord de l'Europe, imprégnées au départ, tout autant que le cousin nord-américain, de la philosophie utilitariste, semblent s'en éloigner toujours plus pour ce qui est de la politique « pénale », celle-ci étant conçue non pas seulement au sens limité de justice pénale, mais au sens de position philosophico-morale face à la faute. Ici, la voix dominante, dans le cadre des politiques pénales, reste bien celle de l'expert, quand outre-Atlantique, elle a été remplacée par celle de la « victime » exprimant le ressenti des « membres craintifs et anxieux de la population »[1].

Dans le second cas, au Sud (la partition est bien évidemment schématique), toute une « économie » de la plainte et de ses conséquences s'est développée au fil du temps, qui passe encore bien souvent par la

---

1. David Garland, cité par Denis Salas, *La volonté de punir, op. cit.*, p. 109.

tentation de la vengeance, donc de la procédure pénale. Le deuxième vecteur de la tendance est l'attrait pour une réparation « sonnante et trébuchante ». Et cette tendance nous place au milieu du gué, à mi-chemin entre les situations nordique et nord-américaine. Il se pourrait alors que la seule échappatoire à une dérive vers la médecine défensive soit l'instauration d'une politique d'auto-évaluation concertée entre praticiens et institutions dites de contrôle, dans le but de prévenir plutôt que de guérir. Dans le but de déterminer plus précisément la fraction des risques engendrés par certaines activités qui resterait acceptable pour la société. Sans que, dans la dialectique risque-prévention, la précaution ne vienne remplacer avec le temps la prévention, diminuant progressivement la prise de risque, quand elle est légitime[1].

Nous avons évoqué, à plusieurs reprises, la nécessité absolue de la « sécurité » en médecine, corollaire presque obligatoire de la confiance du soigné envers le soignant, qu'il s'agisse d'un individu ou du système. Il nous faut maintenant envisager sa caricature, la « dérive sécuritaire », et son rôle dans ce que nous pensons être un tourbillon délétère, à l'intersection de deux cercles vicieux : celui qu'on pourrait intituler « stakhanovisme-culpabilisation-ressentiment-abstention thérapeutique », qui concerne les professionnels de santé ; celui qu'on pourrait intituler « déficit de confiance – victimisation – judiciarisation », qui concerne les patients.

---

1. Ulrich Beck parle du « totalitarisme légitime de la prévention » imposé par une « communauté de la peur ».

II. Le cercle vicieux stakhanovisme-déshumanisation-judiciarisation des activités médicales

> « Les injustices existent bien, et c'est déjà justice que de les désigner. Mais les désigner en uniques responsables des infortunes individuelles, c'est mépriser et diminuer le sujet, en le privant de son combat contre l'adversité, où le combattant se mesure et s'identifie. »
>
> Chantal Delsol

SÉCURITÉ ET DÉRIVE SÉCURITAIRE

La sécurité est-elle possible en médecine, en chirurgie ? On rappellerait à peu de frais que pour Michel Foucault, fils et frère de chirurgiens, l'hôpital c'est comme l'école et la prison, c'est enfermement... De là à parler de « dérive sécuritaire », il n'y a qu'un pas. Mais y est-on autorisé, quand la sécurité du patient est à l'évidence le premier devoir que doivent assumer praticiens et système de santé ?

Pour nous, la sécurité c'est le dispositif (comme une dérive de bateau) qui empêche la dérive. Le processus sécuritaire est la dérive, qui d'ailleurs, de nos jours, déborde largement la sphère médicale. Et la judiciarisation n'est qu'un aspect de la dérive sécuritaire. Comment les relations soigné-soignant, les relations juridiques et judiciaires qui s'installent progressivement entre les « consommateurs de santé » et les « professionnels de santé » qui les soignent, au moins dans certaines professions exposées telles la chirurgie et l'obstétrique, ont-elles pu évoluer de cette manière ? Si le système médical vit une dérive sécuritaire, le principal *otage* en est obligatoirement le patient, ce que ne semblent réaliser les nombreuses associations « d'usagers ». On ose espérer, sans certitude, que le système n'a pas pris un deuxième otage en la personne du professionnel de santé. On savait déjà que ce dernier était l'otage levinassien de celui auquel il donne des soins, on subodorait qu'il devenait celui des machines. On s'aperçoit dorénavant, conséquence naturelle, qu'il est devenu celui du système.

Securus, sécure, c'est celui qui est « exempt de soucis, sans inquiétude, sans trouble, tranquille, calme », et *secura* (pour les choses) ce qui est exempt de dangers, un lieu sûr par exemple, où l'on se sent en sûreté, en sécurité. C'est bien le minimum qu'il conviendrait d'offrir au patient dans un établissement hospitalier. Pour avoir confiance, il faut se sentir en sécurité.

C'est pourquoi, pensons-nous, la dérive qu'est la mise en question presque systématique de la médecine et du médecin est, pour l'instant, moins marquée en médecine générale. Comme si le rôle de « confident »[1] du médecin de famille, attentionné et déterminé non seulement à soigner mais aussi à écouter et à aider, tant au plan physique qu'au plan psychologique, pouvait protéger. Mais il n'est pas sûr que cela dure, si l'on en juge par les changements prévus dans l'activité des généralistes, à l'horizon 2020[2].

Le médecin généraliste ne réalise pas de gestes invasifs lourds et cette différence est bien sûr capitale. Mais elle ne suffit pas à interdire de s'interroger sérieusement sur la divergence constatée actuellement. Pourquoi la pression judiciaire est-elle si différente quand elle s'exerce sur les médecins de famille d'une part, les spécialistes « exposés » de l'autre ? À quoi ces derniers sont-ils au juste exposés ?

C'est possiblement du pouvoir supposé de « réparation », au sens mécanistique du mot, qu'auraient les spécialités lourdes, telle la chirurgie, que vient la différence. Pour n'avoir pas su analyser ses capacités sur le vivant, pour avoir laissé les médias, voire entretenu lui-même son statut de *démiurge*, de garagiste des corps, le chirurgien qui ne peut réparer, quelle que soit la « panne », est désormais incompétent et fautif[3]. Mis en cause de plus en plus fréquemment, il réagit, non plus en faux démiurge,

1. *Confidens*, c'est celui qui est hardi, résolu, aussi celui en qui on met sa confiance.
2. Cf. Bulletin n° 7 de l'Ordre des médecins, septembre 2004, p. 9.
3. « La confusion acteur/auteur s'étend au-delà du concevable quand l'acteur n'ayant pu être l'auteur de la guérison en devient celui de la pathologie. » Stéphane Velut, *L'illusoire perfection du soin, essai sur un système*, Paris, L'harmattan, « Questions contemporaines », 2004, p. 32.

mais en *comptable*, listant tous les effets secondaires et complications des gestes qu'il effectue sur le vivant, calculant pour le patient ses « chances » de guérison et d'aggravation. À ces chiffres, suivant en cela l'exemple venu d'outre-Atlantique, l'usager du système de santé oppose les siens, ceux des indemnisations qu'il réclame en cas de faute, et désormais même d'aléa. Ainsi se distend progressivement le tissu de confiance réciproque soigné-soignant, facteur premier de la guérison. Et s'éloigne des actes à risques le spécialiste de « plateau technique lourd », devenu frileux et timoré dans l'adversité. Double constat d'échec, qui nuit autant aux deux protagonis-tes[1], *in fine*. On ne voit d'ailleurs pas ce qui pourrait éviter au généraliste une dérive comparable, bien que moins aiguë et plus lente.

La construction de l'État providence a-t-elle facilité cette évolu-tion ? Ou bien est-ce celle du système technicien ? Sur quelles modifica-tions, dans l'ordre de la morale et de l'éthique, a-t-elle pu s'appuyer ? C'est ce qu'il faut rechercher, s'il est vrai que le législateur semble actuel-lement ne plus se donner pour objectif que d'adapter la loi aux mœurs[2], et plus les mœurs à la loi. Dès lors en effet que cette vision sociologisante du droit prévaut sur sa vision ontologique[3], c'est l'évolution des menta-lités – sous l'emprise du développement exponentiel de la technique et l'empire désormais mondial du capitalisme holistique – qu'il convient d'étudier, voire de tenter de modifier, au moins à la marge (si elle appa-raît négative), avant que d'espérer pouvoir influer sur le droit.

L'application directe au domaine médical de l'*évaluation* selon les techniques managériales modernes, adaptées à la production industrielle d'objets façonnés de façon répétitive, serait une hérésie. Car elle repose principalement sur la notion de qualité, mais où ce terme ne concerne pas un produit unique, bien plutôt la somme des produits créés. Et la « qualité » est identique dans deux cas bien différents : celui d'une

---

1. *Prôtagônistês*, c'est l'acteur principal de la *tragédie* grecque.
2. À l'opposé du Code civil napoléonien, dont les instigateurs se proposaient de « lier les mœurs aux lois » (cf. le discours préliminaire de Portalis, prononcé lors de la présentation devant le Conseil d'État du projet de Code civil, *Naissance du Code civil*, Paris, Flamma-rion, 2004, p. 90).
3. Pour reprendre le mot de François Ewald, *Naissance du Code civil*, Paris, Flammarion, 2004, p. XLIII.

production réduite, comportant peu de « bavures » et celui d'une production beaucoup plus large avec un nombre de bavures beaucoup plus élevé (soit un rapport identique du nombre d'accidents au nombre de produits). C'est une prime à la *productivité*, à ce qu'on peut appeler du « stakhanovisme ». Pourtant, l'idée semble faire son chemin puisque l'autorisation de « produire » en médecine *invasive* serait désormais conditionnée par le nombre d'actes réalisés sur les différents « appareils » d'un corps humain morcelé. Une telle évolution pourrait avoir pour nous sa part de responsabilité dans la judiciarisation de l'activité, comme nous tenterons de le montrer. Cependant, à partir du moment où c'est l'un des dogmes à la mode, voire le critère retenu désormais pour l'autorisation de « faire » en chirurgie, il est quelques raisons de penser que les avocats spécialisés en droit médical ont de beaux jours devant eux... Et, partant, que la « pacification » des rapports soignant-soigné n'est pas près de survenir.

LE STAKHANOVISME

> « La technique est en soi suppression des limites. Il n'y a, pour elle, aucune opération ni impossible ni interdite : ce n'est pas là un caractère accessoire ou accidentel, c'est l'essence même de la technique... Mais qu'en est-il dans le secteur humain, social, etc. ? Les limites, dans ces champs d'action, sont qualitativement différentes de la technique et dès lors *ne peuvent pas* être reconnues et acceptées par elle comme telles. »
>
> Jacques Ellul, *Le système technicien*

> « Il travaillait et produisait, il se lançait dans des généralisations massives et s'étonnait lui-même de sa fécondité. Il ignorait, pour son bonheur, le cauchemar de la nuance. »
>
> Cioran, *Aveux et anathèmes*

Il est un fait presque indéniable, c'est que l'évolution hexagonale, mais sans doute aussi européenne, est à la marche forcée des structures médicales, pour des raisons de rentabilité et d'efficience. Autant d'ailleurs au Nord qu'au Sud de l'Europe. L'évolution, depuis longtemps entamée dans le secteur libéral, atteint désormais la sphère des hôpitaux publics. Le plan hôpital 2007 en effet ne déroge pas à la règle financière. Non plus qu'au souhait de voir travailler de concert les systèmes privé et public de santé, tout en maintenant deux types de responsabilité médicale et deux ordres judiciaires en ce domaine, ce qui frise l'incohérence dans les objectifs. Cependant, discuter, au plan de l'éthique, cette « rentabilisation de la santé », cette « colonisation du monde vécu par une rationalité calculante » selon le mot de Jan Patočka, ne permet peut-être pas de la retarder, à partir du moment où l'évolution touche tous les pays dits industrialisés, que l'on nomme également techniciens.

Quand les systèmes de santé sont définitivement intégrés aux autres systèmes de type capitalistique, les normes des uns deviennent les normes des autres. Normes qu'Edgar Morin qualifie de « quatre moteurs déchaînés qui propulsent le vaisseau spatial Terre vers l'abîme », à savoir science, technique, économie et profit qui rétroagissent en boucle[1]. Non pas qu'il ne faille en attendre que des évolutions négatives, mais plutôt qu'il faille alors admettre que les acteurs du système, et parmi eux les professionnels médicaux et para-médicaux, soient contraints de faire leurs, qu'ils le veuillent ou non, les « *objectifs de la structure* ». Et les luttes d'influence, les luttes de pouvoir, de n'être plus alors que vaguelettes sur l'océan, emportées par le raz-de-marée du productivisme. Il ne suffira pas de prôner l'hyper-spécialisation, le traitement exclusif et de plus en plus resserré de certaines pathologies, pour échapper à la dérive engendrée par la compétition, au moins en ce qui concerne les activités chirurgicales dites « de routine » ou « de proximité ». Au grand dam peut-être de… la proximité. Proximité pensée à la manière levinassienne, interindividuelle, mais pensée aussi comme le fait Heidegger, c'est-à-dire étendue, à côté des mortels, aux « choses » de leur vie.

D'où la multiplication avec le temps des institutions de contrôle, censées s'assurer que la dérive productiviste est contrôlée, au plan éthique

1. E. Morin, *Éthique, La méthode 6, op. cit.*, p. 187.

plus encore qu'économique. Elle aura pour contrepartie la prolifération encore accentuée des « *procédures* », amplifiant le « démontage » du corps humain et de la médecine humaine en « niches » de plus en plus étroites.

Une analogie peut être établie avec la comparaison que fait Heidegger dans *La question de la technique*. D'un côté le paysan qui cultive son champ en lui prodiguant ses « soins », tout en laissant sa fructification dépendre des forces de la nature, de l'autre l'exploitant houiller, qu'il soit individu ou société, ouvrant le ventre de la terre pour en extraire l'énergie afin de l'accumuler, non pour la consommer immédiatement, mais pour la stocker. Passer de l'artisanat médical ou chirurgical à la rentabilisation, à la stakhanovisation de la médecine et de la chirurgie ? Non plus soigner la maladie, mais la requérir pour en faire une activité rentable ? Plus un *objet* comme le dirait Heidegger (*Gegenstand*) mais un *fonds* (*Bestand*). Et dans ce fonds, le médecin, l'homme, le chirurgien, est « commis »[1], qu'il le veuille ou non. Ar-raisonnement (*Gestell*) de la maladie, à qui l'on demande sa raison d'être, mais que l'on nie en tant que telle. Si la caricature est forcée, elle contient néanmoins, comme toute caricature, des éléments de questionnement. Elle rejoint également ce que dit de l'action Jean-Paul Sartre, il est vrai à sa gloire : « Mais si la catégorie de l'Action donne une certaine primauté au Non-Être sur l'Être et si la vérité est une structure, un moment de l'action, il y a un certain non-être à l'horizon. »[2]

Claude Bruaire a montré dialectiquement à quelle aporie peut mener la primauté de l'action, censée être la seule garante de la liberté, comme le veut Sartre, et conclu que « rester libre exige de demeurer sur une ligne de crête, selon un équilibre difficile, entre deux abîmes »[3]. Du corps productif, « utile et docile », vu par Michel Foucault, on passe à une culture – imposée – de la mobilité et de la flexibilité extrêmes, qui pressure la psyché beaucoup plus que le corps, qui culpabilise ceux-là

1. Commis, comme un acte est commis, comme l'expert est « commis » par le juge, c'est-à-dire « réservé », « com-mandé », « appelé » (*bestellt*).
2. Jean-Paul Sartre, *Vérité et existence*, Paris, Gallimard, « NRF essais », 2002, p. 47.
3. Claude Bruaire, *La dialectique*, Paris, PUF, « Que sais-je ? », 2ème édition, 1993, p. 74.

mêmes qui se posent simplement la question du bien-fondé de la lutte incessante pour les « places » ou, à défaut de places disponibles, pour la création par l'artifice consumériste de nouvelles « niches », quand bien même on les jugerait superfétatoires en son âme et conscience[1]. Du manège, avec son maître de manège dur mais juste, on passe au *management*, sans maître individualisable tant il est mondialisé, protéiforme, « naturalisé ». Management qui ne ménage pas et oblige chacun, pour être simplement reconnu, à la soumission librement consentie, à la servitude volontaire. Management dont le « juste » n'est pas le *primum movens*, loin s'en faut, si même on camoufle le souci de profit sous un emballage éthique.

L'individu moderne, détaché de sa communauté, apparemment totalement libre, adhère naturellement à ses décisions initiales, par un effet d'engagement et de persévération que les psychologues ont amplement démontré. « Tout se passe, dans cette situation – pour le moins singulière – comme si l'individu faisait librement ce qu'il n'aurait jamais fait sans qu'on l'y ait habilement conduit et qu'il n'aurait d'ailleurs peut-être pas fait sous une contrainte manifeste. »[2] Ainsi s'explique sans doute comment des paradigmes de productivité et d'investissement professionnels maximaux s'imposent en pratique à chacun d'entre nous – jusqu'au trop-plein et à la sortie, éventuelle parce que difficile, de l'escalade d'engagement – tout en nous laissant une impression de choix, alors qu'il s'agit essentiellement d'une adhérence sociale, nullement d'une adhésion sociale. Ce qui vaut d'abord à l'évidence pour le chirurgien, mais aussi pour le patient qui vient consulter, et les mène, à défaut de vigilance, vers la déshumanisation, parce qu'ils restent en désaccord avec eux-mêmes avant de s'y mettre l'un avec l'autre. Tory Higgins, psychologue new-yorkais, considère que chacun se déchire entre trois identités différentes : le soi actuel (celui que l'on est), le soi idéal (celui que l'on voudrait être) et le soi prescrit (ce que nous croyons que notre environnement attend de nous). Et les distorsions entre ces trois identités se

---

1. Cf. Vincent de Gaulejac, *La société malade de la gestion*, Paris, Seuil, 2005.
2. Robert-Vincent Joule et Jean-Léon Beauvois, *Petit traité de manipulation à l'usage des honnêtes gens*, Grenoble, PUG, 2002, p. 82.

font plus grandes, à mesure que l'ascenseur social fonctionne plus difficilement, que la « mobilité » est requise de tous, entraînant des conflits de loyauté verticaux (professionnels, générationnels, géographiques), qui eux-mêmes rendent plus fréquents les conflits de loyauté horizontaux (relations conjugales ou amicales).

La déshumanisation

Le sujet, scruté de l'intérieur par les divers écrans, télévision opératoire et autres scanners, est de moins en moins scruté de l'extérieur, par l'œil compatissant d'un praticien prêt à l'aider dans sa globalité. Les écrans ont l'avantage, pour le praticien défensif, d'accroître la distance, de différer le jugement et la prise en charge globale. Allant d'examen complémentaire en examen complémentaire, le sujet attendrait, comme pour sa voiture mise au banc de diagnostic, qu'on le répare et le refasse à neuf. Or ce n'est pas ce qu'on lui propose. Ce qu'on lui propose, c'est une réparation ciblée, mais sans garantie pour la suite, ni pour la globalité du mécanisme. En un mot, pas de prise en charge *all inclusive*. Pas de regard mais une – ou plusieurs – images. On conçoit, dans ces conditions, que la souffrance du patient ne puisse toujours prendre appui sur une base solide. Souffrance stoppant net parfois tout projet de vie, privée et sociale. Si « l'apparition de la médecine, c'est le refus du mal »[1], comme le pense l'historien Roger Dachez, il n'est pas étonnant que l'on puisse parler alors de déshumanisation, qui des hôpitaux, qui des médecins, qui du personnel infirmier. Ce dernier, traditionnellement attaché aux « valeurs du soin », plus imprégné de sciences humaines et moins de sciences dures, finit lui aussi par se lasser d'un travail codifié, répétitif, qu'il juge peu valorisant.

La difficulté d'obtenir en ville des soins de *nursing* et des soins post-chirurgicaux, longs et difficiles, dans des conditions satisfaisantes, la raréfaction du personnel médical et para-médical dans les structures

1. Roger Dachez, *Histoire de la médecine, de l'Antiquité au XXᵉ siècle, op. cit.*

hospitalières, en France et de par l'Europe, sont d'authentiques témoins de ce désinvestissement affectif, nourri, entre autres facteurs, mais pas seulement, par la dérive judiciaire.

LA JUDICIARISATION

> « La judiciarisation de l'acte médical pourrait bien se déduire d'une culpabilité juridique déposée sur un manque, une lacune dans la relation de responsabilité symbolique des acteurs du soin. »
>
> Roland Gori et Marie-José Del Volgo,
> *La santé totalitaire*

Parler de judiciarisation (*judiciarus*, relatif aux tribunaux), suppose d'abord de faire la part entre celle-ci et la juridicisation (*jus,* droit). Juridiciser la santé, c'est réagir à la part toujours plus grande de celle-ci dans nos mœurs, par une multiplication de textes de loi censés régir l'activité médicale, prévenir les excès, régler les différends. Or, la loi c'est le pouvoir législatif qui ne peut éviter de subir l'influence – prégnante – de l'opinion publique, qui fait roi le représentant du peuple, et celle, manifeste, explicite, incontournable, chaque jour grandissante, des *lobbies*. Il faudrait alors pouvoir échapper à la critique pascalienne : « La justice est ce qui est établi ; et ainsi toutes nos lois établies seront nécessairement tenues pour justes sans être examinées, puisqu'elles sont établies. »[1] En théorie, le pouvoir, l'*imperium* du juge, qui « dit le droit », pourrait représenter comme un frein aux dérives législatives, ne serait-ce que parce que le jugement « en équité » est un parangon de *juris dictio*.

On ne peut guère, en fait, concevoir la judiciarisation[2], quand

---

1. Pascal, *Les pensées*, 236, Paris, Le livre de poche « Classique », 1966, p. 121.
2. Le terme n'apparaîtrait en français, selon Robert, qu'à partir de 1985, comme un signe des temps. La définition que donne l'auteur du Dictionnaire français, pour judiciariser, est la suivante : « faire intervenir le droit, la justice, pour régler un litige, une polémique. »

on appartient aux professions de santé, sans y adjoindre une connotation franchement négative que le mot ne devrait pas avoir, tant la justice est une vertu et, par voie de conséquence, la Justice une institution que tous devraient réclamer et craindre à la fois. Pourtant « la justice n'existe point ; la justice appartient à l'ordre des choses qu'il faut faire justement parce qu'elles ne sont point », écrivait Alain[1]. Jean-Toussaint Desanti considère pour sa part que « de *jus* à *justitia*, la relation est circulaire »[2]. Est-il suffisant, pour qualifier la justice, d'écrire « seront justes et l'individu qui respecte la loi et celui qui se montre équitable »[3] ? Certes, de cette manière, ne sera pas juste celui qui obéira à une loi scélérate. Mais celui qui obéit à une loi qui corrige, tout en respectant l'égalité (comprise ici comme la similitude de la loi pour tous), quitte à augmenter cependant la quantité de mal dispensée, est-il tout à fait juste ? Nous en doutons, et c'est où le côté positif de la philosophie utilitariste nous paraît indéniable. Aristote d'ailleurs en est le précurseur, qui pense que la loi du talion ne s'accorde ni avec la justice distributive ni avec la justice corrective. Imagine-t-on quel serait aujourd'hui le résultat d'un sondage d'opinion réalisé auprès d'un échantillon de soignants, toutes professions confondues, leur demandant de répondre à la question suivante : « Considérez-vous que les évolutions actuelles du droit médical nous rapprochent ou nous éloignent de la conception antique du droit, qui comportait une part de sacré et de purificateur »[4] ?

Pour les praticiens médicaux et para-médicaux, souvent, la judiciarisation c'est une fermeture, au moins partielle, au monde de la santé qui se voudrait, théoriquement, un monde d'aide et de soin, un monde de partage, de recherche de solution, donc de médiation, un monde où l'intention ne pourrait qu'être bonne. D'où l'incompréhension des uns et des autres quand on parle de faute, de justice, de procès, d'avocat. Et quand bien même il est traditionnel d'affirmer que le procès

---

1. *Propos du 2 décembre 1912*, dans *Propos II*, Paris, Pléiade, p. 280.
2. Jean-Toussaint Desanti, *La peau des mots*, Paris, Seuil « L'ordre philosophique », 2004, p. 36.
3. Aristote, *Éthique à Nicomaque*, V, 1129a [30], *op. cit.*, p. 227.
4. Antoine Meillet retrouve dans *jus* la racine indo-européenne *yoh*, qui signifie sacré.

permet à la victime de faire le deuil de l'accident médical, c'est-à-dire d'en sortir en quelque sorte guérie et capable de continuer à vivre.

Si la judiciarisation à la française est consécutive à l'influence précisément venue d'outre-Atlantique, il convient de savoir si une telle *contaminatio*[1] est à l'origine chez nous d'une adaptation positive. Or il nous semble que la dérive, de ce côté-là de l'Océan très directement dépendante du climat affairiste s'étendant à la société tout entière, va de pair, de ce côté-ci, avec une victimisation d'un type inconnu dans le Nouveau Monde. Parce que la composante compassionnelle y prend la place, pour une large part, de la composante financière. Une victimisation croissante, de celui qu'on dénomme désormais l'usager du système de santé, et non plus le patient[2], ni le malade, tant il est vrai qu'il n'est souvent plus ni l'un ni l'autre. Ni toujours capable de composer avec le temps, celui de sa maladie et celui du traitement. Ni toujours réellement malade, parfois seulement mal-portant, ne voulant plus, ne pouvant plus porter son mal-être, sa disgrâce, réelle ou supposée, demandant à la société l'effacement de l'anomalie, la guérison, comme un dû.

Ce que traduit encore la judiciarisation de la santé chez nous, c'est une privatisation du procès médical, qui ne vise plus l'intérêt premier de la société mais celui de la victime. Publicisation des rouages politiques du système de santé. Tout est dans les mains de l'État et plus rien ou presque dans celles des individus. Presque plus rien, car ce qui reste à l'individu, c'est sa victimisation possible, c'est « son » procès. Tous deux lui assurent l'attribution, au moins transitoire, d'un temps de parole, d'un temps d'antenne, d'un temps de présence sur les écrans télévisuels, directement ou par association interposée. « La plainte est devenue la forme douce et socialisée de la haine », écrit Michel Schneider. Destin brisé, au moins temporairement, de l'accidenté médical, dont la pérennisation dans la posture de victime ne fait que retarder l'issue.

1. Les pièces de théâtre grecques étaient adaptées, du temps de Plaute et de Térence, au public non lettré qui n'entendait que le latin et pas le grec, subissant ainsi une « contamination » qu'il s'agissait de transformer positivement.
2. « La patience est attente sans terme attendu, et que trompent les attentes déterminées, comblées par ce qui vient à la mesure d'une prise et d'une *compréhension*. » Emmanuel Levinas, *De Dieu qui vient à l'idée, op. cit.*, p. 87.

Figure du malheur relayée par les médias, assurant quelquefois une place en vue pendant un certain temps aux accidentés[1], le statut de victime a pour corollaire la recherche presque obligatoire d'un responsable, d'un coupable, d'un comptable, dans le double sens de celui qui doit rendre des comptes et assurer la réparation financière du dommage. Cette recherche oblitère la réflexion, le retour sur soi-même, qui permettraient seuls de dépasser le stade de la plainte, d'accéder le plus rapidement possible à un nouvel état d'équilibre, qui est la guérison, ainsi que l'a montré Georges Canguilhem.

Marqué par la disparition des grandes idéologies, le déclin de la ferveur religieuse et le développement de l'individualisme, l'inconscient collectif vise désormais, à défaut de nous promettre le bonheur, à nous protéger de tous les malheurs de la vie quotidienne, petits ou grands, prenant en otage l'État providence et sa justice, attendant la société tout assurantielle décrite par François Ewald. Mais la victime n'est sans doute pas seulement là où on la suppose. Et la victimisation redouble la détresse de la victime. Vivre à nouveau, revivre, différemment parfois, suppose de se libérer des pressions, d'où qu'elles viennent, de récupérer une pleine autonomie. Construire un nouveau projet de vie, quand on ne peut plus poursuivre l'ancien, suppose de reprendre espoir, de rencontrer quelqu'un qui vous y aide[2]. C'est là le premier rôle des associations d'usagers des systèmes de santé, qui le réalisent souvent au mieux. Mais le passage par de telles institutions n'est pas obligation. C'est même

---

1. En 2004 a été créé un « secrétariat d'État aux droits des victimes ». Son dossier de présentation à la presse parlait de « mettre en œuvre une politique courageuse et généreuse en faveur des victimes, corollaire indispensable à toute politique de promotion de la *sécurité* des Français ». Nous sommes frappé, dans cette citation, par la mise en relation directe de « victime » et de « sécurité ». Comme si la « sécurité » pourvoyait au destin, supprimait tout risque d'accident, d'agression, toute (mal)chance de devenir une victime. Ce qu'il faudrait en somme, c'est pouvoir désormais acheter la vie avec une garantie de bon fonctionnement et de non-agression, pour, disons, 80 ans, quoi qu'il arrive, à la condition que l'État et les autres fassent leur travail, c'est-à-dire nous protègent (pour le premier), évitent de nous agresser (pour les seconds).

2. « Nos progrès techniques et culturels évitent un grand nombre de traumas réels mais, en cas de malheur, nous empêchent de maîtriser leurs conséquences psychiques en supprimant l'effet chaman. » Boris Cyrulnik, *Parler d'amour au bord du gouffre, op. cit.*, p. 158.

quelquefois temps perdu pour l'avenir, pour la vie[1]. Combien de fois ne voit-on des patients, fort bien traités d'une complication médicale, parfois eux-mêmes praticiens de santé, allant d'expertise en expertise, jusqu'à ce qu'un mot d'espoir, enfin, leur soit proféré, qui les fait subitement relever la tête, et repartir gagnants pour la vie qui leur reste. Ils n'ont parfois rencontré pendant longtemps aucune « proposition de guérison » qu'ils auraient pu accepter, puisque fidèles aux nouvelles règles de l'information médicale, les praticiens consultés s'efforçaient de lister les complications, même exceptionnelles, qui pouvaient désormais s'abattre sur eux.

L'ÉQUITÉ

La notion d'équité peut-elle, avec profit, remplacer celle de justice, au moins quand l'analyse montre, comme une évidence parfois, l'absence d'intention mauvaise du praticien, l'intervention funeste d'impondérables dans la constitution du dommage ? Sans aucun doute pour nous, si elle suppose réparation du dommage d'abord, à partir du moment où il est jugé lourd et surtout *anormal*, compte tenu de la pathologie initiale et de « l'état antérieur », par une voie aussi souvent que possible amiable. En dehors bien sûr des fautes volontaires ou particulièrement grossières, auxquelles doivent s'ajouter les fautes patentes d'humanisme médical (engendrées par une volonté manifestement non orientée vers le mieux-être du patient), qui ne peuvent être passibles de telles procédures. Donnant à l'équité tous ses sens latins de modération, équilibre, avant même que d'égalité et de juste proportion.

---

1. « Le gouvernement français a choisi de s'engager dans cette voie [celle des associations de consommateurs ou d'usagers du système de santé], au moment précis où les États-Unis commencent à s'inquiéter de ce que la multiplication des normes, combinée avec l'imagination fertile des associations de consommateurs, provoque une inflation des contentieux ruineuse pour les compagnies d'assurance, paralysante pour les entreprises, desséchante pour l'innovation, désespérante pour les médecins, les commerçants et les artisans, mais euphorisante pour les gens de loi. » Alain-Gérard Slama, *L'angélisme exterminateur*, Paris, Grasset, 1993, p. 65.

Car on sait l'immense difficulté qu'il y a à juger l'action sur le vivant, où le visible est en réalité quantitativement et qualitativement mineur par rapport à l'invisible. Si le fait est le marqueur du visible et le vrai celui de l'invisible, comme le pense Maurice Merleau-Ponty, alors la tâche du juge, devant une séquence thérapeutique émaillée de complications, n'est certainement pas simple.

> « Notre expérience du vrai, quand elle ne se ramène pas immédiatement à la chose que nous voyons, est indistincte d'abord des tensions qui naissent entre les autres et nous, et de leur résolution. Comme la chose, comme autrui, le vrai luit à travers une expérience émotionnelle et presque charnelle, où les « idées » – celles d'autrui et les nôtres – sont plutôt des traits de sa physionomie et de la nôtre, et sont moins comprises qu'accueillies ou repoussées dans l'amour ou la haine. »[1]

En réalité, parler d'équité, c'est signaler les insuffisances, parfois, du droit à dire le juste. Et c'est revenir, par ce concept, à la morale et à la philosophie. La *Doctrine du droit* de Kant débute par la définition suivante :

> « Le droit est donc l'ensemble conceptuel des conditions sous lesquelles l'arbitre de l'un peut être concilié avec l'arbitre de l'autre selon une *loi universelle de la liberté*. »[2]

Mais l'auteur qualifie tout aussi bien l'éthique de « *science des lois de la liberté* ». Droit et éthique pour Kant ont donc des définitions proches. Le premier a affaire à la contrainte « extérieure », la seconde à la contrainte « intérieure », à la loi en soi. Et la seconde dépasse et englobe le premier. Hétéronomie pour le premier, autonomie pour la seconde, d'où sa prééminence. Ce que Kant énonce ainsi :

> « La doctrine du droit… concerne uniquement l'*élément formel* de l'arbitre tel qu'il doit être limité dans son rapport à l'extérieur d'après des lois de la liberté, cela abstraction faite de toute fin (en tant que matière de l'arbitre). »[3]

1. M. Merleau-Ponty, *Le visible et l'invisible*, op. cit., p. 28.
2. Kant, *Métaphysique des mœurs*, t. II, *Doctrine du droit*, op. cit., p. 17. C'est nous qui soulignons.
3. *Ibid.*, p. 211.

Il n'est donc pas possible, pour établir une doctrine de la « vertu »[1], une doctrine du « devoir » purifiée de tout élément empirique, de tout « sentiment », d'avoir recours à la métaphysique[2] (c'est à l'opposé pour la doctrine du droit), qui est spéculation, à la portée de quelques hommes seulement, alors qu'il s'agit de « dompter les penchants générateurs de vices » présents en chacun de nous. Une loi qui, pour être autonome, a donc tous les caractères de la rigueur la plus intransigeante, n'acceptant pas la discussion rationnelle, la réflexion. Ce qui ne semble pas toujours parfaitement adapté à la *praxis* médicale.

In fine, est-il possible de sortir du marasme, d'envisager plus sereinement l'avenir, dans certaines spécialités médicales au moins ? Ce n'est pas sur une modification du système qu'il faut compter. Tout au plus peut-on espérer modifier, à la marge, certaines représentations sociales. Ne serait-ce que parce que ces représentations sociales[3] affectent la société dans son ensemble et, parmi elles, les représentants du peuple qui rédigent la loi.

On est frappé en effet du hiatus qui se creuse de nos jours, en tout cas dans notre pays, entre *d'une part* les attentes de la population qui finissent, manipulées souvent, suscitées même parfois par les nombreux groupes de pression, par atteindre nos députés ; ceux-ci, dans la plupart des cas avec retard, mais un retard qui va s'amenuisant avec le temps, en conçoivent des textes de loi, plus ou moins rapidement et habilement rédigés ; et *d'autre part* les résultats, à quelque distance, des textes de

---

1. Kant (dans *Doctrine de la vertu, Métaphysique des mœurs*, tome II, *op. cit.*, préface, p. 211) définit la philosophie pratique comme une « doctrine des devoirs » et l'éthique comme une « doctrine de la vertu ». « On divise le système de la doctrine générale des devoirs en *doctrine du droit (jus)* qui peut contenir des lois extérieures, et en *doctrine de la vertu (ethica)*, qui ne peut en contenir ; et sans doute faut-il s'en tenir là. » (*ibid.*, p. 217). « L'éthique, en revanche, procure en outre une matière (un objet du libre arbitre), une fin de la raison pure qui est en même temps représentée comme fin objectivement nécessaire, c'est-à-dire comme devoir pour l'être humain. »
2. Définition kantienne de la métaphysique : « un système de purs concepts de la raison, indépendants de toute condition d'intuition. » *Ibid.*, p. 211.
3. Pour Tarde, « toute représentation porte en elle une signification (croyance) à laquelle se superpose une force (désir) de conviction, d'imposition, une expérience de la certitude ». Jean-Louis Genard, *Sociologie de l'éthique*, Paris, L'Harmattan, « Logiques sociales », 1992, p. 30.

loi, qui érigent en obligations des souhaits parfois encore informes. Ce qui est étonnant, c'est que, sous le couvert de la prise en compte de tels désirs, la loi soit souvent un coup d'épée dans l'eau. La multiplication des textes de loi, parfois trop rapidement écrits, n'améliore pas leur impact auprès des justiciables...

Si le praticien de santé ne peut guère compter sur le droit ni la loi, en l'état actuel des choses, pour « reprendre confiance », il ne peut alors s'appuyer que sur son propre effort, laissant ceux, louables, des juges (en particulier administratifs en France) s'établir dans le temps long qui sied à la Justice. Effort personnel pour envisager *différemment* ses relations avec les patients, modifier et modérer ses propres objectifs et... trouver un nouvel équilibre. Comme dans certaines sciences « dures », où l'influence de l'observateur sur les mesures qu'il effectue ne se discute dorénavant plus, les rapports soignés-soignants font partie intégrante du vrai, du réel de la maladie traitée. Sur eux peut porter une fraction des changements compossibles pour les uns et les autres. Ces changements supposent au moins que chacun, qu'il soit patient ou praticien (le second rejoindra un jour le premier), reprenne confiance.

> « Quand une relation s'est enfermée dans une conduite univoque où sont bridées initiatives et facultés d'adaptation, l'anxiété accompagne chaque écart, chaque manquement, vécus comme des erreurs et, en cas d'accident ou de maladie, comme des fautes »,

écrit le psychanalyste Francis Hofstein[1].

Confiance (en soi et en les autres), méfiance (de soi et des autres), méfiance de la méfiance, telle, idéalement, devrait être la disposition d'esprit en cette relation d'aide qu'est primitivement et essentiellement la médecine. Ce qui place la responsabilité morale, ontologique, voire métaphysique en amont de la responsabilité juridique dont le fondement est d'ordre techno-scientifique. Reste cependant à savoir si une telle culture du devoir demeure concevable quand certains nous décrivent engagés dans une société « de l'après-devoir », marquée par le « culte hédoniste-utilitariste du présent » selon l'expression de Gilles Lipovetsky,

---

1. Francis Hofstein, *L'amour du corps*, Paris, Odile Jacob, 2005, p. 52.

le culte du chacun-pour-soi, considérant que l'exigence transcendantale de la raison pratique kantienne est inscrite dans un ordre social et historique qui n'est plus le nôtre. Critique reprise par les juristes positivistes, pour qui la morale n'a pas à imprégner le droit, lequel se construit comme une science exacte, les textes législatifs et réglementaires découlant tout naturellement de la norme suprême.

Plus prosaïquement, les propos de Paul Ricœur : « L'incorporation tenace, pas à pas, d'un degré supplémentaire de compassion et de générosité dans tous nos Codes – Code pénal et Code de justice sociale – constitue une tâche parfaitement raisonnable, bien que difficile et interminable »[1], nous semblent représenter un *chemin éthique vers la justice*. Une éthique du chirurgien a-t-elle quelques raisons spécifiques, en ce sens, d'être développée, entre économie du don, règle d'or biblique et contractualisation juridique de toute prestation de service ? C'est ce que nous allons désormais rechercher.

---

1. Paul Ricoeur, *Lectures 3*, Paris, Seuil, « Points », 2006, p. 279.

Quatrième partie
Éthique du chirurgien

« La démarche éthique se conjugue toujours ainsi à la première personne, même si d'autres dimensions essentielles doivent être prises en considération... Sous peine d'être inefficace, l'éthique doit pouvoir se "compromettre" avec la concrétude de l'existence quotidienne, affronter la résistance de l'environnement physique et social. »

René Simon,
Éthique de la responsabilité

$\mathcal{P}$OURQUOI TENTER d'imaginer une éthique du chirurgien ? Où en serait la quelconque nécessité ? Plus d'une œuvre est écrite qui traite d'éthique *médicale*, certaines semblent indépassables. Et rien ne prouve que la chirurgie mérite une place à part en médecine, quand bien même l'histoire montre que jamais les statuts de chirurgien et de médecin n'ont été confondus.

Edgar Morin considère qu'il importe « de ressourcer l'éthique », « de régénérer ses sources de responsabilité-solidarité », car « la crise éthique de notre époque est en même temps crise de la reliance individu-société-cspèce »[1].

Il y a ici une *première justification* à l'entreprise. À condition, comme Théo Klein nous y invite, de considérer l'éthique comme une « création permanente, un équilibre toujours près de se rompre, un tremblement qui nous invite à tout instant à l'inquiétude du questionnement et à la recherche de la bonne réponse ». Par essence critique, fruit de la raison et de l'émotion (« science des mouvements de l'âme », disait Leibniz), l'éthique n'est pas une morale. Kant dédouble l'éthique ou philosophie

---

1. E. Morin, *La méthode 6, Éthique, op. cit.*, pp. 26 et 33.

morale en sa partie empirique, l'anthropologie pratique, et sa partie rationnelle, la morale. L'éthique est pour lui la science des lois de la liberté[1]. Hans Jonas considère l'éthique, pour sa part, comme une *doctrine du faire*, comprenant, entre autres, des obligations envers les générations futures. Le premier principe d'une telle *éthique du futur*, pour lui, n'est pas interne à cette éthique mais à la métaphysique, conçue comme la *doctrine de l'être*, être dont l'homme fait partie. Dans ces conditions, le philosophe qui s'efforce d'établir une éthique doit, au préalable, admettre la *possibilité* d'une métaphysique rationnelle[2], ce que Kant refusait[3].

En réalité, la qualité phénoménologique des sensations est variable avec chacun. Et cette *quale*, que la science a récemment mise en évidence, parfois consciente, parfois inconsciente, qualité purement individuelle du ressenti, est incommunicable à l'autre. Ce que François Crick, découvreur de la double hélice, exprime ainsi : « Le problème provient du fait que la rougeur du rouge que je perçois de façon si vive ne peut être communiquée avec précision à un autre être humain. » Étrangement, les neurobiologistes, à l'instar de Gérard Edelman, parlent pour qualifier ces *qualia* de « phénotypies », rejoignant ainsi en quelque sorte le vocabulaire phénoménologique. « En fait, écrit Jean-Noël Missa[4], que ce soit dans la conscience primaire ou dans la conscience d'ordre supérieur, le flux de catégorisations est individuel et irréversible. Il constitue une "histoire". » Ainsi se confirmerait que le réel n'est pas monomorphe, d'un individu à l'autre, mais variable avec chacun, d'où la difficulté d'accéder à la « chose en soi ». La science moderne vient *a posteriori* apporter son aide aux théories kantienne et husserlienne, infirmant au passage le contenu du manifeste du cercle de Vienne de 1929 : « Tout est accessible à l'homme et l'homme est la mesure de toutes

1. Kant, *Fondements de la métaphysique des mœurs*, trad. V. Delbos, Paris, Delagrave, 1990, p. 72.
2. Hans Jonas, *Le principe responsabilité*, Paris, Flammarion « Champs », 2001, pp. 96 et 99.
3. Kant, *Métaphysique des mœurs*, t. II, *Doctrine de la vertu*, Préface, *op. cit.*, p. 211.
4. Jean-Noël Missa, *L'esprit-cerveau*, cité par Philippe Meyer, *Philosophie de la médecine*, Paris, Grasset, « le collège de philosophie », 2000, p. 190.

choses ; la conception scientifique du monde ne connaît pas d'énigmes insolubles. »[1]

Il y a une *deuxième justification* à un tel effort : c'est que certaines éthiques médicales sont écrites par des non-médecins, ce qui leur donne à l'évidence une position « de surplomb », distanciée, non passionnelle, mais sans doute aussi leur fait perdre une partie du ressenti de l'un des groupes d'acteurs importants dans la relation, celui des praticiens de santé. Et parmi celles qui furent et sont actuellement écrites par des praticiens médicaux en activité, certaines sont spécifiquement orientées par la spécialité exercée. Peu de chirurgiens, en réalité, se sont livrés à cet exercice, depuis René Leriche et Pierre Jourdan[2], sans doute d'ailleurs parce qu'ils n'en avaient guère le temps et parce que les difficultés de l'action quotidienne sur le vivant ne laissaient pas véritablement d'intervalle libre[3] à leur esprit. Et beaucoup moins, vraisemblablement, par manque d'intérêt de la profession pour l'introspection.

Mais quoi qu'il en soit, ce que l'autre attend du chirurgien, ce que la société attend de lui, ce que son *ergon* lui dicte, la raison d'être de cet *ergon*, c'est bien d'œuvrer, d'agir, dans la mesure de ses moyens, en tentant de choisir quand il faut opérer, pour telle personne, et comment. Ce qui ne lui épargne pas d'avoir à témoigner sollicitude et patience active à ceux qu'il prend en charge. Il faudrait pourtant ici, dans une démarche proche de celle qu'emploie Levinas pour la notion d'Infini (In-fini), distinguer de l'inquiétude que le chirurgien peut ressentir pour ceux qu'il soigne, l'in-quiétude, quiétude in-terne, celle qu'il se doit au moins d'afficher pour les rassurer, anxieux qu'ils sont par nature (et comme on les comprend !), d'avoir à prêter leur corps à l'étranger, quand bien même ils en attendent des bienfaits seconds et hypothétiques. Comment ne faudrait-il pas, pour être efficace, quand on est chirurgien, savoir inspirer confiance, ainsi qu'avoir confiance soi-même en les vertus

1. Cité par Philippe Meyer, *De la douleur à l'éthique*, Paris, Hachette Littératures, « Science », 1998, p. 120.
2. Pierre Jourdan, *Misère de la philosophie chirurgicale*, Paris, Librairie médicale Vigné, 1952.
3. Liberté au sens de la *skolè* grecque, qui est arrêt, trêve, oisiveté, en même temps qu'occupation studieuse, étude.

de son art, à la veille de l'intervention ? Les patients le savent qui, plus ou moins inquiets, disent parfois, quand les explications leur semblent trop lourdes à suivre et à assumer : « Je vous fais confiance, docteur. » Cette « confiance » exprimée, qui suppose confiance du praticien en lui-même, est un rappel implicite au praticien de sa responsabilité, voire un appel à l'assomption par lui-même de la responsabilité de l'autre[1]. C'est cette spécificité qui justifie de rechercher s'il existe des traits significatifs d'une éthique du chirurgien.

Cette deuxième justification à un essai d'éthique chirurgicale par le praticien engagé dans la discipline est encore appuyée par le jugement de Hannah Arendt, suivant lequel « toute philosophie de la Volonté est conçue et énoncée non par des hommes d'action, mais par des philosophes… qui se consacrent au *bios théorètikos* et sont, en conséquence, plus disposés par nature à "interpréter le monde" qu'à le "changer" »[2]. Problème du moi social et du moi fondamental. Le passage du premier au second est, selon l'auteur de *L'essai sur les données immédiates de la conscience*, la tâche de la philosophie. Le passage du second au premier serait celle de l'homme d'action. Pour notre part, nous avons souhaité d'abord décrire le métier de chirurgien au plan « phénoménologique », parce qu'il nous est apparu que certains auteurs, non-chirurgiens eux-mêmes[3], l'appréhendaient d'une façon différente de la nôtre. Mais la description phénoménologique ne suffit pas à fonder une éthique. Étant entendu bien sûr qu'une telle éthique n'a de visée première que pour soi, dans une nécessaire réflexion en situation. Et qu'elle ne saurait prétendre s'imposer à quiconque d'autre que soi-même, quand bien même elle reposerait sur des valeurs censées tendre à « l'universalité ». Se contenter de décrire la préoccupation ontique, nécessaire mais non suffisante, que le chirurgien a très habituellement pour l'opéré – *modus vivendi* qui révèle éventuellement son « être » –, ne suffit pas. Et doit être complété par l'expression d'un « devoir-être » qui

---

1. Par exemple celle de co-facteurs ayant contribué au développement de la maladie, y compris ceux d'entre eux pourtant plus ou moins délibérément choisis par le patient, comme les addictions.
2. *La vie de l'esprit, op. cit.*, p. 516.
3. Voir Michel Onfray, *Féeries anatomiques*, Paris, Livre de poche, « Biblio essais », 2004, pp. 248-256 (*La chirurgie*).

porte, nous y avons déjà insisté, sur l'indication opératoire, entre autres. Sur la nécessité également de tenter d'analyser, le plus lucidement possible, les complications qui surviennent, pour, parfois au moins, prévenir celles, « identiques », qui pourraient ultérieurement survenir si l'on n'y prenait garde. Un tel devoir-être-vigilant ne peut certainement pas s'exprimer exclusivement en termes d'ontologie. Qu'ontiquement, le chirurgien soit partagé entre tracas, tourment, souci, de son métier, de son image dans le regard des pairs, du nécessaire vital, etc., qu'il soit ontologiquement traversé par l'être et le temps, l'être-temps, conscient de sa propre fragilité comme de celle de ceux qui se confient à lui, nous n'en doutons pas. Que ce « partage », cette « schizoïdie » soient à l'origine, inconsciente d'abord, puis consciente, de son éthique, nous n'en doutons pas non plus. Il s'agit là de « l'être-au-monde » de tout *Dasein*, qui est « préoccupation foncière ». Sauf que l'éthique du chirurgien ne peut avoir pour seul fondement qu'il se sente lui-même aussi faible que son patient... Obligations d'*être* (compétent, disponible, respectueux, « humain »), obligations de « *ne pas être* » (négligent, imprudent, léger, poltron), mais aussi obligations d'*être-dans* (un environnement technique, avec des aides opératoires et du personnel infirmier spécialisés) lui font statut. *Être-dans* spécifique qui, contrairement à l'« *être-dans-le-monde* », n'est jamais acquis, n'est jamais un avoir. S'il est vrai par ailleurs, comme le dit Martin Heidegger, que le *Dasein* « entend ... son être-au-monde – ontologiquement en partant d'emblée de *l'*étant qu'il *n'*est *pas* lui-même mais qui se présente à lui "à l'intérieur" de son monde et à partir de l'être de cet étant »[1] (d'où le reproche, injustifié pensons-nous, de Levinas à Heidegger, celui de la supposée identification complète de l'Autre au Même[2]), il ne peut y avoir homothétie entre le

---

1. Martin Heidegger, *Être et temps*, *op. cit.*, p. 92. Ce que l'auteur qualifie « d'élucidation par ricochet », dans l'apostille c, p. 92. Il reste une hypothèque sur cet étant, à cette place du texte. On peut considérer qu'il s'agit de « *l'*étant total » (le monde), à savoir choses *et* étants humains, en raison de l'article placé en italique par l'auteur dans son texte revu et corrigé.
2. Heidegger écrit en effet : « Et à son tour la perception de ce qui est connu ne marque pas le retour pour, après être sorti concevoir, réintégrer avec le butin conquis le "boîtier" de la conscience ; au contraire, même en percevant, en conservant et en retenant, le *Dasein* qui connaît demeure en tant que *Dasein* au-dehors » (*Être et temps*, *op. cit.*, p. 97). Est-ce si différent de l'irréductibilité de l'Autre, si le *Dasein* connaissant ne peut faire autrement que de rester hors de ce qu'il perçoit ?

praticien et le patient, non plus qu'un abîme *entre* eux, sans fond ni pont pour le traverser. La « vocation » du chirurgien, *Beruf* weberien, *calling* anglo-saxon, rejoindrait alors « l'appel » heideggérien, le Souci du *Dasein*, non pas passivité pure, si pleine de sollicitude soit-elle (car à n'y prendre garde, elle pourrait s'apparenter au dévalement qui fait lui-même partie intrinsèque du souci), mais préparation toujours recommencée à l'action, « rappel instigateur de vocation au pouvoir-être-soi-même ».

L'expérience ontique du chirurgien n'est pas celle du médecin généraliste, non plus que celle du médecin de soins palliatifs. Ce truisme invite à l'établissement d'une éthique qui réponde à l'exigence, stipulée par Heidegger, que « la compréhension ontologique ne se coupe pas de l'expérience ontique »[1]. Éthique ici comme un Devoir-Être, ni comme un seul Être, ni comme un seul Devoir. Devoir-être « l'homme de la situation », soit qu'on fasse, soit qu'on ne fasse pas, soit qu'on laisse faire à d'autres. Le « tout ce qui arrive arrive justement » des stoïciens tardifs risquerait en effet ici, s'y l'on n'y prenait garde et poussait le raisonnement jusqu'à sa caricature, d'amener à accepter l'inacceptable, soit souffrance et disparition, quand un espoir « d'amélioration » est encore possible. *Faire*, non pas parce que la médecine serait toute-puissante, mais parce qu'elle a quelques aptitudes, forcément finies et limitées. Devoir-faire ou ne pas faire, et c'est tout le problème de l'indication opératoire. Le chirurgien, pas plus qu'un autre homme, quel qu'il soit, ne « se fait homme pour être Dieu ». Il n'est pas dieu, quoi qu'en disent Michel Onfray[2] et Jean-Paul Sartre, loin s'en faut. À celui qui pourrait l'imaginer un seul instant, la *Phusis* et la maladie se font fortes de rappeler brusquement la réalité. Bien plutôt devrait-il tenter de se fixer, comme horizon indépassable, celui qu'octroie Périclès à ses troupes : « Nous savons tout à la fois faire preuve d'une audace extrême et n'entreprendre rien qu'après mûre réflexion. » Œuvre de la main, la chirurgie est également science de l'immédiat et art de l'imprévu, selon Paul Valéry. C'est dire qu'elle a affaire, en plus du toucher, au temps, temps de l'action et temps de la maladie, temps de

1. Martin Heidegger, *Être et temps*, *op. cit.*, p. 353.
2. « Il se moque des dieux, il est Dieu, l'un d'entre eux, parmi les hommes. » Michel Onfray, *Féeries anatomiques*, *op. cit.*, p. 255.

l'opéré et temps de l'opérateur. Elle a ceci de commun, selon nous, avec le « devoir » du philosophe, conçu par Jean-François Mattéi, « qu'elle ne doit pas se résigner à la résignation »[1].

I. Une éthique du chirurgien

Une « éthique du chirurgien » se doit d'avoir, comme l'ont montré Dominique Folscheid et Jean-Jacques Wunenburger[2], tous les caractères de l'éthique au sens le plus général, parce que la chirurgie, peut-être plus encore que la médecine non invasive, engage tout « de l'essentiel, de la vie et de la mort »[3]. Il faut considérer cependant comme un préalable que son questionnement se doit d'être toujours dynamique, réflexif, et critique. Si la *fin* à poursuivre (« faire le bien de l'opéré ») est relativement aisée à concevoir, le tri des *moyens* disponibles pour y accéder est plus difficile. C'est pourquoi sans doute le chirurgien expérimenté a parfois l'impression qu'il la met d'autant mieux en pratique qu'il avance en âge... Forcément influencée par ses constatations personnelles et l'évolution des mœurs sociétales dans la période où s'inscrit sa vie professionnelle, sa démarche est donc à la fois de type *kantien*, de type *levinassien*, contrainte qu'elle est de respecter l'autonomie de l'autre avant la sienne propre, mais aussi de type *aristotélicien*, amenant à adapter ses choix, en fonction du temps et des changements techniques que celui-ci apporte, pour assurer l'autonomie du patient de la meilleure façon. Si donc une éthique de la chirurgie ne peut se concevoir qu'en situation, il faudra d'abord rechercher en quoi la situation questionnée est particulière, puis quel est le ressenti de la population concernée, avant même que de tenter d'en déduire les problèmes qui se posent et les manières d'y remédier.

1. Jean-François Mattéi, *De l'indignation*, La Table Ronde, « Contretemps », 2005, p. 261.
2. Voir le chapitre XVI, entre autres, de *Philosophie, éthique et droit de la médecine*, Paris, PUF, « Thémis Philosophie », 1997, pp. 147-155.
3. Claude Bruaire, *Une éthique pour la médecine*, Paris, Fayard, 1978, p. 78.

Quelle spécificité, et non spécialité, par rapport à l'éthique médicale, pourrait avoir une éthique du chirurgien ? Celle-ci, qui tient à la première question qu'il faudrait se poser : comment faire en sorte que la société ne donne pas, sans moyens de contrôle, le droit à un simple humain de s'emparer du Destin[1] ? Autrement dit : sous quelles conditions faut-il accorder à certains une dérogation à l'interdiction générale d'enfreindre l'inviolabilité du corps humain ? Le Code civil y prévoit une exception, la « nécessité médicale » pour la personne (article 16-3), après avoir recueilli, préalablement, son consentement. Aussi longtemps que l'homme existera, il faudra une médecine, et partant, des médecins. Parmi ceux-ci, des chirurgiens, que des robots dans le futur viennent ou pas progressivement les aider. Et s'ils devaient les remplacer, ce que l'on ne peut raisonnablement ni croire ni souhaiter, l'homme aurait abdiqué son pouvoir et sa prééminence, laissant à des machines le choix d'agir sur son prochain et d'opérer des choix capitaux à sa place. C'est dans l'objectif d'autoriser le chirurgien à enfreindre cette inviolabilité que le patient vient en règle consulter.

Si la société ne peut donc éviter cette délégation de pouvoirs exorbitants du droit commun, au moins se doit-elle de la contrôler, tâche traditionnellement dévolue à l'Ordre professionnel et aux institutions de surveillance. Quant aux délégataires, le strict minimum est qu'ils s'imposent, pendant le temps de l'activité professionnelle, une règle de vie qui interdise les excès de tous ordres. Parmi ceux-ci nous rangeons, personnellement, les cadences de travail impossibles. Comment faire en retour qu'une telle responsabilité, avec la rigueur pour soi-même qu'elle implique, n'ôte aux praticiens, titulaires de ce droit d'agression tolérée, toute envie d'exercer leur métier ? Deux « péchés », très directement opposés, guettent le chirurgien : le stakhanovisme et l'acédie[2], et tous deux sans doute se suc-

---

1. « Sans doute et pendant longtemps, la chirurgie ne s'est pas vue sur le plan de la vie. Elle s'est considérée comme un acte d'autorité sur le destin. Dans l'esprit de ceux qui la servaient, elle était elle-même sa propre fin. La vie, en lui donnant de sévères leçons, a bien changé tout cela. » René Leriche, *La chirurgie à l'ordre de la vie, op. cit.*, p. 112.

2. Au sens de perte de l'énergie professionnelle et du désir d'œuvrer favorablement en aidant son prochain. « Il y a deux conditions nécessaires à l'accomplissement des actions humaines : ce sont, bien sûr, la volonté et la capacité ; si l'une vient à manquer, il n'est rien qui puisse être mené à bien. » Boèce, *Consolation de la philosophie*, Paris, Rivages poche, « Petite bibliothèque », 1989, p. 152.

cèdent habituellement chez le même individu au cours de la vie. Chaque âge ayant ses plaisirs, le surinvestissement et sa dérive stakhanoviste précocement, le désinvestissement progressif et la restriction du champ des désirs et des activités plus tardivement. Ce que déjà Hippocrate décrivait comme une prépondérance de l'une ou l'autre des humeurs, bile noire à l'âge mûr, phlegme plus tard, sans que ces variations dans le mélange, la crase, n'aboutissent à la dyscrasie qui était maladie, disparition de l'idiosyncrasie… Mais « personne ne peut soutenir qu'il est trop jeune ou trop vieux pour acquérir la santé de l'âme. Celui qui prétendrait que l'heure de philosopher n'est pas encore venue ou qu'elle est déjà passée, ressemblerait à celui qui dirait que l'heure n'est pas encore arrivée d'être heureux ou qu'elle est déjà passée »[1]. Il n'y aurait donc pas d'âge pour une éthique du chirurgien. Pas d'époque privilégiée pour apprendre à ne pas confondre les trois ordres chers à Pascal, du pouvoir, du savoir et de l'amour (charité, ou même, à défaut, empathie). Le savoir est contrôlable par l'institution, en théorie. Le pouvoir de soigner est un corollaire du savoir. Il entre d'ailleurs directement en concurrence avec le « pouvoir sur la vie »[2] du politique. Mais l'empathie l'intuition, restent incontrôlables, qui déterminent la qualité du dialogue soignant-soigné. « Socrate ne reste pas Socrate par l'effet du destin, mais par lui. Sans cesse, il devient autre, mais à partir de lui-même, et c'est ainsi qu'il reste le même tout en devenant autre »[3] écrit Marcel Conche.

Ce que l'individu qui se *confie* au chirurgien attend de lui, c'est une *aide*. Aide technique, mise à disposition d'un savoir spécifique, cette aide est par nature asymétrique, elle n'attend pas de retour. De celui – mal-voyant – que j'aide à traverser la rue, je n'attends rien, bien qu'il ne soit pas *en droit* forcément d'attendre quelque chose de moi, à l'opposé du patient, envers lequel il y a obligation, morale, éthique, avant même

1. Épicure, *Doctrines et maximes*, « *Lettre à Ménécée* », 122, Paris, Hermann, « Éditeurs des sciences et des arts », 1990, p. 97.
2. Au sens que donne à ces termes Michel Foucault dans *La volonté de savoir, histoire de la sexualité*, t. I, Paris, Gallimard, « Tel », 1994, p. 183.
3. Marcel Conche, *Philosopher à l'infini*, Paris, PUF, « Perspectives critiques », 2005, p. 67.

que juridique, contractuelle. Aide comme « action d'intervenir en faveur d'une personne en joignant ses efforts aux siens »[1].

Action d'intervenir : c'est ici action positive ou négative, reposant sur l'établissement de l'indication : savoir quand il faut opérer, quand il ne faut pas, et dans le deuxième cas comment agir, d'autre manière. Savoir aussi quand il faut « passer la *main* », c'est-à-dire confier le patient à quelqu'un d'autre, pour qu'il l'opère lui-même.

En faveur d'une personne : il faut ici seulement retenir que la personne est un corps et une âme indissolublement liés. Et qu'on lui doit un respect kantien.

En joignant ses efforts aux siens : c'est bien là le plus important, quand le chirurgien et son patient sont tous deux confrontés à une maladie maligne, et alors dans deux situations : quand la tumeur est « réductible », à défaut d'être toujours « guérissable », mais aussi lorsqu'elle ne l'est pas et que l'amélioration à attendre est destinée à ne durer que quelques jours ou semaines, tellement importants pour le patient, qu'il s'agisse de vivre ou de transmettre, transmission affective ou testamentaire. Or ceci ne s'obtient que par un accord symbolique entre le praticien et le malade, dans une sorte de contrat que chacun d'eux, divisé naturellement, apporte à l'autre, pour… continuer. Alors le moi du chirurgien se doit d'affecter d'être suffisamment fort et assuré pour aider, en impulsant le « désir de vie » chaque fois que possible. Et l'on sait combien, parmi ceux-là mêmes qui disent ne plus tenir à la vie, en avoir fait le tour, il en est de nombreux qui ne demandent, *in fine*, qu'à bénéficier d'un sursis, d'un supplément de vivre.

Respectant le vécu de notre expérience professionnelle et l'évolution qu'elle a connue au fil des âges de la vie, nous tenterons, dans cette approche d'une éthique chirurgicale, de conserver un semblant d'ordre chronologique dans les affects ayant pu orienter notre chemin.

---

1. Définition d'« aide » dans le dictionnaire petit Robert.

La spécificité de l'*ergon* du chirurgien, nous l'avons dit, c'est que sensiblement celui-ci se confond, presqu'en tous les cas, avec l'*action*. L'action peut d'ailleurs prendre la forme d'une absence d'action, ce qui encore est action. Deux pôles donc : l'action et la sanction, positive ou négative éventuellement [psychologique, morale, physique, contentieuse] de cette action. Que l'action et les qualités qui la soustendent – compétence, habileté, « conscience professionnelle », « honnêteté intellectuelle », bonne foi – ne résument pas ce que le patient peut normalement attendre du chirurgien, ce que le chirurgien est dans l'obligation de donner, nous en sommes persuadé. Mais, première particularité, l'action du chirurgien, à ce jour, a été tenue à distance des activités « démiurgiques » auxquelles ses collègues, généticiens et gynécologues chirurgicaux, sont de fait partie prenante. On pourrait citer ici, *lato sensu*, la procréation médicale assistée ou le clonage. Et, deuxième particularité, la *Phusis*, une *phusis* bien concrète et singulière à chaque fois, toujours incontournable, détermine son action sur le vivant, et plus encore ses résultats, par la part d'impondérable qu'elle ajoute au geste chirurgical, rappelant ainsi à l'homme de l'art que c'est elle et pas lui qui assure la maîtrise d'œuvre. Ayant insisté sur la primauté de l'action, il nous faut, conséquemment, en souligner aussi les risques qui guettent le chirurgien à mesure que le temps de l'action restreint le temps de la réflexion. Aristote nous paraît ici presque indépassable :

> « Ainsi donc la vertu morale est une moyenne, dont nous avons précisé les conditions : elle est un milieu entre deux défauts, l'un par excès, l'autre par manque ; sa nature provient du fait qu'elle vise à l'équilibre aussi bien dans les passions que dans les actions… celui qui s'écarte légèrement du bien soit par excès, soit par défaut n'encourt pas le blâme ; seul le mérite celui qui s'en

---

[1]. La juste mesure comme la *mésotès* grecque, que Tricot traduit par « médiété » et Bailly par « juste milieu », tout en étant un extrême…, un sommet.

écarte beaucoup, car sa faute ne nous échappe pas… En voilà assez pour montrer qu'une disposition moyenne est, en toutes circonstances, louable, mais que selon les cas il convient de pencher tantôt vers l'excès, tantôt vers le défaut. »[1]

Le *méson* d'Aristote, le juste milieu, c'est en vérité, il ne faut s'y tromper, « une excellence, c'est-à-dire un superlatif »[2]. En sus de cette « position de crête », la *médiété* aristotélicienne répondrait également, pour nous, à la définition qu'Heidegger donne au milieu, soit : « le milieu est en tant que ce qui, médiatisant, ajointe et ordonne ensemble. »[3] Et l'on sait, dans méd-ecin, l'importance du préfixe indo-européen *med*, qui est équilibre, médiation, (re)mise en ordre.

Pencher tantôt vers l'excès, tantôt vers le défaut, qu'est-ce à dire dans le domaine de l'action chirurgicale ? L'excès c'est le stakhanovisme, le défaut c'est la perte du *conatus*, l'indifférence. Mais « l'un des extrêmes nous fait commettre une plus grosse faute que l'autre ». Pour nous, c'est le stakhanovisme[4], par les dangers qu'il fait courir aux patients (et plus accessoirement aux chirurgiens). Plus précisément, au sein de cette dérive, celle qui consiste pour le chirurgien à ne plus tenter de dresser le diagnostic le plus objectif possible. Non pas qu'il faille opposer ce terme à celui de subjectif. Bien au contraire. Si l'on admet qu'un patient sur trois qui consulte ne souffre pas véritablement de troubles *organiques* (selon Balint), s'orienter exclusivement vers la recherche de maladies purement somatiques est dans ce cas une erreur. Qui d'ailleurs peut tout aussi bien mener le généraliste à adresser le patient au chirurgien, pour qu'il l'opère d'une « anomalie » rencontrée plus ou moins fortuitement au cours du bilan. Au chirurgien de départager les symptômes et les signes, de parvenir à faire la part de l'organique et du fonctionnel. Ce qui requiert tout à la fois : du talent, mais il ne suffit pas ; une formation et du temps, ce qui

---

1. Aristote, *Éthique à Nicomaque*, II, IX, 1109a [20], trad. Richard Bodéüs, Paris, GF-Flammarion, 2004, p. 128 ou trad. Jean Voilquin, Paris, GF-Flammarion, 1965, pp. 68-69.
2. Vladimir Jankélévitch, *Le pur et l'impur, op. cit.*, p. 229.
3. M. Heidegger, *Approche de Hölderlin, op. cit.*, p. 234.
4. « Et non seulement il faut supprimer les actions qui ne sont pas nécessaires, mais aussi les idées. De cette façon, en effet, les actes qu'elles pourraient entraîner ne s'ensuivront pas. » Marc Aurèle, *Pensées pour moi-même*, Livre IV, 24, Paris, GF-Flammarion, 1991, p. 71.

reste à la discrétion du praticien. Le chirurgien peut en effet (comme le généraliste) choisir la facilité, l'option qui consomme le moins de temps : l'option du « tout organique ». Il peut aussi choisir l'option différentielle, celle qui ne tentera l'intervention que si le bénéfice attendu ne fait presque aucun doute. Celle-ci suppose temps et disposition d'esprit à l'écoute.

Le peu de formation des médecins en « psychologie, éthique et philosophie » n'a pas toujours existé. Michel Foucault, dans *Le souci de soi*[1], rappelle que la médecine a d'abord été non seulement « une technique d'intervention, faisant appel dans les cas de maladie aux remèdes et aux opérations » mais aussi « un *corpus* de savoir et de règles » définissant « une manière de vivre, un mode de rapport réfléchi à soi, à son corps, à la nourriture, à la veille et au sommeil, aux différentes activités et à l'environnement ». Cependant le défaut de formation n'explique pas tout. Que de bonnes intentions soient présentes ou absentes d'emblée chez le praticien, le système de santé – libéral à l'évidence, public également peut-être désormais – n'en incite pas moins pareillement à la productivité. Et la productivité, pour un chirurgien, consiste à opérer le plus grand nombre possible de patients.

Il y a là un double risque : pour le patient bien sûr, qui n'est pas traité conformément à ses besoins profonds, mais aussi pour le praticien. Le risque, pour lui, au plan médico-légal tout au moins, se dédouble à nouveau, à court terme : si les signes fonctionnels réapparaissent, il sera le premier mis en cause et consulté à nouveau. Il s'acharnera alors à vérifier, par tous examens complémentaires envisageables, qu'il n'y a pas de complication due au geste qu'il a effectué. Et l'on reviendra ainsi au point de départ, celui de la recherche, dans certains cas, d'une nouvelle maladie, facteur de nouvelles dépenses. Plus contrariant pour lui, si une véritable complication de l'acte chirurgical survient[2], il s'ensuivra, bien plus fréquemment que dans les indications opératoires mûries et véritablement réfléchies, des contentieux judiciaires. C'est ici vraisemblable-

---

1. Michel Foucault, *Histoire de la sexualité*, t. III, *Le souci de soi*, Paris, Gallimard, « Tel », 1977, p. 136.
2. Ce que la nécessaire prévention des complications et « la gestion des risques » ne parviendront jamais à supprimer tout à fait.

ment une part de l'explication, ne serait-elle que très partielle, de la dérive judiciaire observée actuellement. Ne pas percevoir l'éventuel problème « global » sous-jacent à l'anomalie découverte, tel est l'un des principaux écueils à éviter, selon nous, en chirurgie. Il va de soi que ce qui est décrit là ne concerne en rien les patients qui souffrent d'une pathologie organique indiscutable, laquelle sera totalement « guérie » par l'acte chirurgical réussi. Ils sont bien sûr la majorité.

La position « moyenne » pour le chirurgien est de s'interdire formellement d'opérer si l'évidence d'une guérison, ou tout au moins d'une amélioration, ne lui apparaît pas hautement probable, presque certaine [1]. La simple information, honnête, du patient sur un tel doute suffira d'ailleurs, dans la majorité des cas mais pas dans tous, pour que celui-ci repousse *sine die* l'intervention qu'il était disposé à subir. Truisme que cette évidence et cette position moyenne, pour le chirurgien ? Apparemment seulement. Car, en réalité, il s'agit de ce que Pierre Hadot appelle, après Newman, un *real assent*, un assentiment réel, par opposition au *notional assent*, l'assentiment notionnel, « acceptation d'une proposition théorique à laquelle on adhère de manière abstraite », ce qui n'engage à rien. L'assentiment réel, bien au contraire, « engage tout l'être » ; « la proposition à laquelle on adhère va changer notre vie »[2]. Il s'agit donc ici pour le chirurgien de s'imposer une véritable discipline psychologique, qui est aussi discipline de *vie*, parce qu'elle lui redonnera du temps sans action, propice à la communication d'une part, au repos et à la réflexion de l'autre.

Au plan de la complication médicale, Aristote peut éclairer également. Pour lui, l'acte involontaire, c'est celui fait « dans l'ignorance des circonstances particulières dans lesquelles et au sujet desquelles l'action a lieu »[3]. Est pardonnable celui qui « agit involontairement » et « qui, par ignorance, agit mal sans le savoir », à la condition pourtant que l'acte

---

1. C'est finalement ici une application à l'activité chirurgicale de la règle d'or du rabbin Hillel : « ne fais pas à ton prochain ce que tu détesterais qu'il te fît », que Luc exprime sous une forme positive et non plus négative : « ce que vous voulez que les hommes vous fassent, faites-le pour eux de la même façon » (*La Bible*, Luc, 6, 31, Paris, Fayard, 2001, p. 2329).
2. Pierre Hadot, *La philosophie comme manière de vivre, op. cit.*, p. 102.
3. Aristote, *Éthique à Nicomaque, op. cit.*, 1110b [20].

« s'accompagne de chagrin et de regret »[1]. Quels facteurs interviennent dans les évolutions défavorables ? « La nature, la nécessité, le hasard, à quoi il faut ajouter l'esprit humain et tous les actes de l'homme. »[2] Vingt-cinq siècles avant la lettre est ici décrit le partage faute-aléa qu'introduit en droit médical français la loi du 4 mars 2002[3]. La nature, le hasard, c'est l'aléa ; l'esprit humain et les actes de l'homme, c'est la faute ou l'erreur[4]. Contrairement à l'analyse cartésienne vingt siècles plus tard, est introduite par Aristote une note psychologique[5]. Ainsi, les actes « qui émanent [de la colère ou] d'un vif désir »[6] ne peuvent être classés parmi les « actes involontaires », quand il y a eu complication. Mais comment, *a posteriori*, repérer le « vif désir » ? Tâche difficile, car il ne s'agit pas toujours d'indications chirurgicales fantaisistes, dont la fantaisie ne peut résulter que d'une ignorance considérable ou d'une « mauvaise volonté ».

Le stakhanovisme, générateur de différends médicaux, est affaire personnelle, de volonté individuelle du praticien. Il est parfois également un signe regrettable de la « modernité » ambiante, une « coutume » de la société dans laquelle nous vivons. Friedrich Hegel écrit[7] :

> « Le vouloir devenu habitude n'est que le résultat des institutions existantes dans l'État, du fait qu'en lui la rationalité est effectivement présente, et qu'elle y obtient sa confirmation par l'action qui lui est conforme. Cette attitude d'esprit est en somme… la conscience que mon intérêt substantiel et singulier est confirmé et contenu dans l'intérêt et le but d'un autre [en l'occurrence de l'État]… et Moi je suis libre dans cet état de conscience. »

Si l'on admet que l'intérêt médical de chacun d'entre nous est subsumé dans l'intérêt de l'État, que la médecine est un véritable service

---

1. Aristote, *Éthique à Nicomaque*, *op. cit.*, 1111a [18-20].
2. *Ibid.*, 1112a [30].
3. Sans jamais citer le terme d'aléa, ce qui représente l'une des imprécisions notables du texte.
4. « La vérité est une, l'erreur est multiple, disaient les manuels classiques. L'erreur est simple, toujours très simple, et la vérité complexe, répondrait l'esprit nouveau. » Bernard-Henri Lévy, *Éloge des intellectuels*, Paris, Le livre de poche, « Biblio essais », 1988, p. 73.
5. Cf. la naissance de « l'analyse psychologique » à Athènes, au Ve siècle avant Jésus-Christ, selon Jacqueline de Romilly, *Patience, mon cœur*, Paris, Belles lettres, 1991, pp. 173-214.
6. Par exemple de celui d'être rentable pour l'établissement dans lequel on travaille, quand ce « désir » n'est plus strictement encadré par les règles de l'éthique médicale « éternelle ».
7. Dans *Principes de la philosophie du droit*, § 268, Paris, GF-Flammarion, 1999, p. 310.

public, il n'y a rien à redire à de telles « habitudes ». Mais si le service public de la médecine doit désormais répondre aux critères de compétitivité des entreprises, alors il peut y avoir opposition entre intérêt individuel et intérêt de l'État. Jean-François Kervégan s'attache à montrer que la théorie hégélienne de la subjectivité éthique n'est pas une théorie de l'idéologie, pas un *institutionnalisme fort* dans lequel « la volonté individuelle... est entièrement enveloppée dans l'ordre des institutions »[1], déterminée par lui dans ses tendances, dans ses préférences, dans ses choix. *L'institutionnalisme « faible » de Hegel* est, selon lui, compatible avec les droits subjectifs[2]. Pourtant, selon nous, la conception hégélienne de ces droits est assez traditionnelle, quand par exemple l'auteur écrit : « Dans cette identité de la volonté universelle et particulière, le devoir et le droit ne font qu'un, et l'être humain, par la réalité morale, a des droits dans la mesure où il a des devoirs, et des devoirs dans la mesure où il a des droits. »[3] Paul Ricœur considère ainsi que la *Sittlichkeit* « médiatise » la *phronésis*[4].

Il ne nous semble pas évident que les démocraties modernes aient spécialement tendance à se conformer au schéma hégélien, dans lequel existent des institutions médiatrices entre des intérêts individuels et les intérêts publics. Cependant faisons-nous, à tort ou à raison, une exception pour les *social-démocraties* scandinaves, dont il nous paraît qu'elles s'éloignent moins que les autres du système rêvé par le philosophe allemand. Scheler, pour sa part, dépeint ainsi le stackhanovisme moderne :

> « On crée, pour la production des choses agréables, un mécanisme infiniment complexe qui mobilise un travail continu, sans jamais penser à la jouissance ultime de ces choses... Il arrive que ce sont précisément ceux qui font le plus de travail utile et produisant le plus grand nombre de moyens extérieurs de jouissance qui en jouissent le moins... d'où, dans la civilisation moderne, cette accumulation de choses agréables qui ne parviennent à satisfaire personne. »[5]

1. Selon D. Henrich, cité par Jean-François Kervégan, dans *Hegel, penseur du droit*, Paris, Éditions du CNRS « CNRS Philosophie », 2003, p. 38.
2. Dans l'acception hégélienne autant que moderne de ce terme.
3. Hegel, *Principes de la philosophie du droit, op. cit.*, § 155, p. 228.
4. P. Ricoeur, *Soi-même comme un autre*, Paris, Seuil « Essais », 1996, p. 337.
5. Max Scheler, *L'homme du ressentiment, op. cit.*, 1970, pp. 160-161.

Il qualifie cette dérive de « subordination des valeurs de *vie* aux valeurs d'*utilité* »[1] par « l'esprit industriel et commercial ». Tout ce qui est incapable de s'adapter au mécanisme d'une civilisation *utilitaire* et à ce qu'elle impose à l'activité humaine à un moment donné doit disparaître, quelles que soient par ailleurs les valeurs que cela représente[2]. L'analyse nous paraît capable d'expliquer le *blues* de certaines catégories socio-professionnelles à la fin du XXᵉ siècle, en particulier celle des soignants, même s'il ne s'agit pas dans ce cas de biens matériels et d'avoir, mais de biens immatériels et d'être.

PROPOSITIONS POUR UNE « HYGIÈNE »[3] DE L'OPÉRÉ ET DE SON OPÉRATEUR AU XXIᵉ SIÈCLE. UNE RÉÉCRITURE DES « RÈGLES DE L'ART » CHIRURGICAL ?

La santé serait devenue, dit-on, une nouvelle « religion »[4] pour nos concitoyens. Elle aurait, bien plutôt, remplacé la religion. Sauf qu'on ne voit guère les praticiens, dans leur majorité, en grands-prêtres de ladite religion. Sauf également que la santé uniformise mais sans doute ne *relie* plus, et pourrait même diviser dorénavant, si l'on n'y prenait garde. Victimisés d'un côté, culpabilisés de l'autre : où est le lien ? Quels pourraient être alors les objectifs d'une véritable relation soignante pour le chirurgien ? Doit-il se contenter de réussir aussi parfaitement que possible un acte technique, réussite où seraient requises non seulement une grande habileté naturelle et une formation de qualité, mais aussi une ascèse de vie dans la durée de cet acte ? Ou bien doit-il y adjoindre d'autres réquisits ? C'est ce que nous pensons personnellement.

Aider psychologiquement, sans infantiliser, ceux qui lui confient l'insigne pouvoir d'œuvrer sur leur corps, « d'entrer dans leur corps ». Soit parler, expliquer, rassurer, avant et après l'acte opératoire éventuel.

---

1. Max Scheler, *L'homme du ressentiment, op. cit.*, p. 163. C'est nous qui soulignons.
2. *Ibid.*, p. 167.
3. « La seule partie utile de la médecine est l'hygiène… encore Hygiène est-elle moins une science qu'une vertu. » Jean-Jacques Rousseau, *Émile.*
4. La fameuse « reliance » post-moderne de Michel Maffesoli ?

Bien sûr aussi avoir pour souci le soulagement de la douleur, tant physique que psychique, car elle est forcément les deux, « somatisation et sémantisation », écrit David Le Breton[1]. Soulager la douleur parce que celui qui souffre ne vit plus, au sens social du terme, ne veut plus ; c'est la douleur qui vit en lui et occupe, obscurcit la totalité de sa volonté et de son entendement. Douleur est parfois génératrice de souffrance, celle-ci infiniment plus complexe que celle-là et plus difficile à décrypter, donc à soulager. Atteinte de la chair dans le premier cas, de la psyché dans le second, en théorie. En pratique, si la souffrance n'entraîne pas automatiquement de douleur (bien que ce soit le cas fréquemment, après quelque temps, pensons-nous), toute douleur s'inscrit dans une souffrance qui peut écraser l'individu, en fonction de son intensité, des résistances qu'il peut lui-même et que les soignants peuvent, ou non, lui opposer. La douleur *choisie* est parfois relativement bien supportée, comme dans les sports extrêmes ou le *body-art*, parce qu'elle n'entraîne que peu de souffrance, « mesure intime de la douleur »[2]. La douleur *imposée* est génératrice parfois d'une immense souffrance. Daniel Alagille rappelait, il y a quelques années, la mortalité de trente pour cent que connaissaient les interventions chirurgicales techniquement simples, sur sténose du pylore, chez le nourrisson, aussi longtemps qu'elles furent réalisées sans anesthésie, le petit d'homme étant supposé ne pas souffrir. Mortalité annulée presque entièrement, du jour au lendemain, lorsque les jeunes patients furent endormis…

Douleur-souffrance : est-ce à dire que supprimer l'une serait automatiquement supprimer l'autre ? Certainement pas, ce qui ne retire pourtant rien à la nécessité pour le soignant de tenter de diminuer, quand faire se peut, la part de douleur que ses soins peuvent engendrer, même si l'objectif visé est, *in fine*, de soulager. Antonio Negri[3] insiste, après Wittgenstein et Saül Kripke, sur l'importance d'avoir soi-même connu la douleur pour l'imaginer chez autrui et pour, plus encore, ima-

1. « L'affect de Tristesse, quand il se rapporte à la fois à l'Esprit et au Corps, je l'appelle Douleur ou Mélancolie. » Spinoza, *Éthique, op. cit.*, scolie de la proposition XI, p. 223.
2. David Le Breton, Lorsque la souffrance détruit l'homme, *Le quotidien du Médecin*, vendredi 11 mars 2005, p. 20.
3. Antonio Negri, *Job, la force de l'esclave*, Paris, Hachette Littératures, « Pluriel », 2005, p. 149.

giner que l'on se trouve à la place de celui qui souffre. « La capacité de le faire [se mettre à la place d'autrui] donne à mon attitude une qualité qu'elle n'aurait pas si elle avait simplement appris un ensemble de règles portant sur le moment auquel attribuer une douleur aux autres et sur la manière de les aider », écrit Saül Kripke. Pour être passé quelquefois de l'autre côté du miroir, de la place de soignant à celle de soigné, il nous semble que cette nécessité d'une pratique de la connaissance et pas seulement d'une connaissance des règles de l'art, pour accéder à un certain degré d'universalité dans l'exercice professionnel, a en effet une importance non négligeable. Ce que pourtant Antonio Negri dépeint comme « le passage d'une première à une seconde nature » ne se résume en aucun cas à la connaissance intime de la *douleur*, car il faut bien plus, selon nous, pour que le processus de transformation cristallise. Comme par exemple l'expérience de la *souffrance*, psychique cette fois-ci, quelle qu'en soit la cause. Car la fin de l'expérience semble donner parfois la capacité – au moins naissante – de se mettre à distance de soi-même, de temps en temps, avec ironie. Et celle, plus nécessaire encore, de mettre en pratique les résultats de la réflexion.

Cercle vicieux que la douleur au cours de la maladie quand il n'y a pas sédation ; douleur qui use les résistances, physique et psychique, entraîne stress, parfois dénutrition par inappétence, épuisement surrénalien progressif. Douleur-sentinelle, douleur-signe d'alarme aussi parfois, qui nous avertit des dangers courus. Et « combien cela nous réconforte de revoir les lumières tamisées de la vie et de sortir de l'effroyable crudité du grand jour où, quand nous souffrions, nous voyions les choses et à travers les choses »[1], dit Nietzsche, soulignant lui aussi la fécondité de la douleur, mais surtout le réconfort de la sédation... Lumière crue et transfixiante de la douleur *versus* lumière tamisée de la vie, avec ses faux-semblants.

Il faut aussi, en chirurgie comme en médecine, savoir responsabiliser le patient, tant il est vrai qu'une guérison ne peut être l'œuvre du seul soignant, quoi qu'il fasse, quelles que soient ses éventuelles qualités

---

1. Nietzsche, *Aurore*, aphorisme 114, Paris, Gallimard, « Folio essais », 2000, p. 95.

techniques et intellectuelles. « C'est dans les yeux que je vois s'ils vont mourir ou vivre. Les mêmes malades, les mêmes caractéristiques, mêmes âges, mêmes poids, mêmes entourages, les mêmes : l'un meurt, l'autre vit. Pourquoi ? Je ne sais pas, mais on lit dans les yeux. C'est le désir de vivre. »[1] Nous ne sommes guère d'accord pour l'entourage (car l'entourage peut faire, partiellement au moins, la guérison ou son absence), mais pour le reste, tout à fait. Hippocrate d'ailleurs, dans *Les aphorismes*, y insistait déjà : « Il faut non seulement faire ce qui convient, mais encore que le malade, les assistants et les choses y concourent. »[2]

Conatus du soigné, répondant à celui du soignant. Spinoza explique que l'on n'a pas seulement pitié des gens que l'on aime, mais aussi de ceux que « nous jugeons semblables à nous », et, à ce titre, de notre prochain. Pitié, liée à la bienveillance[3], donc à la disponibilité, et pas seulement destinée à faire cesser sa propre tristesse.

Chirurgien disponible donc, c'est un minimum, qui cependant ne suffit pas. Il faut aussi savoir « gérer » d'éventuelles complications », avec franchise, plutôt que de céder à la fuite, tentante pour chacun d'entre nous, dans les situations difficiles. Une complication qui reste inexpliquée au patient, à sa famille – parce que le professionnel responsable n'est pas suffisamment présent auprès d'eux, parce qu'il les tient à la distance qui ménage son émotivité ou sa quiétude –, sera mal acceptée, quelle qu'en soit l'origine, et source éventuelle de différends. Il s'agit ici d'une crainte, mais sans confiance en soi, quand la crainte *justifiée* dans la période post-opératoire, devant des signes alarmants, se doit de mener à l'*action*, avec *confiance*, ou bien de *confier* le patient à un autre. Crainte temporaire dans le deuxième cas, impuissance de l'âme dans le premier. C'est ici en effet que le chirurgien, qui n'est pas sage, devra toutefois être

1. Ollivier Pourriol, *Le peintre au couteau, op. cit.*, p. 58.
2. Dans le Livre I des *Épidémies*, on peut encore lire : « Le médecin est le ministre de l'art, et le malade se doit de coopérer avec lui dans la lutte contre la maladie. »
3. « Cette volonté ou appétit de faire du bien, qui naît de ce que nous fait pitié la chose à laquelle nous voulons faire du bien, s'appelle Bienveillance, laquelle, partant, n'est rien d'autre qu'un Désir né de la Pitié. » Spinoza, *Éthique*, scolie de la proposition XXVII du Livre deuxième, *op. cit.*, p. 247. Définition de la Pitié pour Spinoza, *Éthique*, scolie de la proposition XXII du Livre deuxième, p. 239 : « Tristesse née du malheur d'autrui. »

« fort ». Il ne lui suffira pas de compatir, il lui faudra agir, sous peine de nuire. Sartre a étudié en détail l'émotion, la peur en particulier, dans *Esquisse d'une théorie des émotions*[1]. Son analyse s'applique assez bien à la situation que nous décrivons. Pour lui, « la conduite constitue la forme et la signification du bouleversement », une émotion est « une transformation du monde », car « nous essayons de changer le monde, c'est-à-dire de le vivre comme si les rapports des choses à leurs potentialités n'étaient pas réglés par des processus déterministes mais par la magie ». Lorsqu'un décès, une complication grave surviennent, pour le chirurgien qui a opéré, la charge affective, l'émotion qui l'assaille, prennent d'emblée le dessus sur l'analyse froide et objective des causes de celles-ci. Et ce n'est ici que le témoignage de l'humanité du chirurgien. Il en est de même pour les proches de l'opéré qui, assaillis par une charge émotionnelle plus grande encore, ne peuvent admettre la complication, le décès. Le premier ne peut réagir que de deux façons : la fuite ou l'explication, qui suppose confrontation avec la famille, donc avec le mal de la maladie. Dans le premier cas, le « corps » du chirurgien refuse le monde de la mort, il le fuit, il l'annihile par la fuite, ce monde n'existe pas, il n'existe qu'un monde qui fait peur, celui des « comptes à rendre » du mal, de la maladie, de la mortalité de l'homme, et c'est ce monde dont il faut, à tout prix, s'évader. Ainsi du jeune enfant qui, pour juguler sa peur du noir, fuit ailleurs, dans le lit des parents, ou somnambulise.

Non pas « les raisins [que je ne peux atteindre] sont trop verts », mais le monde des mortels, celui des proches et des familles, est injuste avec moi, il m'est hostile, ne me pardonnant pas de ne pouvoir assurer l'immortalité. Fuite comme abandon de responsabilité et submersion par l'émotion. Plus on fuit, plus on a peur, et plus on a peur, plus on cherche un monde magique de substitution, qui est en fait plongée progressive dans un monde à tendance paranoïsante, au sens psychiatrique du terme. Quant aux proches, à la famille de l'opéré, assaillis par la tristesse et parfois la « surprise » d'une fin ou d'une complication inattendues, ils réagiront de même, en l'absence d'explications recevables, par

---

1. Jean-Paul Sartre, *Esquisse d'une théorie des émotions*, Paris, Le livre de poche, « Références philosophie », 2000.

une symétrique transformation magique du monde. Ce n'est pas que l'homme est mortel et que notre proche parent était malade, c'est qu'il y a eu faute, et qu'on nous cache la vérité, vérité que nous n'atteindrons que dans le procès, qui nous fera avancer vers la lumière (*a-lèthéia*), quitter les ténèbres du Léthé, revenir en amont de la maladie et de la mort, les effacer. Évolution strictement symétrique et également paranoïsante.

Alors que l'explication permettrait aux proches et au patient de rester dans le monde où nous vivons, celui du mal et de la mortalité, on entre alors dans un autre Monde, celui de l'immortalité et de la vérité de la Justice, devenues enfin accessibles à l'homme. On dépasserait, vaincrait ainsi la peur de mourir soi-même, découvrant une cause obligatoire à l'*exitus*, toujours. « Pour croire aux conduites magiques » (fuite du chirurgien, procès de la famille ou du patient) « il faut être bouleversé », écrit Sartre. Reste à savoir si une telle attitude assure systématiquement un accroissement de « vivre », ou si à l'opposé elle peut être à l'origine d'une diminution de « vivre », ce que nous croyons personnellement. C'est parce que le chirurgien, c'est parce que les patients et leurs proches ont une peur irraisonnée de la mort et de la maladie – la leur et celle des autres –, qu'ils réagissent, le premier par la fuite, les seconds par le procès. Et sans doute seule une procédure de *véridiction* [1], à l'heure de la complication ou du décès, est-elle éventuellement en mesure de réintroduire le monde tel qu'il est, et avec lui la mort, dans le conscient et l'inconscient des uns et des autres. Et qui suppose une autre intuition de l'absolu pour tous. Ou encore : qui suppose que la part magique, émotionnelle, dans la compréhension par l'homme de son « être dans le monde » fasse plus souvent place à la discussion et à la réflexion. Car sans doute, pour imaginer presque systématiquement la faute, l'erreur cachée quand on est patient (ou chirurgien devenu patient), pour imaginer la procédure judiciaire quand on est chirurgien (ou patient devenu responsable de la vie d'un autre, dans quelque activité que cela

---

1. Chaque fois que cela s'avère nécessaire, une « médiation » devra être proposée pour réaliser au mieux cette « procédure » de véridiction, quand les conditions naturelles du dialogue opérateur-opéré (ou bien sa famille, en cas de décès) ne sont plus réunies.

soit), faut-il pouvoir imaginer une thèse irréelle : celle de la maîtrise de la nature, tant Nature (*Phusis*) que nature humaine.

Aucun mécanisme assurantiel[1], quel qu'il soit, ne peut offrir au praticien de véritable « tranquillité » de l'âme. Ce n'est que dans l'auto-imposition à soi-même de strictes règles de vie professionnelle qu'il peut s'en approcher[2]. Faire son devoir au sens kantien, sans doute. Se ménager une vie vivable, tout en exerçant son métier au mieux de ses capacités, sans doute aussi. Ce que Michel Foucault appelle « le souci de soi », « l'intensité des rapports à soi, c'est-à-dire des formes dans lesquelles on est appelé à se prendre soi-même pour objet de connaissance et domaine d'action, afin de se transformer, de se corriger, de se purifier, de faire son salut »[3]. Épictète considérait que le souci de soi était un « privilège-devoir, un don-obligation ». C'est aussi ce que Kant appelle la « *richesse* morale », laquelle participe selon lui à la « *culture* de soi-même », « au *perfectionnement* de soi-même : soit comme devoirs d'abstention, soit comme devoirs d'action »[4].

Il apparaîtra alors que la qualité des relations soignant-soigné est le plus grand frein à la multiplication des mises en cause. Si celles-ci n'avaient comme seul intérêt, dans la phase actuelle de judiciarisation croissante, que d'aboutir à un resserrement des liens soignant-soigné, à leur modification heureuse, il s'agirait déjà d'un résultat favorable bien qu'inattendu.

Quand bien même l'action, en procédure civile, serait déclenchée, prendre la mesure que la notion de faute, avant ou après mars 2002, n'est plus en France qu'un concept de nature sociale, en aucun cas moral. On rappellera ici la remarque d'Ivar Strähl[5], juriste suédois : « Il est

1. « Il faut que l'homme réalise d'abord lui-même que les situations conflictuelles qui l'opposent aux autres ne sont que des conséquences des situations conflictuelles dans son âme propre, et qu'il s'efforce ensuite de surmonter ce conflit intérieur qui est le sien, pour désormais se tourner vers ses semblables en homme transformé, pacifié, et nouer avec eux des relations nouvelles, transformées. » Martin Buber, *Le chemin de l'homme*, Monaco, éditions du Rocher, 1999, p. 36.
2. « La vraie force de la vertu est la tranquillité de l'âme, accompagnée de la résolution réfléchie et ferme de mettre en pratique la loi de la vertu. C'est là l'état de santé dans la vie morale ». Kant, *Doctrine de la vertu, op. cit.*, p. 256.
3. Michel Foucault, *Le souci de soi. Histoire de la sexualité*, t. III, *op. cit.*, p. 59.
4. Kant, *Doctrine de la vertu, op. cit.*, p. 270.
5. Pénaliste suédois, à l'origine du développement d'un système d'indemnisation des accidents médicaux sans recherche première en responsabilité, en Suède, dès les années 1950 – système qui sera mis en place effectivement ultérieurement, en 1975.

très… difficile, et même en fait presque impossible, même pour un homme attentif, d'éviter de commettre occasionnellement des actes fautifs. »[1] Comme il semble impossible pour un praticien médical, qu'il soit débutant ou expérimenté, de se trouver confronté à un de « ses » patients, un jour ou l'autre, dans un prétoire, sans que son ressenti ne s'en trouve définitivement marqué, avec le risque que son appétit de soigner ne s'en trouve diminué, on ne peut que se louer de la tendance récente à rechercher, quand faire se peut, la « médiation » des contentieux médicaux[2].

DU *BURN-OUT* AU RESSENTIMENT

Le *burn-out* des Anglo-saxons, c'est la consumation rapide de l'individu dans une tâche envahissante, occupant toute son âme, ne lui laissant aucun temps de retour sur lui-même, lui ôtant toute possibilité de réflexion, d'analyse de ce qu'il fait et vit. La moindre anicroche, la moindre étincelle, le moindre obstacle un peu sérieux au cours, bousculé mais auto-assuré, de la fuite en avant, et c'est l'implosion, plutôt que l'explosion. Immédiatement après, l'auto-affaissement, le recroquevillement brutal sur soi-même et l'horizon obscurci cette fois-ci non par le surinvestissement, mais par l'auto-dénigrement, l'auto-dévaluation. Ce qui revient à passer brutalement d'un extrême à un autre, du stakhanovisme à l'hébétude, de l'hyperactivité à l'inemploi des capacités personnelles et sociales. De tout cela bien sûr l'individu en question est la première victime, mais en est-ce la seule ?

1. Cité par André Tunc, *La responsabilité civile, op. cit.*, p. 110.
2. Qu'elle s'opère au travers des récentes Commissions Régionales de Conciliation et d'Indemnisation (CRCI, mises en place par la loi Kouchner) par l'entremise de « médiateurs » indépendants ou à l'issue d'« expertises amiables ». Chantal Delsol écrit, dans *La grande méprise* (Paris, La Table Ronde « Contretemps », 2004, p. 45), parlant de la justice pénale internationale : « Qu'il s'agisse comme ici de la stabilité d'une famille, ou dans le cas qui nous intéresse, du vivre-ensemble à venir d'une société, seuls les acteurs eux-mêmes peuvent décider si l'application complète de la justice devient ou non une priorité, si elle facilitera le retour de la concorde ou au contraire en retardera l'advenue. » Ces mots s'appliquent pour nous sans difficulté au contentieux médical national et, même au-delà, européen.

Supposant, comme on le croit vrai, que bon nombre de chirurgiens choisissent ce métier principalement par vocation, quand les autres raisons (de statut social ou pécuniaires) restent secondes, on peut se poser la question du « succès professionnel » en cette spécialité. Il ne supprime pas forcément toute lucidité, mais il est bien souvent tout de même un piège. « L'usager du système de santé » en effet, mais aussi les pairs, les directions d'établissement, jugent presque exclusivement, au moins pour ce qui est du secteur libéral, un chirurgien à son carnet de commande, c'est-à-dire à son activité opératoire, au plan quantitatif. Et le système capitalistique et technicien dans lequel nous vivons est en train d'étendre cette vision au système sanitaire public. La « qualité » passe, on peut l'affirmer, presque toujours au second plan derrière la « quantité ». Non pas évidemment quand le défaut de qualité est patent, mais à qualité égale, la quantité prend le dessus. Cependant, seule une fraction encore réduite des différents corps de métiers qui entourent le patient fait à ce jour une analyse objective des dangers d'une dérive technicienne et « procédurière »[1].

En cette période du tout productif, l'efficience c'est la qualité au meilleur coût. Pourtant le coût en médecine est loin d'être seulement « sonnant et trébuchant ». C'est un coût humain pour le personnel médical et paramédical, un coût psychologique pour le patient, selon qu'il est accueilli et soigné plus ou moins cordialement, avec plus ou moins de sollicitude. Si les uns et les autres passent du temps à parler, à « aider », alors leur productivité est mince[2]. Pour un chirurgien, s'il faut être rentable, le temps *perdu*, qui est parfois un temps *donné*, est de trop. Et le cercle vicieux guette, celui du surinvestissement, du stakhanovisme. C'est ce cercle qui mène le plus souvent au *burn-out* et à son cortège de conséquences fâcheuses. Il n'est pourtant pas concevable, socialement parlant, qu'en une période de déficit en personnel médical et paramédical de qualité[3], on laisse s'installer

1. Au sens non pas d'une dérive judiciaire mais de celle qui suit la multiplication sans frein des « *procédures* », pour tout et pour rien, comme on le voit actuellement.
2. Quoi que l'on fasse désormais, les tâches purement *administratives* occupent 30 à 40 % du temps passé par les soignants [infirmier(e)s, aides-soignant(e)s] sur leur lieu de travail.
3. La densité médicale va baisser de 20 % d'ici à 2020 en France.

le découragement[1]. Car c'est le découragement qui, au stade ultérieur, nourrit le ressentiment. Ressentiment nietzschéen :

> « Le ressentiment de ces êtres à qui la réaction véritable, celle de l'action, est interdite, et que seule une vengeance imaginaire peut indemniser[2]... Cette inversion du regard posant les valeurs – la nécessité qui pousse à se tourner vers le dehors plutôt que vers soi-même – cela relève justement du ressentiment : la morale des esclaves a toujours et avant tout besoin pour prendre naissance d'un monde hostile et extérieur. »[3]

Mais surtout, ressentiment schélérien :

> « Le ressentiment est un *auto-empoisonnement* psychologique... c'est une disposition psychologique, d'une certaine permanence, qui, par un refoulement systématique, libère certaines émotions et certains sentiments, de soi normaux et inhérents aux fondements de la nature humaine, et tend à provoquer une déformation plus ou moins permanente du sens des valeurs, comme aussi de la faculté du jugement. Parmi les émotions et les sentiments qui entrent en ligne de compte, il faut placer avant tout : la rancune et le désir de se venger, la haine, la méchanceté, la jalousie, l'envie, la malice. »[4]

Déformation qui, nous semble-t-il, porte davantage sur la faculté de jugement que sur le sens des valeurs. Car c'est bien de cette faculté qui s'amoindrit que découle la liberté laissée à l'« exaspération » des sentiments. Il y a en effet plusieurs stades du ressentiment, de l'auto-empoisonnement au simple rabâchage d'idées noires – idées et sensations négatives – celles qui obscurcissent une partie de notre journée, trop importante si l'on ne tente d'en contrôler le flux.

Le ressentiment n'est peut-être, *in fine*, que le rejet de cette part de soi en Soi que l'on supportait inconsciemment difficilement et que, tout à coup, les circonstances de la vie mettent brutalement en exergue. Et la perte de puissance de vie qui s'ensuit, quand il faut l'abandonner, est génératrice de rétrécissement ontologique, au moins temporaire, s'il

---

1. « L'optimisme, dans la chirurgie, est le vrai ressort de l'action. » René Leriche, *La chirurgie à l'ordre de la vie, op. cit.*, p. 127.
2. Cette description s'applique sans doute aussi à certaines « victimes » d'accidents médicaux.
3. Nietzsche, *La généalogie de la morale*, Paris, Gallimard, « Folio essais », 1994, p. 35.
4. Max Scheler, *L'homme du ressentiment, op. cit.*, p. 16.

est vrai que le ressentiment cependant peut bien n'être qu'un passage, quelquefois obligé, entre deux phases différemment positives, servant alors de crise, de décision salutaire, entre les deux.

Du ressentiment à la révolte [1], puis à la confiance

« En droit civil, on peut être responsable sans responsabilité », dit François Ewald. Ce qui signifie encore : faute civile n'est pas faute morale. Pascal Bruckner ajoute, dans *La tentation de l'innocence* : « Alors jaillissent toutes les conditions favorables à la parole victimaire, laquelle dispose en outre d'un allié à l'influence croissante : l'avocat. C'est lui désormais le tiers adultérin qui s'introduit entre l'individu et son malaise, allié indiscutable mais qui peut aussi, par calcul et intérêt, pousser à la multiplication des droits subjectifs indus au détriment du bien commun. » Partant de l'existant dans le secteur médical, soit de l'état de fait ci-dessus décrit par Pascal Bruckner, point n'est utile, dans l'immédiat, pour le professionnel de santé, d'escompter des jours meilleurs. La plainte ne suffit pas, qui « n'est que la forme dégradée de la révolte, la parole démocratique par excellence, la forme bavarde du renoncement ». C'est la révolte qui permettra de dépasser la plainte, de reprendre le contrôle de sa vie professionnelle, que l'on soit soigné ou soignant. Quant à la confiance, elle est plus souvent ascèse que grâce et viendra, parfois, par surcroît.

Ce qui dépend de moi, en chirurgie, ce pourrait être, entre autres, lors de la prise de décision qu'on appelle indication opératoire (soit encore la décision d'opérer ou de ne pas opérer), de ne pas oublier que je pourrais demain, moi, chirurgien, devoir être opéré et que je souhaiterais alors qu'on prenne une décision adéquate, dans le seul but de tenter d'améliorer le mal dont je pâtis, ce dont je souffre. Il s'agirait donc de poser l'indication en imaginant la situation *réversible* : que

1. « La question est de savoir… si toute révolte doit s'achever… ou si, au contraire, sans prétention à une impossible innocence, elle peut découvrir le principe d'une culpabilité raisonnable. » Albert Camus, *L'homme révolté*, Paris, Gallimard, « Folio essais », 1985, p. 24.

ferais-je s'il s'agissait de moi-même, de mon enfant, de mes parents, de mes très proches ? D'ailleurs cette question : « Que feriez-vous docteur, si vous étiez à ma place ? » vient à la bouche de certains patients qui comprennent, lors de l'échange en consultation, que l'indication opératoire ne nous paraît pas toujours évidemment nécessaire et qu'en un sens nous leur laissons l'entier choix de décider. Mais ce choix qu'ils ne peuvent non plus toujours assumer, ils nous demandent quelquefois de le faire à leur place, même lorsqu'ils ont été informés, aussi honnêtement que possible, de ses tenants et aboutissants. Malgré *Internet*, malgré les magazines écrits ou télévisuels, ils nous signifient ainsi leur besoin d'*aide*, leur souhait que celui qui pourrait être éventuellement amené à les opérer choisisse non pas pour eux, mais *avec eux*, en s'engageant lui-même, passant ainsi du rôle de spectateur spécialisé passif de leur mal à celui d'acteur de leur « guérison ». Ce qui n'est jamais que l'établissement d'une relation de confiance, au moins pour le laps de temps qui entoure l'intervention. Et c'est pourquoi il faut sans doute que plus souvent nous exprimions aux patients ce que nous ferions à leur place, ou ce que nous ferions s'il s'agissait de notre fille, fils, épouse, père ou mère. Ce comportement suppose d'avoir foi en soi-même et en ce que l'on peut conseiller. Il suppose aussi que l'on ne perde pas de vue, quand on est chirurgien, ce que l'étymologie latine lègue au mot confiance. *Confidentia*, c'est la ferme espérance, mais c'est aussi l'assurance, et même l'audace. Il faut au chirurgien savoir braver le destin parfois, pour l'autre, et quel que soit le danger pour lui-même. Il ne s'agit évidemment pas ici d'un danger physique (encore que le stress de la difficulté l'expose, lui comme ses patients, à l'obstruction létale des coronaires) mais d'un danger affectif (perdre l'opéré par excès d'audace pour le soigner), et, dorénavant, d'un danger, d'un risque juridique qui pourrait, si l'on n'y prenait garde, desservir le patient d'abord, en restreignant considérablement le nombre des gestes chirurgicaux audacieux, voire téméraires, dont on sait qu'ils permettent, outre de « sauver » parfois le malade, d'avancer sur la voie des connaissances profitables à ceux qui pâtiront malheureusement des mêmes affections que lui, dans le futur.

Une telle confiance en soi, une telle « audace », est le résultat d'un travail de tous les instants, de ce que Michel Foucault appelle encore « l'ascèse philosophique » et qu'il définit ainsi : « une certaine manière de constituer le sujet de connaissance vraie comme sujet d'action droite. Et, en se constituant à la fois comme sujet de connaissance vraie et comme sujet d'action droite, on se situe ou on se donne comme corrélatif de soi-même un monde, qui est un monde perçu, reconnu et pratiqué comme épreuve. »[1]

Dans la période actuelle, le médecin se doit, non plus seulement de se sentir responsable devant le patient et devant la société, mais aussi devant soi-même. Et le chirurgien se doit à la fois de maîtriser son domaine par la *technè*, tout en faisant l'expérience de soi au travers d'exercices sans cesse recommencés, seuls capables de le garder à la fois du découragement[2] d'une part, du stakhanovisme productiviste de l'autre. C'est pour lui la seule manière de rester disponible pour le patient qu'il prend en charge, de veiller à rester « humain ». Ce que Martin Buber exprime à sa façon ainsi : « Le point d'Archimède à partir duquel je peux, en mon lieu, mouvoir le monde est la transformation de moi-même. » On peut, avec optimisme, relever des tentatives, telle celle de Philippe Simonnot[3], économiste du droit, qui assimile « règle d'or » biblique, respect kantien de la personne comme une « fin en soi », substitution par Paul Ricœur du soi à l'ego cartésien et notion de *réciprocité* dans les échanges commerciaux au sein d'une société de consommation (et ainsi, parmi eux, les échanges qui relient « consommateurs de santé » et « professionnels de santé », quel que soit le caractère critiquable de tels qualificatifs).

Imaginer la situation réversible du soignant devenu soigné a également pour nous, contrairement à ce qu'écrit Pierre Jourdan dans *Misère de la philosophie chirurgicale*[4], l'avantage de permettre de percevoir,

1. Michel Foucault, *L'herméneutique du sujet*, Gallimard, Seuil, «Hautes études », 2001, p. 465.
2. « Car il existe aussi un retour sur soi-même infécond, qui ne mène à rien d'autre qu'au tourment, au désespoir et à l'enlisement encore plus profond. » Martin Buber, *Le chemin de l'homme, op. cit.*, p. 14
3. Philippe Simonnot, *Les personnes et les choses, op. cit.*, pp. 52-54.
4. Paris, Librairie médicale Vigué, 1952.

plus aisément et plus simplement sans doute, l'immense inquiétude de certaines familles devant une évolution non strictement linéaire, émaillée de « complications », fussent-elles relativement « bénignes », qui atteint l'un de leurs proches. Et de tenter de les apaiser, autant que faire se peut, en la leur expliquant.

Opérer, vivre, philosopher

Opérer

> « Les concepts sont facilement malléables. Mais, avec la matière, les choses deviennent sérieuses. Pas de jeu, pas d'à-peu-près, pas d'arrangements plus ou moins artificiels. »
> Pierre Hadot

« Au-delà d'un certain niveau de complexité, tout dispositif… entre dans une spirale auto-référentielle : le référent de l'art devient l'art, celui de la science, la science, etc. », écrit Dominique Quessada. Et celui de la chirurgie, la chirurgie, pourrait-on ajouter. Autrement dit, l'essence du chirurgien est-elle identique à celle de son bistouri[1] ?

Opera, opéra-tion, ce n'est pas seulement le travail, l'activité, c'est aussi le soin, l'attention, la peine que l'on prend à tenter d'obtenir quelque chose. Ce que le chirurgien peut, doit, en toutes honnêteté et justice, tenter d'approcher, ce ne peut être que le mieux-être de celui qui se confie à lui, voire la « guérison », si elle est envisageable, de certaines affections. Ce qui veut dire qu'il doit être capable, qu'il doit admettre de faire le tri des indications qu'il pose, dût-il être draconien pour son ego et son propre bien-être. Ce truisme qui ne semble en rien concerner la « vraie » chirurgie, la chirurgie des « bons » chirurgiens, est, dans les

---

1. « Le chirurgien est un frère inférieur, empirique heureux, hissé sur la crainte et le prestige du couteau. On dit aussi qu'il ne croit qu'en lui-même et n'a d'autres ambitions que ses propres réussites. » René Leriche, *La chirurgie à l'ordre de la vie, op. cit.*, p. 112.

faits, un facteur qui peut expliquer, au moins partiellement, quelques dérives actuelles. Fussent-elles rares ou exceptionnelles. Et dont aucun ne peut être sûr qu'il en est lui-même exempt. Problème d'adéquation entre un plan de vie et une pratique professionnelle, ou « d'unité narrative de vie », selon Ricœur[1].

Pour autant, est-on assuré, par l'effort de respecter une telle discrimination dans les indications, que tout se passera bien ? Certes pas, et c'est bien là une des difficultés du métier, aussi sa richesse. Il faut encore qu'il y ait une « authentique réciprocité dans l'échange », car « il procède de l'autre souffrant un donner qui n'est précisément plus puisé dans sa puissance d'agir et d'exister, mais dans sa faiblesse même ». Ce qui suppose que soient « fondamentalement équivalentes l'estime de l'*autre comme un soi-même* et l'estime de *soi-même comme un autre* »[2]. Plus simplement dit, il faut accorder de l'importance aux signes non pas seulement objectifs, mais aussi aux symptômes subjectifs que le patient décrit, dans la période post-opératoire en particulier. Sous peine de parfois passer à côté de l'essentiel… Malgré tout cela, en cas d'évolution médicalement défavorable, comment faire ? Est-ce que la « volonté bonne sans restriction »[3] de Kant est suffisante (« il ne pèche point s'il a une ferme volonté », dit Augustin[4]) ? Volonté telle que la maxime de l'action soit universalisable ? Le problème est ici celui de la singularité absolue de tout patient, qui fait qu'à côté du savoir, de la compétence et de l'habileté, tant diagnostique que technique, l'intuition garde sa place. L'intuition c'est, ici : « dans le cas présent et pour ce patient, je pense que ce que je m'apprête, personnellement, à faire, est ce que je peux faire de mieux pour lui et aussi ce qui lui convient le mieux. » Cette intuition n'est pas indépendante de l'expérience, comme l'explique

---

1. P. Ricoeur, *Soi-même comme un autre*, op. cit., p. 209. « Ce qui est ici à penser, c'est l'idée d'une finalité supérieure qui ne cesserait pas d'être supérieure à l'agir humain. » (p. 210)
2. *Ibid.*, pp. 223 et 226. Cette formulation insiste en fait sur l'importance de ne pas considérer l'autre comme un *alter ego*, c'est-à-dire comme un autre moi, comme un autre ego.
3. Dont l'auteur dit qu'elle doit faire « appel à tous les moyens dont nous pouvons disposer », ce qui n'est autre que… l'obligation de moyens, en médecine. Kant, *Fondements de la métaphysique des mœurs*, traduction Victor Delbos, Paris, Delagrave, 1990, p. 89.
4. Saint Augustin, *La cité de Dieu*, t. I, Livre V, chapitre X, Paris, Seuil, « Points sagesses », 1994, p. 223.

Aristote dès le Livre A de la *Métaphysique*[1], mais ne s'y résume pas. Est-elle universalisable ? Puisque chaque cas clinique est différent, je ne peux déjà pas généraliser à tout patient. Puis-je au moins généraliser à l'agent quel qu'il soit, puis-je estimer que tout autre que moi ferait la même chose dans les mêmes conditions pour ce même patient ? Ce n'est pas sûr. Wittgenstein, dans *Conférence sur l'éthique*, insiste sur cette notion de casuistique, de solution éthique à donner au cas par cas à chaque problème concret. Par quoi l'on revient immanquablement à la sagesse pratique[2] aristotélicienne, aussi à Kant :

> « Alors même que, par une particulière défaveur du sort ou par l'avare dotation d'une nature marâtre, cette volonté serait complètement dépourvue du pouvoir de faire aboutir ses desseins ; alors même que dans ses plus grands efforts elle ne réussirait à rien... elle n'en brillerait pas moins, ainsi qu'un joyau, de son éclat à elle... L'utilité ou l'inutilité ne peut en rien accroître ou diminuer cette valeur. »[3]

Ainsi donc, s'armer d'une volonté bonne. Se donner tous les moyens, techniques, intellectuels et de disponibilité, pour maximiser les chances de succès de l'intervention, pour minimiser les causes d'échec[4].

Se donner tous les moyens techniques dépend tout à la fois de soi-même et de ce que l'on appelle dorénavant le « plateau technique ». *Soi-même* parce que la formation continue, au plan technique, est tout aussi nécessaire que la formation psychologique à l'accueil et au suivi du

---

1. « Il s'ensuit que, si le médecin ne possédait que la raison rationnelle, sans posséder aussi l'expérience, et qu'il connût l'universel, sans connaître également le particulier [dans le général], il courrait bien des fois le risque de se méprendre dans sa médication, puisque pour lui, c'est le particulier, l'individuel, qu'avant tout il s'agit de guérir. » Aristote, *Métaphysique*, Livre A, chapitre I, 981a, Paris, Agora « Pocket », 2004, p. 41.
2. *Phronèsis. Phronéo*, c'est avoir la faculté de penser et de sentir, c'est vivre.
3. Kant, *Fondements de la métaphysique des mœurs, op. cit.* pp. 89-90. Paul Ricoeur, en réponse : « Une morale de l'obligation... engendre des situations conflictuelles où la sagesse pratique n'a d'autre ressource, selon nous, que de recourir, dans le cadre du jugement en situation, à l'intuition initiale de l'éthique, à savoir la vision ou la visée de la "vie bonne" avec et pour les autres dans des institutions justes. » *Soi-même comme un autre, op. cit.*, p. 279.
4. « Le pouvoir-sur, greffé sur la dissymétrie initiale entre ce que l'un fait et ce qui est fait à l'autre – autrement dit, ce que cet autre subit – peut être tenu pour l'occasion par excellence du mal de violence. » Paul Ricoeur, *Soi-même comme un autre, op. cit.*, p. 256.

patient. *Plateau technique* : il faut convenir ici que tout n'est pas rose, ni dans le secteur public ni dans le secteur privé, parce que les établissements n'ont plus forcément la capacité d'envisager des investissements financiers sans commune mesure désormais avec leurs revenus ou dotations, quel que soit le degré d'efficience qui les caractérise. Ainsi sera-t-on contraint de confier des patients, qui pourtant avaient choisi leur praticien, à d'autres, dans des structures mieux équipées.

Moyens intellectuels. Ils ne demandent que le propre effort de se tenir soi-même au courant des évolutions, ce qui ressortit à la formation continue et à la disposition d'esprit.

Disponibilité. Elle prend tout son sens en chirurgie dans la période dite péri-opératoire, mais surtout dans la phase *post*-opératoire que celle-là comprend. Disponible[1] et sans doute dispos (parce que faisant en sorte de garder le temps de la *skolè*), ainsi que disposé. Ce qui exclut la fatigue, tant physique que psychique, et qui nécessite, en dehors même de toute fatigue, de pouvoir s'arrêter de faire ce que l'on fait – lorsque c'est possible sans danger majeur – pour intervenir auprès de celui qui est dans le besoin, quelle que soit la forme professionnelle que prendra cette intervention, qu'il s'agisse de rassurer, d'examiner, de prescrire, de réopérer, ou tout cela successivement. La disponibilité suppose résistance, physique et psychique, en même temps que bienveillance et générosité, ainsi que douceur.

Résistance, physique et psychique (« courage », dirait-on, dans l'acception populaire de ce terme), pour un métier qui n'est jamais « de tout repos ». Mais qui le suppose pourtant…

Bienveillance, comme une « veille » en vue du bien, contre le mal, et non comme un simple « désir né de la pitié »[2].

Générosité, non tant au sens spinozien de « désir par lequel chacun, sous la seule dictée de la raison, s'efforce d'aider tous les autres hommes, de se les lier d'amitié »[3], bien plutôt comme « vertu du don »,

---

1. *Dispono* en latin c'est disposer, mettre en ordre, mais le verbe français poser (pauser, pause) est, selon Robert, dérivé du latin populaire *pausare*, et du grec *pauô*, cesser, s'arrêter.
2. Spinoza, *Éthique, op. cit.*, scolie de la proposition XXVII, p. 247.
3. *Ibid.*, scolie de la proposition LIX, p. 301.

où « il s'agit d'agir, et non en fonction de tel ou tel texte, de telle ou telle loi, mais au-delà de tout texte, au-delà de toute loi, en tout cas humaine, et conformément aux seules exigences de l'amour, de la morale ou de la solidarité »[1].

Douceur, soit « rester imperturbable et ne pas se laisser emporter par son affection, mais, comme le prescrirait la raison, manifester sa mauvaise humeur pour les motifs et pour le temps qu'il faut »[2], évitant ainsi la posture du sot et celle de l'irascible. Ce qui est loin d'être évident, mais sans doute s'apprend, lentement et différemment pour chacun, avec le temps.

Si la disponibilité ne peut aller sans le repos, la première succédant au deuxième, elle ne peut toutefois, selon nous, exister sans une anxiété « naturelle », « ontologique ». Anxieux serait le plus souvent ou devrait être le chirurgien. D'une anxiété de l'âme (*anxius animi* dit Salluste, ayant au cœur « de » l'inquiétude ; *anxius pro salute alicujus* dit Pline l'Ancien, inquiet pour la vie de l'autre) qui est aussi une *vigilance*, une attitude aux aguets et non un « providentiel malaise » (Cioran). Cette inquiétude est souvent permanente, sans guère de solution de continuité entre le retour à domicile de tel ou tel, apparemment « guéri », en tout cas en bonne forme, et les suites immédiates de l'intervention sur tel ou tel autre, qui l'a remplacé après sa sortie. Et peut devenir authentique *crainte*, si des prodromes de complication apparaissent, crainte que la guérison tant attendue se fasse attendre ou ne nécessite une éventuelle réintervention. Cette crainte est la crainte spinozienne, non la crainte aristotélicienne ; elle est celle qui peut « contrarier un excès de Joie »[3], joie qui serait prématurée et… imméritée. Une telle anxiété n'est pas angoisse. L'*angor* latin, qui deviendra plus tard dans la langue médicale en France la crise douloureuse d'origine cardiaque, n'est pour Cicéron qu'un tourment *passager*, quand l'anxiété est une inquiétude *permanente*. L'angoisse heideggérienne de l'être-pour-la-mort n'est

1. André Comte-Sponville, *Petit traité des grandes vertus*, Paris, PUF, « Perspectives critiques », 1995, p. 115.
2. Aristote, *Éthique à Nicomaque*, trad. Richard Bodéüs, *op. cit.*, 1125b, 1126a, pp. 208-209.
3. Cf. démonstration de la Proposition XLVII du Livre quatrième de l'*Éthique* de Spinoza, *op. cit.*, p. 417.

pas angoisse pour l'autre. Elle n'a pas de cause directe autre que la mort prochaine du sujet lui-même, insubstituable, alors qu'il s'agit ici de la mort – potentielle – de l'autre. L'anxiété « chirurgicale » a pour substrat l'incertitude, celle qui a, de tout temps, hypothéqué le résultat de certains actes médicaux invasifs, par nature complexes, comme le vivant sur lequel ils s'exercent. Et s'y ajoute désormais une crainte, plus récente, un nouveau souci, reconnaissant un objet particulier, le différend judiciaire. Crainte que parfois les rapports soigné-soignant n'en viennent à se poursuivre dans un prétoire, là ou le Tiers s'interpose entre Moi et l'Autre, s'immisce dans cette affaire supposée personnelle de Responsabilité pour Autrui.

Le chirurgien bénéficie (pâtit aussi parfois) d'une situation particulière : le travail qu'il est de sa fonction de réaliser, travail de la main et de l'esprit, de la main-esprit, dont l'objectif est tourné vers le mieux-être du patient, engendre par lui-même des risques propres et peut, à ce titre, soit améliorer, soit aggraver… Sorte de cercle où il s'agirait alors de doser au mieux : ressaisissement, assomption des décisions et gestes choisis, « main-mise » sur le travail réalisé et obligation de respecter l'autonomie du patient.

Le resaisissement, non passif, fait suite à l'affectation première de l'agent par le malade. Le saisissement initial tient au mal premier, la maladie, mais aussi à l'appréhension du passé du patient, non pas comme le bilan globalement positif que ce dernier en retient lui-même habituellement, mais comme une source potentielle de dangers pour son avenir, ce que les assureurs dénomment « l'état antérieur », dans une entreprise de réification actuarielle, où le passé, par hypothèse, présuppose l'avenir.

Assomption des gestes choisis après décision, parce que le programme chirurgical une fois entamé, il faudra s'y tenir quelles qu'en soient les difficultés, l'arrêt des soins étant le plus souvent en chirurgie un palliatif, douloureux psychiquement pour le patient et à un moindre titre pour l'opérateur.

La « main-mise » que son travail assigne à l'opérateur suppose que la main vérifie ce que l'œil et l'esprit entrevoient, qu'elle vérifie par le toucher ce que le corps propre de l'agent reçoit de celui du patient.

Et l'obligation première de ne pas s'approprier l'autre, qui n'est pas la traditionnelle distance qu'on aime à rappeler nécessaire au métier de praticien de santé, mais le respect premier de son autonomie, au sens presque kantien du terme.

On voit bien que ces quatre réquisits sont effectivement une tentative de quadrature… du cercle. Mais en une formule lapidaire, on pourrait dire : la main-esprit pour le métier, pour la présence, et l'âme en plus, pour la transcendance et paradoxalement pour la vie (professionnelle *et* privée, vie de l'un, vie de l'autre…).

Pour le reste, il faudra pouvoir admettre, outre ses propres limites[1] et avec le plus de sérénité dont on est capable, la possibilité de l'échec, inévitable en chirurgie, que l'effort de véridiction vis-à-vis des patients et de leurs proches tentera, chaque fois que possible, d'expliquer et de « gérer », réduisant ainsi les occasions de différend, de contentieux, qu'il soit amiable ou judiciaire. Ce qui ne fera pas disparaître l'anxiété dans les phases d'attente post-opératoire, quand on ne peut rien faire de précis que d'attendre le bon-vouloir de la nature.

> « Le signe de la haute destination absolue de l'homme c'est de savoir ce qui est bien et ce qui est mal et de vouloir soit le bien soit le mal, en un mot, d'être responsable – responsable non seulement du mal, mais aussi du bien, non seulement de ceci, de cela, de tout ce qu'il est et de tout ce qu'il fait, mais aussi du bien et du mal qui incombent à son libre arbitre »[2],

écrit Hegel.

Terrible programme, et l'on comprend que, quand la complication survient pour le chirurgien, le destin – transitoirement au moins – devient difficile à assumer… Même si le mal, parfois, n'incombe pas tout entier à son libre arbitre. Absence totale de justification en même temps que responsabilité à l'égard de tous, dit Sartre pour expliciter sa vision de l'angoisse. Paraître ce qu'il n'est pas, ne pas paraître ce qu'il est : c'est le destin de l'opérateur quand l'évolution est franchement défavorable. Avoir participé, bien que très involontairement, à une œuvre de mort, ce qu'il ne peut accepter ; ne pas apparaître comme un

---

1. Limites au plan « technique » pur, mais aussi au plan du savoir théorique et pratique.
2. Hegel, *La raison dans l'histoire*, Paris, Bibliothèque 10 /18, 2004, p. 131.

soignant, ce qu'il reste bien pourtant. Comment se justifier *a posteriori* de ce que l'on a fait, quand on ne l'a fait que dans un but louable, l'adaptant au patient aussi bien que possible, et que l'amélioration n'est pas au rendez-vous ? Alors, à défaut de se justifier, se contenter d'être affecté, d'« endurer patiemment d'une patience dont la durée du temps… serait le nom »[1] ?

L'anxiété du chirurgien n'a de solution, en réalité, que dans l'amélioration de la santé du patient qu'il a pris en charge. Et c'est pourquoi, de responsable de son sort quand il a l'impression qu'il pourra quelque chose pour lui, il peut se sentir devenir coupable (de la maladie, incurable, de son prochain ?) quand il a la quasi-certitude de ne pouvoir rien pour lui. C'est en quoi l'emphatique responsabilité pour autrui levinassienne s'applique ici parfaitement, avec son corollaire de vulnérabilité. Proximité encore, à défaut de confusion, des notions de responsabilité et de culpabilité (morale, bien sûr, par-delà récompense et châtiment) chez cet auteur. Levinas considère que la vulnérabilité, non pas seulement souffrir *par* quelqu'un, mais souffrir *pour* quelqu'un, s'acquiert en vieillissant, étant le « pouvoir de dire adieu à ce monde », et cette observation nous semble recouper le dicton populaire qui voit une possibilité non rare d'amélioration des travers individuels avec le temps, pour certains…

Vivre

> « Le bonheur se compose essentiellement de trois éléments : la sagesse, la vertu et le plaisir. »
>
> Aristote, *Éthique à Eudème*

Goût des autres, souci de soi et vie active[2]. Il nous semble qu'un chirurgien pourrait agréer à cette première approximation d'une éthique.

---

1. Emmanuel Levinas, *Dieu, la mort et le temps, op. cit.*, p. 130.
2. Pour paraphraser Joseph Macé-Scaron, *L'homme libéré*, Paris, Plon, 2004.

Non pas d'ailleurs qu'un tel *primum vivere* autorise toutes les lâchetés, petites et grandes. Sous la plume de Bergson, auteur de la formule, n'arguant ni de sa réputation ni de son âge avancé pour éviter les files d'attente du rationnement en temps de guerre, malgré les intempéries – quitte à en mourir ultérieurement d'une pneumonie – la formule ne peut être interprétée de cette façon. Bien au contraire elle invite tout homme, et le chirurgien en particulier, à respecter la vie de l'autre, à tout faire pour ne pas la raccourcir, chaque fois que possible en tout cas.

La vie active

Vita activa opposée à *vita contemplativa*, *animal laborans* (ou *faber*) opposé à *animal rationale*, pour Hannah Arendt. L'*homo faber* travaille avec ses mains, il façonne les objets dont l'homme aime à s'entourer. L'*homo laborans* travaille avec son corps, pourvoyant aux besoins de la vie organique quotidienne.

Au temps de Cicéron, l'œuvre du chirurgien est libérale parce qu'elle fait appel à la *prudentia*, la sagesse prudentielle, et qu'elle est d'intérêt public. C'est un métier d'homme libre, proche de la vie contemplative. Mais les *opera liberalia* moyenâgeuses[1] ne caractérisent plus que le travail purement intellectuel et spirituel. Le chirurgien, dès cette époque, a perdu sa « liberté ».

Il n'est sans doute plus qu'un *homo faber*, un *cheirotechnès*. Même si l'« objet » qu'il « travaille » n'a rien d'inerte, et n'est pas spécialement non plus particulièrement durable. Plus de *skolè* donc pour lui, plus de soustraction possible à l'activité. « La productivité et la créativité qui devaient devenir les idéaux suprêmes, voire les idoles de l'époque moderne à ses débuts, sont des normes propres à l'*homo faber*, à l'homme constructeur et fabricateur », écrit la philosophe exilée aux USA. Ainsi l'art chirurgical ne pouvait-il sans doute échapper au souci moderne d'efficience. Et la *vita activa* à l'obsession de la plus-value. C'est pourquoi

1. Hannah Arendt, *La condition de l'homme moderne*, Paris, Calmann-Levy, « Agora pocket », 2003, note 2, p. 137, et plus généralement pp. 123-138 et 370.

plutôt que de *vita activa*, il s'agit bien pour nous de vie active, comme un mélange de *vita activa* et de *vita contemplativa*.

Le souci de soi

« Mettre tout homme en possession de ce qu'il est et faire reposer sur lui la responsabilité totale de son existence. »[1] Boris Cyrulnik explique[2] que « la sélection des événements qui nous construisent est une production faite par nous-mêmes et pas forcément un acte réel ». Il exprime par là que chacun de nous se crée son récit intime, à partir de certaines épreuves auxquelles il est confronté sa vie durant, mais que ces épreuves *retenues* ont été *sélectionnées* d'abord parmi toutes celles qui nous adviennent. On est sensibilisé et façonné auparavant par une perception sans représentation qui nous rend électivement sensible à certains événements. Éloignement ici d'avec la vision sartrienne de la liberté, pour intégrer une composante indispensable, le façonnement du petit d'homme par le monde des sons, odeurs, images distribués par les parents, puis l'entourage proche et à un moindre degré, avant l'âge adulte, par la fraction de société humaine qui l'entoure plus ou moins directement. Ce que Levinas exprime en disant : « tant qu'il n'y a pas d'autre, on ne peut parler ni de liberté ni de non-liberté »[3], et c'est aussi sans doute pourquoi on ne se sent libre que responsable, plutôt qu'on ne se sent responsable que libre.

L'enfance et l'éducation, les autres, ne suffisent pas à susciter (éventuellement) le souci de soi. Il y faut encore un effort tout au long de l'âge adulte et de l'âge mûr, ce que Bergson rappelle en ces termes :

> « La vie humaine a sa raison d'être dans une création qui peut, à la différence de celle de l'artiste et du savant, se poursuivre à tout moment chez tous les hommes : la création de soi par soi, l'agrandissement de la personnalité par un effort qui tire beaucoup de peu, quelque chose de rien, et ajoute sans cesse à ce qu'il y avait de richesse dans le monde. »[4]

1. Jean-Paul Sartre, *L'existentialisme est un humanisme*, Paris, Nagel, « Pensées », 1970, p. 24.
2. *Dialogue sur la nature humaine*, avec Edgar Morin, Paris, L'aube, « Poche essai », 2004, p. 64.
3. E. Levinas, *De Dieu qui vient à l'idée, op. cit.*, p. 147.
4. Henri Bergson, *L'énergie spirituelle*, Paris, Librairie Félix Alcan, 1919, p. 25.

C'est pourquoi il convient aussi de se poser la question de l'âge d'or[1], celle qui fait qu'au mitan de la vie dépassé, on se demande si le monde ne bascule pas, ne disparaît pas avec soi. Et si les changements que l'on vit, parfois brutaux et considérables, ne remettent pas en cause la possibilité d'un avenir qui resterait « humain ». L'idée que nos enfants, nos petits-enfants seraient en danger n'est-elle pas une simple preuve de narcissisme, de continuation de soi par d'autres moyens[2] ? Quelles que soient la clairvoyance et la richesse du « principe responsabilité » de Hans Jonas, on pourra toujours lui reprocher d'imaginer l'avenir à partir d'une vue présente des choses, d'engager une vision réductrice, n'envisageant seulement que des futurs qui ne mènent pas au chaos, plutôt que des futurs hautement désirables. Edgar Morin pense ainsi que l'histoire n'avance pas comme un fleuve majestueux mais de côté et de façon dissidente et que c'est pour cette raison que l'avenir du monde est incertain[3]. Il s'oppose ici, très sensiblement, à Jacques Ellul et rejoint, en quelque sorte, l'optimisme vitaliste de Bergson.

Point n'est pourtant question ici de sacrifier à ce que Pierre-André Taguieff dénomme « bougisme », qui serait le culte du mouvement pour le mouvement[4], l'exaltation de la fuite en avant. Il s'agit simplement de tenter de ne pas tomber dans l'excès opposé, le catastrophisme façon Cioran (« le progrès n'est rien d'autre qu'un élan vers le pire »[5]). Garder une attitude d'expectative armée envers ce qui dépend très peu de chacun d'entre nous, ce très peu pouvant cependant, par de fines mais répétées inflexions ponctuelles, contribuer à modifier le parcours. Croire autant, si ce n'est plus, à ces minimes inflexions, qu'à l'action

1. Sartre explique ainsi que le tableau de l'artiste n'est pas jugeable en cours de réalisation, ni *a fortiori* avant, mais seulement après, sur la cohérence de l'ensemble.
2. Ce qui s'exprime ainsi dans *L'Ecclésiaste* : « Quand on vous dit de quelque chose : "venez voir, c'est du neuf", n'en croyez rien ; la chose dont il s'agit a déjà existé dans les siècles qui nous ont précédés », traduction d'Ernest Renan, Paris, Arléa, 1990, p. 12.
3. E. Morin, *Dialogue sur la nature humaine, op. cit.*, p. 66.
4. Pierre-André Taguieff, *Le sens du progrès*, Paris, Flammarion, 2004, p. 317.
5. Cioran, *L'élan vers le pire*, texte et photographies d'Irmeli Jung, Paris, Gallimard, « NRF », 1988.

des hommes de l'Histoire hégéliens ou aux hommes exceptionnels bergsoniens. Et ce parce que le rôle de l'éducation, de la transmission de certaines parcelles « d'humanité », par chacun à sa descendance, paraît capital pour que l'avenir reste « ouvert ». Même si les atrocités sans pareilles du XXᵉ siècle peuvent très largement faire douter de cette assertion.

Sans doute, contrairement aux principes de la sagesse bouddhiste, il n'est pas vrai que le sage doit être du côté du oui, du moins pas constamment. Il n'est possible de changer, de progresser, de s'améliorer, d'accéder, si peu que ce soit, à la « loi morale » (pour ce qui est du ciel étoilé, c'est plus facile…), qu'à partir de phases de révolte, donc de phases de remise en question, de négation. L'homme… est condamné à chaque instant à inventer l'homme, mais « ce n'est que lorsque l'homme a trouvé la paix en lui-même qu'il peut entreprendre de la chercher dans le monde entier »[1]. Responsabilité comme limite à la liberté plutôt que simple conséquence de la liberté. Mais qui laisse à l'agent qui se sent responsable l'impression qu'il a choisi plutôt qu'il n'a subi, donc qu'il est ainsi plus « libre ». Claude Bruaire considère ainsi que l'obligation morale n'est rien si l'existence précède l'essence, si nous ne sommes que ce que nous décidons d'être. « Il faut l'être libre, mais il faut l'être obligé – or, qu'est-ce qu'être obligé, si notre être n'est pas donné, comme un don qui devance son usage ?[2] » C'est en quoi le souci de soi – qui intègre une telle obligation – est bien différent du souci existentialiste. Il lui faut *incorporer*, forcément selon nous, à côté des exercices spirituels et physiques chers aux stoïciens et à Michel Foucault, des exercices de distanciation d'avec soi-même, exercices de dé-goût de soi, d'amour-désamour, que la formule de Claude Bruaire suppose d'ailleurs.

---

1. Martin Buber, *Le chemin de l'homme, op. cit.*, p. 37.
2. C. Bruaire, *Une éthique pour la médecine, op. cit.*, p. 154.

Le goût des autres

> « L'expérience irréductible et ultime de la relation me pa-
> raît en effet être ailleurs : non pas dans la synthèse, mais
> dans le face-à-face des humains, dans la socialité, en sa
> signification morale… ; la moralité a une portée indé-
> pendante et préliminaire. La philosophie première est une
> éthique. »
>
> Levinas, *Éthique et infini*

Expérience irréductible du face-à-face avec le prochain, c'est le destin du chirurgien libéral, plus encore que celui du secteur public (nous
voulons dire par là qu'à un patient correspond un seul praticien dans le
secteur privé, ce qui n'est pas forcément toujours le cas dans le secteur
public). Que ce face-à-face prenne une dimension « ultime », donc morale, le chirurgien viscéral, dont les gestes sont souvent porteurs de risques vitaux potentiels, en est (ou devrait en être) parfaitement conscient
et convaincu. Incessibilité de la responsabilité pour autrui, l'obligation
individuelle est indiscutable et indiscutée, et pas seulement parce que le
droit en France le rappellerait, s'il en était besoin.

Mais le goût des autres, c'est infiniment plus. Sans doute y faut-il
une prédisposition ou, à défaut, le long apprentissage, la lente évolution, au fil des années et de l'expérience.

Philosopher

> « Car n'avoir pas ordonné sa vie à une fin est le signe d'une
> grande folie. »
>
> Aristote

> « Plût à Dieu qu'on pût faire que des médecins philoso-
> phassent ou que des philosophes médicinassent ; je crois
> qu'on pourrait aller bien loin, mais j'ai souvent prêché là-
> dessus inutilement. »
>
> Leibniz

> « La philosophie n'est pas une construction de système,
> mais la résolution une fois prise de regarder naïvement en
> soi et autour de soi. »
>
> Bergson

Lovée sur le tiroir entrouvert du bureau, la chatte persévère dans son être : elle dort. Mais elle dort à proximité de l'homme qui l'a recueillie, il y a maintenant plus d'un an. Et ainsi sans doute persévérer dans son être, quand on est chat, c'est dormir (les trois-quarts du temps), c'est manger (quelques minutes par jour), c'est ronronner (quelques minutes encore). Mais c'est aussi choisir la proximité de celui (celle) qui nourrit, qui aide, plus qu'il (elle) ne nuit. L'homme qui l'a recueillie, de guerre lasse, en cette nuit estivale où elle a fait le pari – inouï – de lui confier son destin, se prend à rêver que sa vie puisse n'avoir que de tels buts, un tel *télos*. Livrée, sans défense, à toute agression possible, elle dort, dans la béatitude. Quel homme, quelle femme, hors des murs domestiques, sont-ils capables d'une telle fiance, d'une telle confiance ? De dormir, sans défense, aux côtés de leur prochain ? Sans doute si peu que cela équivaudrait à aucun. Or ce n'est pas d'une harmonie[1] divine préétablie que la chatte tient son sommeil réparateur. C'est de son instinct qui lui a fait pressentir qu'il n'y avait nul danger, en l'état, et qu'elle pouvait dormir, *hic et nunc*. En réalité, dit Bergson dans *Matière et mémoire*, « il n'y a pas un rythme unique de la durée ; on peut imaginer des rythmes bien différents qui, plus lents ou plus rapides, mesureraient le degré de tension ou de relâchement des consciences, et par là, fixeraient leur places respectives dans la série des êtres ». Certes la chatte n'est pas dans « l'attente », comme son humain qui l'adopte, ni dans l'inquiétude. C'est d'ailleurs ce qui fait sa force, et lui permet de dormir les trois-quarts de sa vie, n'ayant à se préoccuper de ce qu'elle *a à être*. Pourtant, les spécialistes en sont maintenant convaincus, son cerveau, infiniment plus modeste que le nôtre, mais qui est compatible déjà avec de longues phases de sommeil paradoxal, apprend plus vite, reconnaît plus facilement les images et coordonne ses mouvements de manière

---

1. La descendance d'Harmonie, épouse de Cadmos, est poursuivie par le malheur.

infiniment supérieure à un ordinateur de dernière génération, ce qui lui permet de happer l'oiseau à la vitesse de l'éclair. Que dire alors de la main-esprit et de la vision affûtée du travailleur de bloc opératoire, comparées à la main-bras du robot, à son œil cyclopéen ? Deux choses…

La première est que les caméras à positons ont montré qu'il y avait plus de différences entre les variations individuelles dans la réponse du tissu cérébral (qui n'est pas seulement *noûs*, mais aussi *psuchè*) à un même stimulus que dans la forme des visages ou des corps humains. Alors, résultat de la comparaison de l'humain au robot : tout dépend, non pas seulement du robot, mais surtout… de l'humain.

La deuxième est que si la chatte est si rapide et si efficace c'est parce qu'elle dort et qu'elle rêve… Ce qui signifie simplement que le surem-ploi institué (stakhanoviste) des capacités rime presque obligatoirement avec leur dégénérescence…

Si, comme le pense Marcel Conche, « seules la sérénité, l'équilibre de l'âme, la paix intérieure rendent possible cette liberté de l'esprit sans laquelle il n'y a pas ce propre de la vie philosophique qu'est la médita-tion », et si on ne peut s'adonner à la philosophie « si l'on a trop de soucis, de préoccupations »[1], alors il est presque certain que le chirur-gien ne peut être philosophe. À moins qu'il ne décide de s'en donner les moyens, donc d'abord le temps… et qu'il fasse sienne cette appréciation de Jean Wahl : « La philosophie est le sentiment de parenté avec les choses et la saisie de l'être. »[2]

Ces réquisits étant supposés remplis, est-il toutefois licite qu'un chirurgien puisse philosopher, lui l'homme d'action, que l'Antiquité et le Moyen Âge, la Renaissance aussi, ont relégué au rang, dérisoire pour certains, de travailleur manuel. Kant ne le pensait sans doute pas :

> « Une science dont il faut que reste toujours dépositaire la philosophie, dont la recherche subtile ne demande pas que le public y prenne part, alors qu'il lui est cependant indispensable de s'intéresser aux *doctrines* qui ne peuvent lui apparaître en toute clarté qu'après de telles recherches. »[3]

---

1. Marcel Conche, *Quelle philosophie pour demain*, op. cit., p. 134.
2. J. Wahl, *Introduction à la pensée de Heidegger*, Livre de poche, « Biblio-essais inédit », 1998, p. 87.
3. Emmanuel Kant, *Critique de la raison pratique*, Paris, GF-Flammarion, 2003, p. 297.

L'effort du néophyte, donc du chirurgien, ce serait alors celui-là, de s'intéresser aux doctrines, mais pas de tenter la recherche, plus subtile…

Si « la philosophie, toutefois, est l'ensemble des questions où celui qui questionne est lui-même mis en cause par la question »[1], il vaudrait mieux que chacun puisse, à son tour, philosopher, au moins un peu… Est-ce possible, au XXIe siècle ? L'époque s'y prête-t-elle ? Oui, si l'on en juge par les succès de librairie des ouvrages permettant l'accès à la discipline. Non, si l'on en croit Heidegger : « une époque, toutefois, pour laquelle n'est réel que ce qui va vite et se laisse saisir des deux mains, tient le questionner pour "étranger à la réalité", pour quelque chose qui "ne paie pas". »[2]

Alors questionner ne serait plus de saison ? Mieux vaudrait entrer dans « une éthique de l'instant », selon le mot de Michel Maffesoli. Ou « engager sa vie sur la révélation », comme y invite Sartre[3] ? Plutôt que de tenter de sortir du dogme et de la certitude, aux fins, par exemple, de mieux exercer la médecine. Bergson pourtant : « Nous prisons, quant à nous, la connaissance scientifique et la compétence technique autant que la vision intuitive. Nous croyons qu'il est de l'essence de l'homme de créer matériellement et moralement, de fabriquer des choses et de se fabriquer lui-même. »[4]

Nul ne peut non plus exercer le métier d'une vie, *a fortiori* celui de chirurgien, sans s'y complaire, sans l'apprécier, faute de mal l'exercer. Pour s'y complaire, il faut l'aimer et pour l'aimer, il faut aimer la vie et aimer son prochain. Et c'est pourquoi l'activité et l'action chirurgicales, qui supposent responsabilité de tous les instants, ne sont pas compatibles avec un sentiment de culpabilité permanent. Ressentiment du chirurgien n'est pas bonheur du patient, si tant est que la santé y contribue. Le plaisir, à l'opposé, est-il nécessaire à l'exercice ? Francine Leca, chirurgien cardiaque, le pense :

1. Maurice Merleau-Ponty, *Le visible et l'invisible, op. cit.*, p. 46.
2. Martin Heidegger, *Introduction à la métaphysique, op. cit.*, p. 209.
3. « Juger c'est vouloir, c'est se risquer, c'est engager sa vie sur la révélation. » Jean-Paul Sartre, *Vérité et existence, op. cit.*, p. 35. C'est nous qui soulignons.
4. Henri Bergson, *La pensée et le mouvant, op. cit.*, pp. 91-92.

« Je dis toujours à mes étudiants : il faut que vous ayez du plaisir en opérant, que vous soyez heureux pour faire le geste le plus élégant possible. Un geste d'une extrême précision, certes, mais raffiné, fluide, doux et élégant. Si vous opérez avec bonheur, si vous vous faites plaisir, si vous ressentez au bloc une impression de bien-être, jusques et y compris dans la perception olfactive, alors votre malade, forcément, ira mieux. »[1]

L'élégance, le raffinement, pendant la stricte durée de l'acte opératoire, ne sont pas, pour nous, forcément nécessaires au bon exercice du métier, car il n'est pas sûr qu'ils fassent le patient mieux opéré[2] ; la douceur des gestes, leur précision, leur fluidité, si. Quant au bien-être du chirurgien, il est strictement nécessaire, non pas tant pour lui-même que parce qu'un chirurgien qui n'est pas bien installé physiquement auprès de son patient, qui ne se sent pas secondé psychiquement, qui ne se sent pas en phase avec l'équipe qui l'entoure, n'opérera pas bien ou moins bien qu'il n'aurait pu le faire dans le cas opposé. Bien-être du chirurgien, oui donc, pendant l'acte opératoire, à la condition *sine qua non* qu'il ait du respect pour l'équipe avec laquelle il travaille et que celle-ci en ait pour lui, ce qui suppose de sa part compétence et habileté ainsi que rigueur intellectuelle. Plaisir[3], bonheur, seulement par ricochet et pas pendant l'intervention, comme on croit l'avoir montré au début de ce travail. Car il nous semble que plaisir, bonheur et satisfaction du « travail bien fait » ne sont pas synonymes. À distance, quand le patient aura quitté l'établissement sans encombre, amélioré, pourquoi pas ? Mais surtout, bonheur plus tardif, quand les années ont pu donner un sens à l'activité professionnelle telle qu'on l'exerce, et qu'on ne la juge pas trop éloignée de son propre *télos* :

1. Le professeur Francine Leca : "Après le temps des héros, celui des plombiers", *Le quotidien du médecin*, jeudi 10 février 2005, p. 10
2. On pense à cette caricature de salle de garde qui fait du chirurgien un individu à l'ego surdimensionné, et à ce travers que Jean de la Fontaine met ainsi en mots : « Je parle à tous ; et cette erreur extrême / Est un mal que chacun se plaît d'entretenir./ Notre âme, c'est cet homme amoureux de lui-même… » *L'homme et son image*, *Fables*, Livre I, fable 11, 22-24, Paris, Hachette, « Classiques », 1961, p. 31.
3. Pour ce qui est du « plaisir olfactif », le chirurgien viscéral, spécialiste des lésions digestives, souvent hautement septiques, ne peut s'y reconnaître…

soigner, guérir quand on le peut, aider et contribuer, peut-être, à soulager, à défaut de toujours guérir.

On s'éloigne ici de Kant, pour qui il n'est pas sûr qu'un seul acte
ait pu jamais être accompli par « pur devoir ». Plutôt seulement des
actes exécutés « conformément au devoir » que « par devoir »[1]. Pour lui,
« la maxime morale ne peut emprunter ses mobiles à ce qui est en nous
désir, à ce qui est en nous sensibilité. Le mobile moral ne peut être,
comme tel, découvert que dans une volonté exempte d'inclination ».
Nous ne pouvons envisager, à titre personnel, cette tâche comme pouvant être atteinte, même si le philosophe piétiste admet pourtant, selon
Ferdinand Alquié, que « conserver sa vie, faire du bien à ses amis, et
même conserver son propre bonheur est objet de devoir ».

Dans sa lettre préface aux *Principes de la philosophie*, Descartes
écrit : « Ainsi toute la philosophie est comme un arbre, dont les racines
sont la métaphysique, le tronc est la physique, et les branches qui sor-
tent de ce tronc sont toutes les autres sciences, qui se réduisent à trois
principales, à savoir la médecine, la mécanique et la morale[2]. » Nous
aurions plutôt tendance à le voir pousser autrement, l'arbre de Descartes, à le renverser racines en haut, ce qui en ferait des branches. Car c'est
bien la métaphysique qui s'élance vers le ciel, qui ne peut se réduire à
jouer les racines, puisqu'elle est au-delà des *phusica*, des étants. C'est
bien parce qu'il y a un en haut et un en bas, et parce que l'homme doit
lever les yeux pour voir le ciel, grandissant physiquement d'abord, puis
le plus souvent en sagesse, au cours de la vie, cessant de toujours regarder le sol et ses propres pieds, qu'il y a une *méta*-physique, au-delà de la
Nature, *phusis*. Et cet élan, ces branches, puisent leur suc dans les racines souterraines de l'être (*phusis*) d'où naît le tronc, qui comme celui de
la liane équatoriale, est lui-même constitué de trois émanations des racines, entremêlées, torsadées, hélicines, trois lianes, les trois M, qui s'exposent à la lumière du jour dont ne profitaient leurs racines, soit médecine,
morale et mécanique. Les trois lianes qui représentent l'acquiescement à

1 On verra sur ce point Ferdinand Alquié, *Leçons sur Kant*, Paris, La Table Ronde, « La petite
vermillon », 2005, pp. 72-73.
2. Descartes, *Lettre-préface des Principes de la philosophie*, Paris, GF-Flammarion, 1996, p. 74.

la finitude humaine. Rien n'interdit au tronc de pousser pour lui-même, mais ce faisant, en poussant ses branches vers le haut. Et bien que les arbres n'atteignent jamais le ciel, leur *conatus* les fait monter toujours plus haut. Ainsi persisterait-il dans le corps de cet arbre un contact direct médecine-métaphysique, morale-métaphysique et mécanique-métaphysique, les trois M n'étant plus séparés de la métaphysique, reléguée au sous-sol obscur par la *phusis*, la Nature. Rétablir un contact médecine-métaphysique, ce serait échapper à quelques siècles de médecine organiciste, à peine troublés par quelques décades de psychanalyse. Mais la Nature, il est vrai, deviendrait souterraine, et non plus « perdominance perdurant dans un s'épanouir »[1], comme le veut Heidegger. Elle resterait « à dévoiler » en permanence, conformément au fragment 123 d'Héraclite : *phusis kruptestai philei*, la *phusis* (ou l'être des choses) aime à se cacher. Et *phusis* resterait *poïèsis*, création et poésie, à partir du moment où ce sont les racines qui produisent tout végétal, et donc le tronc et les branches. Ainsi *phusis* resterait « *poïèsis* au sens le plus élevé »[2]. Et l'étymologie, qui certes ne prouve rien, serait respectée, plaçant la métaphysique au-delà de la *phusis*.

Philosopher, si cette *praxis* peut accompagner la *poïèsis* du chirurgien, c'est peut-être[3] d'abord : « tourner [les mots], les retourner sur toutes leurs faces dans l'espoir qu'une lueur en jaillira ; les palper, ausculter leurs sonorités pour recevoir le secret de leur sens. »[4] Le chirurgien viscéral est (était ?) un forcené du palper ; s'entraîner à palper les mots qu'il emploie (dans l'« information » du patient, par exemple) devrait faire partie de ses prérogatives et de ses soucis, à défaut de ses passions, voire de ses obligations. Ce qui ne supprimera pas pour autant, par cette pensée réflexive, les phases, capitales dans son art, de contact

---

1. Martin Heidegger, *Introduction à la métaphysique*, *op. cit.*, p. 26.
2. Martin Heidegger, *Essais et conférences*, Paris, Gallimard, 2004, p. 16.
3. « *Peut-être* n'évoque pas la dimension du doute, ni même celle de l'espoir et de son réconfort. Il est le mot de l'endurance ou encore du questionnement, pointe où se rassemble la pensée. » Jean Beaufret, *Préface* à Martin Heidegger, *Essais et conférences*, Paris, Gallimard, 2004, p. XV.
4. Selon les mots de Vladimir Jankélévitch, dans *Quelque part dans l'inachevé*, Paris, Gallimard, 1978.

muet avec les choses, les corps, les organes, les tissus, mais permettra bien au contraire de les reconsidérer, à distance. À sa portée aussi, bien qu'il soit essentiellement un manuel artisan du bistouri : lire, et conserver pour cela le temps qu'il faut, pris sans doute sur l'activité mais pas sur l'*ergon*, car l'*ergon* ne se réduit pas à l'activité, contrairement à ce qu'étymologie pour une fois sous-entend (*cheir-ergon*). Ces tâches – et plaisirs en même temps – contribueront à lui permettre de « transformer son miroir en une fenêtre sur la vie ». Fenêtre devant laquelle, à tout moment de la journée, défile le vivant, choses et êtres. Jamais autrement que partiellement durant la nuit cette fenêtre ne s'oblitère, n'efface les traces qui deviennent et sont issues des lettres. Jamais les différents écrans, qui s'allument et s'éteignent *a volo*, ne remplaceront la fenêtre, ni pour le patient ni pour le praticien.

Torturant quelque peu l'étymologie, nous irions de *liber* (*libri*), partie vivante de l'écorce de l'arbre sur laquelle on écrivait autrefois, à livre, puis à libre (*liber, libera, liberum*) et à libéral, qui à la fois devrait être généreux et libre (*liberalis*), mais aussi noble et honorable, par l'écoute, la lecture, cette dernière donnant (et réclamant) vision et pas seulement vue, serait-elle bi ou tridimensionnelle, immédiate ou à grande distance, voire douée d'ubiquité. Pour ne pas être repoussé des profondeurs du corps (et de l'âme) à sa surface, ou plutôt à *la* surface, le technicien de la chirurgie, le chirurgien « ultra-mobile »[1], devra bien limiter sa volonté de volonté, non pas à tout ce qui est possible, mais à tout ce qui est raisonnable. Et peut-être les excès d'un temps, techniques et juridiques, contribueront-ils à le remettre en position de choisir sa voie à nouveau, par la réflexion.

Une conversion, pas seulement celle qui transforme l'intervention cœlioscopique en laparotomie, mais aussi celle, philosophique, que Robert Misrahi définit comme la prise de « conscience du fait que la signification des choses du monde est produite par le sujet et non pas imposée à lui ». *Conversio ad se*, mais aussi conversion du regard porté sur autrui, qui passera de l'échange comme fondement – dans les deux

---

1. Ce terme est emprunté à Pierre-André Taguieff, qui l'emploie dans un contexte différent.

sens du terme échange, affectif et contractuel – à celui de la générosité comme fondement. Il est probable qu'à cette conversion soit nécessaire, mais non suffisant, le « sentiment océanique » décrit par Romain Rolland, impression d'appartenance au Tout, plus épicurienne que stoïcienne, même si Sénèque écrit *toti se inserens mundo*. Et que la philosophie aide à la conversion, à la transformation de la conception du monde, comme le pense Pierre Hadot. Philosophie comme recherche de sagesse, de « vie plus consciente, plus rationnelle, plus ouverte sur les autres et sur l'immensité du monde »[1].

II. La fin de la clinique ?

> « La "préoccupation" concernant […] le soin du corps malade est souci mutuel […]. Avoir égard à l'autre, être contre lui, être sans lui, passer l'un à côté de l'autre, ne rien demander à personne, autant de variétés possibles du souci mutuel. »
>
> Martin Heidegger, *Être et temps*

En 1778, la Société royale de médecine, dès sa naissance à Paris, déclare que « le *soulagement* des hommes qui souffrent est le *devoir* de tous »[2]. On est là, deux cents ans avant la définition de l'Organisation Mondiale de la Santé (« la santé est un état de complet bien-être », 1948) au cœur d'un problème précis. Celui de l'assimilation de la santé à l'absence de souffrance. Souffrance physique, organique essentiellement, puisque d'une part c'est à la Médecine qu'on s'adresse pour pourfendre le Mal (la mal-adie) et que d'autre part le XVIIIe siècle abandonne la théorie faisant de la maladie un désordre général du corps. XVIIIe siècle

---

1. Pierre Hadot, *La philosophie comme manière de vivre*, Paris, Le Livre de Poche, « Essais », 2004, pp. 24 et 180.
2. Cité par Roger Dachez, *Histoire de la médecine, op. cit.*, p. 187. C'est nous qui soulignons.

qui admet en effet la notion de lésion locale, de lésion d'organe. Si donc la souffrance, c'est la déficience d'un organe, il faut pouvoir associer chaque maladie à un organe déficient, lésé, patho-logique. Ce que permettent, au XIXe siècle, les études anatomo-cliniques, qui vérifient *post mortem* les lésions affectant l'organe « malade ». La notion que la souffrance peut aussi provenir d'une insatisfaction, intellectuelle, psychique, sociale, affective, est ainsi réduite à néant. Comme sa nécessaire consubstantialité à l'être de l'homme. Réduit à zéro le jugement de Locke qui pensait que « toute douleur du corps, quelle qu'elle soit, et tout mécontentement de l'âme, est une inquiétude (*uneasiness*) »[1], ce que d'ailleurs Leibniz expliquait parfaitement : l'inquiétude est inhérente à l'homme. Elle naît du corps et se prolonge dans l'âme. « Elle est élan, elle est allant, elle est désir toujours plus exigeant. »[2]

D'un côté donc une inquiétude négative, celle de l'homme qui, dans le chœur de l'Antigone de Sophocle, est *to deinotaton*, « ce qu'il y a de plus inquiétant »[3], celui qui épuise la Nature (*Phusis*, l'Être), qui agit parfois dans la démesure, l'*hubris*. De l'autre une inquiétude positive, comme l'entrevoient Leibniz, Malebranche, Hubert Grenier, Michel Geoffroy. Et c'est peut-être parce que la notion d'équilibre nécessaire à trouver par l'individu, pour se maintenir bien-portant entre ces deux inquiétudes, n'est plus considérée que, tout en conservant d'abord un corps de médecins internistes qui s'étiole avec le temps, l'organisation des études médicales fait progressivement apparaître une spécialisation des praticiens, gage de connaissance théorique et de compétence pratique limitées à un système, à une fonction.

Entre 1763 – date de la publication en latin de l'ouvrage de François Boissier de Sauvages, *Nosologie méthodique : dans laquelle les maladies sont rangées par classes, suivant le système de Sydenham, et l'ordre des botanistes*, à l'évidence inspiré du *Système de la nature* du Suédois Linné paru en 1735, – et les années 1980-1990, on assiste, selon nous, à

1. John Locke, *Essai concernant l'entendement humain*, Paris, Vrin, 1983, p. 194.
2. Hubert Grenier, *La liberté heureuse*, Grasset, « Le collège de philosophie », 2003, p. 234.
3. Voir sur ce point Martin Heidegger, *Introduction à la métaphysique, La limitation de l'être*, *op. cit.*, p. 156.

un lent dépérissement de la clinique, envisagée comme *klinè technè*, soins apportés au malade alité, au passage progressif vers une clinique envisagée comme simple réparation d'organe. Au XXᵉ siècle, et singulièrement pour nous à partir de la décennie 80-90, la tendance s'accélère. La transparence du corps humain est alors définitivement acquise, grâce aux multiples scanners, RMN et autres examens complémentaires sophistiqués. À mesure que la lisibilité complète de l'intérieur du vivant trahit les secrets éternels du corps humain, apparaissent deux effets secondaires. D'abord la certitude pour l'individu qu'à son mal-être une anomalie organique est nécessaire. Il suffit de la rechercher (efficacement) pour la découvrir et, partant, pour la réparer. Si le mal-être ne disparaît pas, c'est ou bien que la bonne « panne » n'a pas été détectée, ou bien que la bonne panne n'a pas été bien réparée. D'où le second effet secondaire : la judiciarisation de la « santé ». Ce qui n'aura pas été détecté ou correctement réparé donnera droit à un *ersatz* de Réparation, la réparation pécuniaire. Ainsi le « bon » mot de Schopenhauer, « la vie est une affaire qui ne couvre pas ses frais », sera-t-il infirmé, en matière sanitaire. La santé sera une « affaire », il faudra bien qu'elle « couvre ses frais ». La judiciarisation croissante de la médecine répond donc, comme un « juste » garde-fou, aux tentatives prométhéennes de dépasser la nature. Éternel combat entre *dikè* et *technè*, où *technè* n'est plus l'art noble de la *poïèsis* mais l'*hubris*, la démesure. Reste toutefois que, dans ce sempiternel *polemos*, toute une part des professionnels de santé – et des patients bien sûr – commence à se poser des questions, que nous qualifierons de « métaphysiques », sur les objectifs et les moyens d'une médecine qui ne se donne plus de limites, risquant de transgresser les interdits les plus consubstantiels à la nature humaine, tels ceux de la transmission de génération en génération (tradition et barbaries) ou de l'éminente dignité de la personne humaine (clonage et mise en carte génétique).

L'impression première, celle d'une mécanisation progressive du corps humain et de la médecine, dont le lointain parrain serait Descartes, est, selon nous, à reconsidérer de près. Elle nous semble en effet arrivée à son terme, sur le point d'être renversée en son contraire. Le dualisme corps-âme a permis trois siècles de progrès ininterrompus des sciences exactes et des sciences humaines. Il ne pourra longtemps encore y servir. Et dans l'oscillation sinusoïdale entre positivisme et « métaphysique », il semble que le temps de la seconde soit sur le point d'advenir. Car en effet ce qui nous frappe, c'est que l'on semble revenu trois siècles en arrière, au XVIIe siècle, pour ce qui est de la *clinique médicale*. L'interrogatoire alors résume l'enquête médicale, comme aux temps hippocratiques. « Le médecin interroge et observe le patient. Il ne le palpe que fort peu et l'explore moins encore : ce sont là tâches manuelles et donc viles pour lesquelles il est fait éventuellement appel au chirurgien, et dont on pense d'ailleurs qu'elles n'apprendraient pas grand-chose. »[1] La situation décrite est singulièrement proche de celle qui s'installe dans les quinze dernières années du XXe siècle, les examens complémentaires étant censés remplacer palpation et auscultation. Qui plus est – autre point commun entre les deux périodes –, la pratique des « consultations par correspondance » se développe au cours des XVIIe et XVIIIe siècles, les « observations superficielles ne s'accompagnant d'aucun examen sérieux du malade lui-même par palpation, exploration, percussion ou auscultation ». Ce que l'on retrouve de nos jours dans les consultations médicales sur le *net*, où des conseils sont donnés par des professionnels à des particuliers qui leur exposent préalablement et succinctement leurs problèmes par *mail*, sans qu'aucun examen clinique ne soit pratiqué. Or c'est à la fin de cette première période de « médecine par correspondance », au passage du XVIIIe au XIXe siècle, que surgit un nouveau paradigme, celui de la médecine anatomo-clinique.

On peut se demander, par analogie, si un nouveau paradigme n'est pas directement en train de se préparer sous nos yeux. Mais lequel ? Comme l'a montré Thomas Kühn, un nouveau paradigme est une rupture épistémologique totale . On ne peut donc prédire : retour à la clinique ou télé-médecine et télé-chirurgie ? Les choses ne sont d'ailleurs peut être pas tout à fait aussi simples. Car la naissance d'une nouvelle

---

1. François Lebrun, *Se soigner autrefois, op. cit.*, pp. 59-60.

« espèce », les cyber-chirurgiens, entraînera forcément un redéploiement des spécialisations chirurgicales. Il faudra en effet, comme on l'a déjà souligné, des chirurgiens restés sur place pour établir le diagnostic, poser l'indication opératoire, assurer les suites interventionnelles et même opérer, en cas de problème, qu'il soit de connectique, de défaillance du matériel robotique, ou d'atteinte des limites de la chirurgie robot-assistée. Car le chirurgien *d'emblée formé*, demain, à la chirurgie robotique, sans apprentissage préalable de la chirurgie « à l'ancienne » saura-t-il tout aussi bien, quand l'urgence le rendra obligatoire, se transformer en « laparotomiseur » ? Et avec quelles capacités, si le caractère quelque peu virtuel de son action habituelle finit par le « déconnecter » de la réalité ? Ainsi l'ère de la clinique est-elle loin, pour nous, d'être terminée…

D'un autre côté, les évolutions actuelles peuvent apparaître simple poursuite du paradigme anatomo-clinique né à l'articulation des XVIIIe et XIXe siècles, qui ne serait lui-même que la poursuite du paradigme anatomique des XVIe et XVIIe siècles. Jean Riolan insiste, en 1648, sur la nécessité de *voir et toucher* simultanément, par le moyen de « mains oculaires », en disséquant. Un siècle et demi après, l'œil conquiert une place plus grande encore et prend progressivement celle d'un autre sens, *dans la langue* et les néologismes d'abord, quand Laënnec invente vers 1820 le sthéto-*scope*, « grande oreille » du pneumologue, en forme de péri-*scope*. Pourquoi *scope*, quand il s'agit d'*entendre* des bruits dans la poitrine ? Est-ce parce que tout désormais *doit* être « vu » de l'intérieur du corps, sans qu'on n'y entre vraiment du vivant du patient, puis confirmé par les lésions visibles sur le cadavre entrouvert ? « Vu », quand bien même n'est-ce, en réalité, qu'entendu. *Dans les faits* ensuite, quand l'échographie, cent cinquante ans plus tard à nouveau, réalise le « programme scopique » encore inachevé du stéthoscope en *montrant*, effectivement, le rythme cardiaque, les pulsations du cœur dans la poitrine, sans que l'oreille n'ait plus besoin d'en compter les battements. *Montrant* aussi, *directement*, les anomalies morphologiques du cœur que seule l'oreille fine et attentionnée du cardiologue-clinicien pouvait auparavant deviner. Disparition progressive de l'*ouïe*, ici, au profit de la vision. Et plus tard encore, au début du XXIe siècle, l'œil prendra derechef la place du *toucher*, dans l'échographie à distance[1], puis la chirurgie robot-aidée délocalisée.

Désormais, scanner et RMN reconstituent très exactement dans l'espace ce qui n'a été qu'effleuré par la *main*, au plan clinique. La vue surclasse tous les autres sens, comme l'évolution le laissait prédire il y a trois cents ans. Mais de la vision directe du modèle, on est passé à celle de son image, d'abord statique, puis animée. Comme si, dorénavant, le vécu supposait immanquablement le *live*, qui ne serait plus traduisible par vivre, mais par *voir*. Comme si le voir, le zapping, permettait de vivre, sans réfléchir, sans se poser de question. Comme s'il permettait de faire abstraction du temps, celui de Bergson, temps-durée, artificielle et délibérée dilatation de l'instant, pour y loger la mémoire, la réflexion, le souvenir, pour y insérer senteurs, sons et musique, palpers des mains et des pieds nus. Alors le film chirurgical diffusé en « temps réel » apparaîtrait-il comme le dernier rejeton de la médecine anatomo-clinique, après deux ou trois siècles de progrès constants, allant du dehors vers le dedans, du global vers le microscopique ? Et pourrait s'ébaucher, en une période intermédiaire, un temps de retour en arrière, un temps de retour à la clinique, comme pouvaient l'être la galvanisation de Mesmer à la fin du XVIIIe siècle, de même que le déclenchement sous hypnose de crises d'hystérie par le professeur Charcot, à la Salpétrière, quelques années plus tard ?

Martin Heidegger considère que « le véritable entendre des mortels est en quelque sorte la même chose que le *Logos* », et que « s'il demeure un "avoir-vu", dont le "voir" n'est pas celui des yeux du corps, aussi peu que l'"avoir-entendu" est un entendre des organes de l'ouïe, alors vraisemblablement avoir-entendu et avoir-vu sont identiques »[2].

---

1. Le 26 octobre 2004, France Télécom a médiatisé, voire sponsorisé, la réalisation d'une échographie « à distance », effectuée, le malade étant lui-même séparé de l'échographiste par une longue distance, grâce à un « bras à retour d'effort » censé reproduire l'impression ressentie habituellement par l'échographiste qui déplace sa sonde sur la paroi thoraco-abdominale du patient. L'Ordre des médecins, en France, a immédiatement tenu à s'élever contre la gestion médiatique de ce fait divers et posé la question des implications juridiques possibles de la multiplication de tels gestes, à l'avenir.

2. M. Heidegger, *Essais et conférences*, op. cit., « Logos », pp. 262-263.

Mais entendre ou voir sont ici bien différents de la simple perception des couleurs ou des formes par l'organe de la vision, des sons ou des successions de mots par l'organe de l'ouïe. Ils supposent la « pensée » de ce qui a été vu ou entendu. Une pensée parménidienne (« car la même chose sont pensée et être », fragment III), où la pensée est un attribut de l'être, et non pas *berkeleyienne* (« *esse est percipi* »), où l'être est un attribut de la pensée, si per-cevoir, perce-voir, c'est se re-présenter.

Entendre et voir ainsi compris supposent pour le patient de se *présent*-er au praticien, pour celui-ci de se présenter à celui-là et non pas de se le re-présenter. Se *présent*-er, comme on le fait au début d'une rencontre, d'une entrevue, qui ne durent qu'un moment, après lequel chacun s'en repart vers sa propre vie, non sans avoir gardé (éventuellement) de celles-ci quelque chose, qui serait capable d'orienter différemment, à la marge ou radicalement, sa propre façon de vivre et d'être, ultérieurement. Mais qui n'empêchera pas l'un et l'autre d'avoir à être ce qu'il est *présent*ement, destiné qu'il est à œuvrer médicalement de sa main, ou bien à se « laisser » soigner.

Nécessité du *dia-logue* qui commence, pour le praticien, par la nécessité d'une question presque première, weisäckérienne, à celui qui lui demande conseil ou aide : « Qu'est-ce qui vous gêne ? » Gêne « entendue » non pas comme confusion, embarras, trouble, mais comme difficulté à vivre, comme torture à vivre, douleur insupportable, enfer, ainsi que le vieux français *géhenne*[1] en atteste, de même que le grec *gééna* (lieu de torture). Dans cette gêne peuvent intervenir à la fois la gêne *physique*, mais aussi la gêne causée *aux autres*, parce que l'on n'est plus capable de « tenir sa place » et celle occasionnée par le regard *des autres* (la « honte » d'être devenu différent parce qu'on ne peut plus se déplacer normalement, manger ou boire normalement, respirer normalement). Ces deux dernières catégories de gêne sont psycho-somatiques plutôt que simplement physiques. Mais quoi qu'il en soit, la gêne physique est une *limitation des qualités de l'être*. Il est pourtant encore une autre gêne, qui fait le patient venir consulter le médecin, que l'on pourrait qualifier

---

1. De *gê-hinnôm*, vallée d'Hinnom, lieu d'expiation pour les réprouvés dans l'Ancien Testament.

de « gêne *ontologique* », et c'est la plus fréquente, celle qui lui donne l'impression de limiter son être *dans le temps*. La maladie lui semble fixer un terme anticipé à son existence, que ce soit à moyen ou court terme. Et ce que le patient demande alors, c'est un sursis, un peu de vie en plus. Pour cela d'ailleurs, il sera prêt à entendre parfois des demi-vérités, à être rassuré, fût-ce quelque peu mensongèrement. La gêne ontologique est une gêne à l'existence même de l'être, une gêne *temporelle*, quand la gêne physique est une gêne *spatiale*. C'est la première, plus encore que la seconde, que prennent en charge les services de soins palliatifs. Quant au chirurgien, homme d'action, s'il excelle à traiter la seconde, la gêne physique, c'est pour s'apercevoir que son pouvoir bute sur la première, la gêne temporelle. Ne pouvant interchanger les unités de temps comme il interchangerait les unités d'espace. D'où, peut-être, l'attirance de l'homme de l'art pour la télé-chirurgie à distance et son désarroi, sa fuite même parfois, quand les patients qu'il a opérés atteignent leurs « derniers instants »…

À l'étape ultérieure, lorsque la « gêne » a été exposée par le patient au chirurgien, transmettre à l'intéressé son diagnostic en l'explicitant est déjà soulager, en partie, quand il s'agit d'une pathologie non maligne. « C'est utile de connaître sa maladie pour écraser ses forces avant qu'elles n'aient pu se déployer », écrit Sénèque[1]. Expliquer les différentes possibilités thérapeutiques, avec leurs avantages et leurs inconvénients, souligner ce qu'elles ne pourront pas supprimer, ainsi que les effets néfastes possiblement engendrés, c'est déjà contribuer à guérir un peu. Il ne s'agit pas ici d'établir une liste plus ou moins exhaustive des complications éventuelles, mais bien d'annoncer ce que l'on peut raisonnablement attendre de la chirurgie, et c'est tout autre chose… Parce que le patient est rendu à sa liberté, au moins relative, de choisir sa voie, sa vie. Il est en effet une dimension de la douleur chronique qui est souvent passée sous silence, c'est sa propension à rendre plus difficile la vie sociale, dans laquelle chacun se doit de faire comme tout le monde, de ne pas gêner. Et celle-ci redouble la gêne. De là un pas, un seul, pour que la

1. Sénèque, *L'homme apaisé, colère et clémence*, trad. Paul Chemla, Paris, Arléa, 1990, p. 106.

douleur devienne infirmité, si elle ne permet plus de vivre « normalement », de tenir sa place dans l'agitation quotidienne. C'est de la honte qui apparaît alors – celle de ne pouvoir masquer son anomalie, son impotence ou incapacité – et se surajoute à la douleur, faisant le lit d'un possible désespoir. C'est cette information-là, *positive*, à savoir « ma gêne peut-elle disparaître, totalement ou partiellement ? », que le patient attend en priorité, quand il attend moins, parfois pas du tout (il le sait souvent déjà) qu'on lui explique que l'intervention peut être grevée de telle et telle complication, létale ou non.

Redonner de l'espace de vie, qui est aussi temps de vie, tel est l'un des miracles de la rencontre médicale réussie. L'être du souffrant – incapable d'envisager tout autre être séparé, replié dans sa douleur, amoindri, obscurci par la douleur, sans autre horizon que celle-ci, qui lui ferme tout à-venir – se déploie alors tout à coup, permettant à l'étant qu'il est redevenu de pouvoir considérer à nouveau un être séparé de lui[1]. Rencontre non pas comme pli mais comme intersection de plis, chaque pli reprenant au-delà de la rencontre son trajet singulier. La rencontre médicale n'est pas la rencontre au sens commun du terme, c'est une rencontre sublimée car, dans le court laps de temps qui la fait vivre, elle ne peut s'arrêter aux banalités de la conversation ni au jeu de la séduction, orientée qu'elle est forcément vers la recherche de l'efficace, dans l'apport du mieux-être. Elle peut déclencher un arrêt brutal dans le processus de déstructuration qu'entraînent douleur et maladie, elle engage à la restructuration d'un nouvel équilibre, quantitatif et surtout qualitatif. « On entre dans l'historicité imposée par la douleur, avec son temps propre, son espace propre, dans un véritable bouleversement des perceptions : la douleur devient d'abord rupture, puis énergie, et finalement force intérieure. »[2]

Pli singulier de l'être pour chacun des protagonistes. La rencontre comme centre de l'arc-en-ciel, chaque rayon de celui-ci n'étant que le pli singulier à l'intersection de l'être et de l'in-dividu particulier. Arc à cent

1. Cf. M. Heidegger, *Moîra, Essais et conférences, op. cit.*, pp. 289-291.
2. C. Marquez, *Le mal chronique*, cité par Maria Michela Marzano Parisoli, dans *Penser le corps*, Paris, PUF, « questions d'éthique », 2002, p. 67

quatre-vingts degrés, dont le diamètre est la Terre, et l'arc symétrique et opposé l'Hadès, conçu non plus comme l'Enfer, mais comme l'enfer présent en tout un chacun. Arc-en-ciel dont un simple nuage suffit à effacer le pied, mais que le rayon de soleil rallumera à la première ondée, le décomposant en ses sept fondamentaux. Fondamentaux qui, dans le domaine bien précis de la chirurgie, pourraient être : écouter, parler, toucher, agir, être patient, vigilant, responsable.

Pour nous, clinique est usage de la parole – force en action, *energeia*, travail de l'esprit pour accoucher d'une « pensée » – et des sens, en particulier toucher et vision. Clinique qui précède le geste, le travail plus spécifiquement manuel, l'*ergon* du chirurgien, son œuvre. L'indication opératoire prend alors la forme d'une thèse, synthèse de deux « visions » et d'une « connaissance » : vision qu'a le praticien du sujet malade, de son habitus, de la forme de sa plainte, de la nature du (des) besoin(s) qu'il exprime, des non-dits que l'échange recèle en son ombre ; vision qu'a le patient de son mal et de la gêne qu'il détermine en lui, tout aussi singulière que celle du praticien ; connaissance par le praticien de la maladie considérée comme objet de savoir, savoir non seulement livresque et théorique, mais issu de l'expérience, acquis dans la pratique professionnelle au fil du temps. Partition commune où le jeu de l'un et de l'autre, leur manière d'être, a une égale importance. Partition menée à leur rythme commun, au rythme proportionné et mesuré de la vie.

> « Quant à ses modes positifs, le souci mutuel admet deux possibilités extrêmes. Il peut en quelque sorte décharger l'autre de « souci » et, s'agissant de ce qui le préoccupe, prendre sa place en se précipitant à son aide... À l'opposé, il y a la possibilité d'un souci mutuel qui ne se précipite pas tant à la place de l'autre qu'il n'anticipe sur lui en devançant son pouvoir-être existentiel... Ce souci mutuel qui intéresse essentiellement le souci véritable – c'est-à-dire l'existence de l'autre et non une quelconque chose dont il se préoccupe – aide l'autre à y voir clair *dans* son propre souci et à se rendre *libre pour* lui. »[1]

Le jardinier, spécialiste de la vie, sait bien qu'un arbre en gestation ou en difficulté a besoin d'un étai dont l'utilité n'aura qu'un temps,

[1]. M. Heidegger, *Être et temps*, *op. cit.*, p. 164.

aspiré, intégré qu'il sera bientôt dans la végétation renaissante, qui le fera disparaître, s'il n'a été retiré…

III. Désir et Proximité : l'âme et l'esprit du chirurgien

> « Riche en mérites, c'est poétiquement pourtant que l'homme habite sur cette terre. »
>
> Hölderlin

> « Le simple doit être arraché à la complication, la mesure être préférée à l'immense. »
>
> Heidegger

Le problème est donc le suivant : comment peut-on poursuivre l'effort, louable, qui vise toujours avec le temps à mieux soigner l'homme de ses maladies, qu'elles soient dites organiques ou fonctionnelles, tout en évitant l'excès techno-scientifique, en ménageant aux uns et aux autres, soignés-soignants, un éventail de choix compatibles avec le respect d'une proximité inter-individuelle ainsi qu'avec l'environnement. Autrement dit : comment faire pour que désir de Proximité (cette proximité, au sens levinassien, qui n'exclut pas le respect du sacré, en l'espèce de la personne humaine) et proximité du Désir ne s'empêchent pas l'un l'autre ? Comment la tentative d'« extérioriser la maladie »[1] peut-elle rester compatible avec le sens du sacré ?

Comment l'objectivité des examens complémentaires, toujours plus perspicaces et utiles grâce à la techno-science, pourra-t-elle, à l'avenir, faire bon ménage avec le respect de l'intimité psychique, avec la sub-jectivité ? Comment les chirurgiens du XXIᵉ siècle exerceront-ils leur

1. Selon le mot de François Dagognet, *Pour une philosophie de la maladie, op. cit.,* p. 25.

art, confrontés qu'ils seront à des changements fondamentaux dans leur exercice quotidien ?

Comment concilier désir (curiosité et goût du risque) et proximité (sagesse prudentielle et respect de l'autonomie du patient) ?

LE DÉSIR

> « Le désir est la métonymie de l'être. »
> Jacques Lacan

> « Le désir est l'essence même de l'homme, en tant qu'on la conçoit comme déterminée, par suite d'une quelconque affection d'elle-même, à faire quelque chose. »
> Baruch Spinoza

« Dans l'inquiétude, le désir du bonheur se réalise déjà dans le bonheur du désir »[1], écrit Hubert Grenier. Personne ne peut vivre sans désir, pas plus le chirurgien qu'un autre. Et l'on a souvent rapporté les propos de ces hommes et femmes soumis à des conditions extrêmes[2], qui ne conservent la vie que parce qu'ils ont un espoir et un désir toujours renouvelé, inextinguibles.

Pour Kierkegaard, il en va pour l'éthique (sauf celle des Grecs) comme pour la loi : « Elle est un maître à punir dont les exigences mêmes sont seulement répressives, non créatrices. »[3] Elle serait ainsi, selon lui, en opposition avec le désir, donc le bonheur ? On imagine qu'il répond ici à Kant : « Et le désir qui procède du meilleur naturel… est cependant [dans sa forme], dès lors qu'il tourne en passion, non seulement pernicieux *du point de vue pragmatique*, mais même *moralement* condamnable. »[4] Ce n'est pas l'avis d'Aristote, pour qui le bonheur c'est

---

1. H. Grenier, *La liberté heureuse, op. cit.*, p. 237.
2. Voir par exemple Tzvetan Todorov, *Face à l'extrême*, Paris, Le livre de poche, « Points-essais », 1994.
3. Søren Kierkegaard, *Le concept de l'angoisse*, Paris, Gallimard « Tel », p. 173.
4. Kant, *Anthropologie du point de vue pragmatique*, III, § 81, Paris, GF-Flammarion, trad. A. Renaut, 1993, p. 239.

« l'activité de la vertu dans une vie achevée »[1]. Face à un désir, la décision de faire ou ne pas faire est pour lui « éclairée » lorsqu'elle est prise après délibération. La connaissance détermine le choix des moyens vers le bonheur. « Tous les hommes ont par nature le désir de connaître »[2] et « chaque fois que les passions n'empêchent pas l'esprit d'œuvrer à son œuvre propre, l'effet sera conforme à la raison droite »[3].

Le « moi voulant » du chirurgien, la volonté de son esprit occupe l'essentiel de son temps, qui est temps opératoire pré-dominant[4]. Marqué par la tension de l'action, ce temps écarte de son âme l'*animi tranquillitas* de Leibniz, la sérénité (de l'esprit). Il écarte également le *dia-stasis* plotinien, la dis-tension de l'âme d'Augustin[5] qui permet la mesure du temps à l'aune de « l'impression que les choses qui passent font [en l'âme] »[6]. Reste le temps de l'inaction, le temps du penser pur de l'esprit, qui est aussi celui du souvenir, du regret, du remords. Bonheur de la nostalgie, malheur du remords, demi-malheur du regret. Le temps libre de l'esprit invite à réfléchir, et peut-être même à fléchir. Et c'est pourquoi sans doute le chirurgien, d'autant plus qu'il est plus jeune, privilégie le moi voulant par rapport au moi pensant. « Lorsqu'un homme doit renoncer à ce qui faisait sa joie, [je tiens qu'] il ne vit plus ; ce n'est plus [à mes yeux] qu'un cadavre qui marche »[7], dit Sophocle.

Le problème est pourtant qu'il ne peut y avoir de véritable souci des autres sans un certain degré d'oubli de soi. Non pas qu'il faille oublier de se soucier de soi, mais au moins qu'il faille faire abstraction de certains de ses intérêts les plus personnels. Sénèque rappelle : « vis pour autrui, si tu veux vivre pour toi » ; mais le chirurgien ne vit pas forcément dans le meilleur des mondes compossibles. Un seul accident

---

1. Aristote, *Les grands livres d'éthique*, chapitre VII, [2], 1204a, Paris, Arléa, 1995, p. 169.
2. Aristote, *Métaphysique*, Livre A, 980a, *op. cit.*, p. 39.
3. *Ibid.*, 1208a, [3], p. 190.
4. Quand le temps de la *scholè* est sans doute le temps *per*-dominant d'Heidegger.
5. St Augustin, *Confessions*, Livre XI, chapitre XXVI, Paris, Gallimard, « Folio classique » 2003, pp. 436-438.
6. *Ibid.*, Livre XI, chapitre XXVII, Paris, France Loisirs, « Bibliothèque de la sagesse », 1994, p. 418.
7. Sophocle, *Antigone*, 6ème épisode, scène 1, Paris, Le livre de poche, « Classique », 1991, p. 53.

médical suffirait à le montrer. Com-prendre n'est pas ici suffisant (« ce qui est rationnel, c'est ce qui est réel ; et ce qui est réel, c'est ce qui est rationnel »[1]), la tentation est parfois de fuir, tant l'irrationnel peut sembler intervenir dans le cours de l'action chirurgicale, et tout d'abord dans la mort de son prochain. Est-il possible de concevoir la chirurgie non pas comme un cercle mais, à l'instar de la philosophie pour Pierre Hadot, comme une ellipse, ou plutôt même comme une hélice dont les deux points de passage obligatoires à chaque strate seraient le discours (intérieur et extérieur)[2] et l'action ? Toujours alors avançant, à la condition cependant expresse que des phases de retour sur elle-même et de réflexion soient ménagées ? Équilibre toujours à retrouver, entre la vie professionnelle, dominée par l'action, et la vie privée, où la réflexion sur l'action garderait une place plus large que dans la vie professionnelle ?

L'agir non réfléchi du chirurgien est, nous l'avons montré, un pâtir qui peut osciller entre le trop et le trop peu. Il n'atteint assurément à la *praxis*, à la manière d'être, à la conduite de soi-même, que dans la stricte durée opératoire. La réflexion ne peut donc correspondre qu'au temps non opératoire. Mais elle doit tenter de s'affranchir de ce qui constitue l'essence de l'être humain, le manque. Manque d'où naît le désir, mais que le désir jamais ne comble. Si le « langage animal » suffit à la période opératoire (gestes, sons, signes, onomatopées, « langage non verbal ») pour traduire les émotions de l'âme[3], la communication (et non la simple information[4]) suffit sans doute à la période non opératoire pour traduire la réflexion. Quant à la « vie de l'esprit », elle ne doit pouvoir s'exprimer que par la parole, au sens heideggérien, ou l'écriture. Il y a loin encore de la réflexion de la période non opératoire à la *skolè* grecque, vue non pas comme jeux et loisirs, mais comme abstention délibérée des activités

1. Hegel, *Principes de la philosophie du droit*, Préface, *op. cit.*, p. 73.
2. L'amphithéâtre d'anatomie de Padoue, à la Renaissance, est construit sur ce modèle du colimaçon ou de la spirale, de l'hélice.
3. Âme au sens spinozien de personnalité, « d'essence affective ».
4. *Informatio* c'est l'esquisse, le dessin, avant que d'être la représentation d'une idée par l'image d'un mot ; *communicatio*, c'est la mise en commun, le partage, la figure rhétorique par laquelle on demande l'avis des auditeurs.

courantes, comme regard détaché de la lutte pour la vie, les honneurs, la gloire, l'argent.

« Le spectateur comprendra peut-être la « vérité » de ce qui fait l'objet du spectacle ; mais il le paiera d'avoir à écarter toute participation »[1], écrit Hannah Arendt, et tel est bien l'enjeu de la mise à distance du regard. Le retrait permet (peut-être) le jugement en vérité ; mais il modifie souvent le jugement qu'en retour les acteurs portent sur celui qui prend du recul. Faut-il alors être passionné pour exercer la chirurgie ?

Si la passion est une volonté enchaînée, certainement pas. Si elle transforme le sujet passionné en l'objet de ses objectifs, non plus. Passion ici comme un « désir consacré, célébré, ... idolâtré »[2]. Comme un désir tyrannique qui supprime la foison des capacités de l'individu, le solidarisant indissolublement à des rails sans aiguillage. Mais Passion, Désir, aussi, comme Risque surmonté, défi au Destin. Dans ce défi[3] entrent de l'amour-propre, de l'orgueil. Nul ne peut nier cependant que ce défi fasse également le « bonheur » du patient, parfois le sauve, dans ce métier de travail sur le corps. « Les passions constituent l'élément actif [pour l'ordre du monde]. Elles ne sont pas toujours opposées à l'ordre éthique (*Sittlichkeit*) ; bien au contraire, elles réalisent l'Universel », écrit Hegel[4].

Tragique du Désir, de la volonté de volonté, si elle s'enchaîne irrémédiablement à la techno-science, perdant de vue la sagesse. Y aurait-t-il, pour se conduire, se produire *en acte*, dans la *praxis* et la *phronésis* quotidiennes, un moyen terme ? Pour assumer une lourde responsabilité, morale bien avant que juridique, en acceptant d'intervenir sur le corps de son prochain, pour s'imposer de respecter les règles de l'art qui supposent de continuer à se former et à s'informer en permanence de l'état de la science, pour tenter tout à la fois de conserver la vie et de soulager la souffrance, il faut être mû par un élan et nourrir cet élan au fil du temps. Passer du désir de soulager, soigner, « guérir » tel ou tel, au

1. Hannah Arendt, *La vie de l'esprit, op. cit.*, p. 127.
2. Hubert Grenier, *La liberté heureuse, op. cit.*, p. 102.
3. Cf. l'analyse de Søren Kierkegaard et la partition désespoir-faiblesse/désespoir-défi, dans *Traité du désespoir*, Paris, Gallimard, « Folio essais », 1989, pp. 120-156.
4. Hegel, *La raison dans l'histoire, op. cit.*, p. 107.

désir d'en faire autant, si possible, pour tous ceux que l'on prend en charge, nécessite forcément d'aimer, non pas la santé, mais la vie tout simplement. Et, comme l'exprime Platon pour l'amour du beau, il y a continuité entre l'amour pour la vie en soi et l'amour pour la vie en l'autre. L'élan, c'est forcément la passion, et pas seulement le *conatus*, et cela suppose le manque.

Élan donc vers l'autre, vers les autres, dont dépend le bonheur personnel. Ce qu'Hegel traduit ainsi : « lorsque l'atome individuel s'est concilié (de la sorte) avec son Autre, les individus connaissent ce qu'on appelle le bonheur. »[1] Ou encore, parlant du désir : « La conscience de soi ne parvient à sa satisfaction que dans une autre conscience de soi. »[2] Conscience de soi comme concept de l'esprit « où, quittant à la fois l'apparence chatoyante de l'ici-bas sensible, et la nuit vide de l'au-delà suprasensible, elle entre dans le grand jour spirituel de la présence ».

Mais la part raisonnable (kantienne) en moi ne perd pas forcément sa raison au prétexte qu'elle relève le truisme que Devoir (respect de l'humanité en l'homme) et bonheur personnel sont indissolublement liés. À la causalité naturelle, déterminante en médecine, qui rend le résultat incertain, il est loisible d'adjoindre la causalité par liberté, celle de la volonté des êtres raisonnables. Si le chirurgien n'est en rien maître de la causalité « extérieure », il lui est cependant loisible de « s'en tenir à la conscience de son intention ».

Le désir est-il passion ou volonté ? « L'homme qui s'est perdu dans sa passion a moins perdu que l'homme qui a perdu sa passion », écrit Kierkegaard. Si la passion (*pathos*) en effet est manque, perdre sa passion, c'est ne plus avoir de manque et sans doute qui n'a plus de manque n'est plus vraiment un homme. Exempt de manque, l'homme est aussitôt privé du temps, donc de son être. Pour Claude Bruaire, « le désir humain ne serait qu'aspiration vide et aveugle, demande inquiète de l'esprit en pénurie de lui-même si elle ne recelait, en la proversion même de son mouvement, la puissance d'expansion de soi »[3]. Dépassement

---

1. Hegel, *La raison dans l'histoire, op. cit.*, p. 115.
2. Hegel, *Phénoménologie de l'esprit*, IV, trad. J.-P. Lefebvre, Paris, Aubier, 1991, pp. 148-150.
3. Claude Bruaire, *L'être et l'esprit*, Paris, PUF, « Épiméthée », 1983, p. 25.

hégélien des parts négative (le manque) et positive (la volonté) du désir, et non pas seulement effacement de sa part négative, à la manière de Gilles Deleuze, pour qui le désir est « vertu qui donne »[1]. La part positive du désir est expansion par « éveil au monde, découverte des autres, de la merveille de la présence, dans l'interrogation illimitée, découverte de la nature où la vie s'apparente obscurément au rythme de l'existence spirituelle »[2]. Pour Bruaire, c'est le don qui dit l'être. De l'indubitabilité de l'être de l'esprit découlent la certitude du fondement de l'éthique et son exigence. Le désir et la liberté humaine ne se conçoivent ici qu'au travers du don, don de la vie qu'on a reçue pour soi-même, don du soi-toujours-en-dette-de-sa-propre-vie-à-l'autre. Dette plus exigeante que ne l'est la vertu aristotélicienne : « Il y a vertu au moment où la raison, en bonne condition, est en accord avec les passions en possession de leur vertu propre, et réciproquement… Voilà pourquoi, plus que la raison, semble-t-il, la passion bien disposée est un principe qui nous guide vers la vertu. »[3] Aristote ajoute toutefois qu'« il existe dans l'âme, grâce à la nature, quelque chose qui nous pousse indépendamment de la raison vers notre bien »[4], qu'il appelle « l'heureux hasard » et qui vient s'ajouter à la raison ainsi qu'aux passions bien disposées. Le hasard contribue à l'obtention des « biens extérieurs », donc au bonheur. Cet heureux hasard, certains l'appellent grâce (Simone Weil), d'autres le laissent innommé (Kant).

En quoi le désir, synonyme d'action, de volonté, et pas seulement de manque, de passion, pourrait-il être compatible avec une éthique de la responsabilité qui ne se désintéresse pas des conséquences des actes produits (Max Weber) ni des conséquences qu'ils engendrent pour l'avenir (Hans Jonas) ? Un présent et un futur désirables qui seraient compossibles ? Proximité et désir, un couple présent qui préserve l'avenir ? Peut-on considérer le couple patient-chirurgien comme un « agencement de désir », au sens deleuzien ? Lacan signalait dans

---

1. Deleuze et Parnet, *Dialogues*, Paris, Flammarion, « Champs », 1996, p. 110.
2. *Ibid.*, p. 62.
3. Aristote, *Les grands livres d'éthique, op. cit.*, Livre II, chapitre VII, 1206b, [29] et [31], pp. 180 et 181.
4. *Ibid.*, Livre II, chapitre VIII, 1207a, [8], p. 185.

L'éthique de la psychanalyse que l'étalon de celle-ci devait être « le rapport de l'action au désir qui l'habite ». Ce qu'il traduisait encore par la question suivante, à poser à l'analysant : « Avez-vous agi conformément au désir qui vous habite ? » Désir non pas comme caprice ou pulsion (le pouvoir, la renommée, l'argent), mais comme un élan vital, une vocation, la réponse à un appel, une voix. Que cette vocation soit le fruit de l'inné et de l'acquis n'enlève rien au surplus de sens qu'elle donne à la vie. La vocation du chirurgien c'est d'opérer, et parfois sa vocation lui est venue dès l'enfance. À ne pas oublier quand l'âge est venu, porteur d'insatisfactions, au moins relatives. Repérer donc le désir originaire et s'y tenir, ou plutôt le retrouver (quand il semble qu'on ait oublié sa propre loi non écrite, pour tel ou tel pouvoir supposé, et que l'introspection a permis d'en prendre ultérieurement conscience), s'y retrouver.

Le « chirurgien-praticien », celui dont l'*ergon* est la chirurgie de routine, qui tente de rendre service au quotidien, se doit-il de laisser à d'autres, aux savants et chercheurs, au moins dans un premier temps, le soin « d'agir pour une ouverture de l'être humain au champ de ses possibles »[1] ? En un mot doit-il être mû par un désir, une passion du métier que la proximité viendrait tempérer, ne retenant des deux premiers que leur part, pour lui-même, de bonne disposition, selon la conception aristotélicienne ? « Il semble souvent qu'à vaincre une résistance le désir prenne plus de sens ; la résistance est l'épreuve qui nous assure de l'authenticité du désir et qui de cette façon lui donne une force qui vient de la certitude de son empire », écrit Georges Bataille. Où résistance rime avec proximité. À attenter au sacro-saint corps de son *alter ego*, le chirurgien, être de désir, s'enivre de son pouvoir et de sa puissance, avant de concevoir le côté négatif de son art, de mesurer dans la maladie ou la mort de son prochain « un vide devant lequel l'être est un plein, menacé de perdre la plénitude, désirant et craignant également de la perdre ».

---

1. Dominique Lecourt, *Bioéthique et liberté*, *op. cit.*, p. 23.

> « La vie de l'âme, dans son intensité même, s'exprime de façon beaucoup plus adéquate par un regard, un son, un geste, que par la parole ».
>
> « Tout ce qui voit veut être vu, tout ce qui entend crie pour se faire entendre, tout ce qui peut toucher s'avance pour être touché. »
>
> Hannah Arendt, *La vie de l'esprit*

Le chirurgien, en sa proximité, nécessaire selon nous, avec le patient auquel il prodigue des soins, ne peut se contenter de la parole. Et il se doit, dans son contact avec lui, de faire appel plus à son âme qu'à son intellect (*nous*). Désir de soigner et si possible de guérir, ce qui est appétit transitoire de l'âme, toujours renouvelé, plutôt que volonté, appétit sensuel non passager, selon Duns Scot.

Si donc la fin de la clinique n'est pas acquise pour nous, c'est parce que le chirurgien, être de désir, se doit de lutter pour conserver la proximité, géographique et affective, donc temporelle, avec son patient. Et, pour cela, de ne pas perdre son âme. Soit donc encore ne pas se borner au rôle de pur technicien. La phase de judiciarisation actuelle de l'activité médicale invasive lui offre une chance inespérée de reconsidérer ce problème.

Ne pas perdre son âme, pour un chirurgien, est mesurer qu'il s'agit de prendre *soin*, non seulement du corps de l'opéré, mais aussi de son âme, au moins pendant la stricte durée *des soins*. Exercer et vivre, renouer passion et ontologie, pour tout à la fois bien faire et bien vivre. Pour se libérer et « créer ».

Hannah Arendt explique, dans *La vie de l'esprit*, la différence qu'elle voit entre âme et esprit. Si l'esprit ne peut fonctionner sans le langage, « les sensations de l'âme, de la psyché, sont en fait des sentiments qu'on éprouve à travers son corps »[1]. Elle rappelle que, pour Hegel, « le ceci

1. Hannah Arendt, *La vie de l'esprit, op. cit.*, p. 56.

sensible est inaccessible au langage ». Nous voyons ce jugement comme une invite au toucher, à la proximité physique de l'opéré et de l'opérateur, comme nous l'avons souligné au fil des pages précédentes.

Proximité, ce n'est pourtant pas seulement *proximité spatiale*. La proximité spatiale est sous-tendue, déterminée, par la *proximité temporelle*. Il faut, pour accorder du temps à son patient, cesser de considérer que « le Maintenant est vide… il s'accomplit dans le futur. Le futur est sa "réalité" »[1]. Une condition pour y tendre en est, pensons-nous, que l'importance relative du futur restant décroisse, rendant au présent toute son importance. Donc que l'âge ait détourné le praticien de la considération permanente de l'avenir, en laissant de côté le présent. Non pas que « le passé commence avec la disparition du futur », comme le dit Hannah Arendt, mais que le présent et le passé commencent avec elle. « Les orgueilleux voient leurs grands mots payés par les grands coups du sort, et ce n'est qu'avec les années qu'ils apprennent à être sages. »[2] Ce qui revient à dire que le présent est fort du passé, de ce qui un jour n'était pas encore advenu mais qui, une fois advenu, doit être retenu et servir d'expérience.

Mais si le praticien ne détient en ses mains ni son à-venir personnel, ni celui de ses patients, la situation est cependant fortement asymétrique entre le soigné et le soignant : le médecin, et sans doute plus encore le chirurgien, qui ne peut supprimer le passé du « malade », détient pourtant une part de son à-venir, pour laquelle il se devra de puiser dans les connaissances qu'il aura acquises antérieurement, dans son propre passé. D'où une situation que certains font entrer dans la dialectique hégélienne du maître et de l'esclave. Dialectique qui a, dans ce cas, le mérite de supposer l'affranchissement du patient de la tutelle praticienne, ce qui est très certainement un gage de guérison.

Le temps de la rencontre médicale n'est ni « temps tragique », tendu du présent vers le passé (« ah, si je n'avais pas fait ceci ou cela moi-même, si mon médecin n'avait pas perdu tant de temps dans le diagnostic, je n'en

---

1. Hegel, cité par Hannah Arendt, *La vie de l'esprit*, *op. cit.*, p. 327.
2. Sophocle, *Antigone*, *Exodos*, Sortie du chœur, *op. cit.*, p. 61.

serais pas là… »), ni temps de l'irréel, tendu du présent vers l'avenir (« pour combien de temps en a-t-il (elle), docteur ? »), il est temps présent ou n'est pas. Non pas véritablement temps parménidien pourtant, s'il s'agit d'un temps qui reste « le même et dans le même état » et « demeure ainsi immuablement fixé au même endroit », emprisonné dans les liens de la contraignante Nécessité, mais temps selon Montaigne : « la forcenée curiosité de notre nature, s'amusant à préoccuper les choses futures, comme si elle n'avait pas assez affaire à digérer les présentes. »[1] Plaidoyer pour la proximité géographique et la proximité temporelle du duo agent-patient.

L'*orexis*, le désir grec, suppose la proximité, à défaut du contact. *Orégo*, c'est tendre ses mains vers, c'est essayer d'attraper avec ses mains, avant de désirer, de tendre à. Pour essayer d'attraper, il faut être proche sans être au contact, en un mot à la bonne distance, ni trop loin, ni trop près, en même temps qu'il faut faire effort, qu'il faut se tendre vers… Et quoi de plus adapté à l'*ergon* du chirurgien que cet essai d'attraper, de se servir de ses mains. Bien sûr le manque est là, sinon il n'y aurait pas besoin de tendre les mains, pour attraper. *Orégo*, c'est aussi tendre (comme on tend une coupe), offrir, donner. Le désir ne fait pas que prendre, n'est pas qu'égoïsme, il donne aussi, ou tente de donner ce qui n'est pas déjà là.

Entre le désir, moteur de l'action pour Aristote, et la raison, *dia-noïa* (par opposition à *para-noïa*, *dia-noïa* signifie réflexion) est le médiateur qui le préserve de l'incontinence. Désir et raison se complètent dans la recherche de la « guérison », ou tout au moins dans celle du mieux-être, de la lutte contre la souffrance. C'est lorsque la proximité disparaît que la *para-noïa* fait son apparition, comme on entre en lice, mais sans licéité. Proximité chirurgicale comme une dialectique de la subjectivité et de l'intersubjectivité, de l'action et de la passion. Expérience subjective de la responsabilité qui suppose de « posséder le Je dans sa représentation », proximité à soi qui rend le Je unique et non interchangeable. Intersubjectivité génératrice des émotions, considérées non seulement comme affects, mais comme une part importante dans la

1. Montaigne, *Essais*, livre premier, chapitre XI, Paris, Le livre de poche, t. I, 1966, pp. 67-68.

capacité d'action. Laquelle suppose un mélange de fermeture sur soi (confiance en soi) et d'ouverture sur l'autre (co-décision adaptée plutôt que solution univoque).

Le « langage d'une administration totale », selon le mot d'Herbert Marcuse, celui des « procédures » multiples et variées, est forcément une invite au discours clos, en l'absence de toute *réflexion-médiation*. Un tel discours ne peut déboucher que sur l'incompréhension et ses conséquences délétères au plan relationnel. Sans doute pourtant cette « manie » des procédures n'est que l'*ersatz* que s'est donné le système pour suppléer la norme morale d'une société essentiellement dominée par le culte de la réussite individuelle (serait-elle même accompagnée de surinvestissement et de *burn-out*, secondairement) et de l'efficacité entrepreneuriale. Perversion de la rationalité, de normative en instrumentale.

Le diagnostic durkheimien [1], « L'âme, c'est la conscience collective incarnée dans l'individu… elle s'oppose au corps, base de notre individualité », nous semble doublement discutable : l'âme, qui ne s'oppose pas au corps mais s'y incarne, n'est pas la conscience de la collectivité dans l'individu mais la conscience de l'individu dans la collectivité ; l'activité morale, imprégnée d'affects, est ce qui résiste directement (peut résister) à l'être social. Novatrice au début du XXᵉ siècle, la pensée durkheimienne (désappropriation de l'âme, reflet simple de l'habitus social, et réappropriation du corps) semble se répliquer au début du XXIᵉ siècle [2]. Nous n'agréons pas à cette vision : l'âme, plutôt que simple reflet de l'habitus social, est garante de la liberté et, selon nous, du bonheur. Bonheur acquis lentement et de manière ponctuelle d'abord, puis s'installant, de manière plus durable, avec le temps.

Pour un chirurgien, proximité suppose sagacité. Et sagacité nous semble devoir passer avant technicité, « art » (*technè*), « technique ».

---

1. Durkheim, *Le problème religieux et la dualité de la nature humaine*, Textes, t. II, Paris, Éditions de minuit, 1975, pp. 34-35.
2. Une illustration de ce jugement en est, selon nous, qu'il faut à certains à la fois le respect de la différence, mais aussi l'adhésion à la différence ; ou encore : la suppression de toute norme en même temps qu'un statut « normal ».

Sagacité aristotélicienne bien sûr, définie comme « état vrai, accompagné de raison, qui porte à l'action quand sont en jeu les choses bonnes ou mauvaises pour l'homme »[1]. Bonnes pour lui-même comme pour les autres, ainsi que l'exprime le Stagirite en parlant de Périclès. Et la décision d'agir (opérer) ou non précède obligatoirement la production de l'acte technique. La première, quand elle réussit, est à elle-même sa propre fin (la santé), quand la seconde a cette même fin hors d'elle-même. « Sera sagace l'individu qui sait délibérer. » Sagacité, sorte de vertu de l'âme, où « la faute est moins grave si elle n'est pas commise exprès », quand c'est à l'opposé pour la technique. Connaissance des choses particulières (ici la maladie), la sagacité n'est pas la sagesse, connaissance des choses universelles. Le chirurgien ne peut viser que la sagacité, et non la sagesse, qu'il ne peut qu'admirer, « aimer ».

---

1. Aristote, *Éthique à Nicomaque*, VI, 1140b, *op. cit.*, p. 303.

Conclusion

« L'horizon éthique est horizon du risque. »
Sophie Demichel

$\mathcal{D}$ANS SA DERNIÈRE ŒUVRE d'importance, *Les Passions de l'âme*, Descartes part d'une constatation incontournable : ce qui affecte l'âme vient du corps, ce qui décide du corps vient de l'âme[1]. Mais il s'acharne ensuite à distinguer l'une de l'autre. Pour rejeter les « âmes obscures » moyenâgeuses, dont on ne savait si elles étaient matérielles ou immatérielles, sans doute. Pour un objectif méthodologique, bien sûr aussi. Seul l'esprit peut rendre simples les choses compliquées, comme l'automate qui paraît si étrange n'est plus, une fois démonté, qu'une série de ressorts et de leviers. Qui discrimine[2] juge ou accuse, en quelque sorte, en même temps qu'il sépare. Et qui sépare avance sur la voie de la connaissance. Entre les *Règles pour la direction de l'esprit* de 1628, dans lesquelles l'auteur décrit sa méthode, directement issue des mathématiques,

---

1. Descartes, *Les passions de l'âme*, article II (« Puis aussi je considère que nous ne remarquons point qu'il y ait aucun sujet qui agisse plus immédiatement contre notre âme, que le corps auquel elle est jointe ») et article XVIII (« Les autres sont des actions qui se terminent en notre corps... »), Paris, Vrin, « Bibliothèque des textes philosophiques », 1999, pp. 66 et 80.
2. *Krima* grec, *crimen* latin.

comme universelle et pouvant s'appliquer à toutes questions, y compris métaphysiques, et les *Lettres à Élisabeth* où il explique que l'union du corps et de l'âme se sent mais ne peut se comprendre, le naturel vitaliste du savant a refait surface, en même temps que le mathématicien a buté sur des apories. La notion de *sciences libérales*, inaccessibles aux seuls principes mathématiques, dont la connaissance fait appel à l'intuition et à l'esprit de finesse, telle qu'elle était présente dans le *Studium bonæ mentis*, antérieur à 1628, est réapparue. De là sans doute l'idée que la méthode cartésienne ne peut être véritablement fructueuse qu'entre les propres mains de son inventeur.

Le philosophe natif de La Haye, dont les rapports à son corps d'enfant et d'adolescent ne sont pas simples, puisqu'il semble si chétif qu'on l'autorise à étudier depuis son lit à La Flèche, rattrape plus tard rapidement la vie, et à grands pas. Cavalier, bretteur, soldat, joueur, rentier, et pas décidé pour un sou, pour un *Traité du Monde*, à se voir enfermer, il substitue à la révolution copernicienne mécaniste, en laquelle il croit, une révolution méthodologique, qui détermine l'évolution des sciences humaines, à l'instar de l'héliocentrisme dans les sciences « dures », pour les siècles à venir.

Tout remettre en question, sauf le *cogito*. Et à partir du moment où celui-ci est assuré, reconstruire le monde à partir de la pensée, car la pensée c'est l'être. Une pensée où le vrai, soumis au principe de causalité, équivaut au bien[1].

C'est dans le paradigme cartésien d'une mise en fiches progressivement affinées – du monde qui nous entoure et de ses habitants – que nous vivons aujourd'hui. Une mise en fiches censée longtemps nous porter un peu plus tous les jours vers la lumière et le bonheur, puisque la vérité c'est la science. Mais qui dans la seconde moitié du XXe siècle commence à secréter de solides antidotes à cette vision idyllique.

Chiron (*kheiron*), le premier des chirurgiens, est fils de Chronos.

---

1. Charles Larmore et Alain Renaut font (dans *Débat sur l'éthique*, Paris, Grasset, « Nouveau collège de philosophie », 2004) une partition entre le réalisme moral des Anglosaxons (la faute n'y est qu'une erreur sur le Juste) et l'idéalisme moral (où la faute est l'ignorance du Bien).

Mais contrairement à ses frères centaures, il est bon et sage. Faisant don de son immortalité à Prométhée, mais ayant eu le temps auparavant de former Asclépios à la médecine et à la chirurgie. De Prométhée ou d'Asclépios, quel est le véritable « inventeur » de la médecine humaine ? Destin tragique pour tous deux, l'un comme l'autre bravant Zeus en s'opposant au cours « naturel » des choses, le premier voulant rendre l'homme savant à l'image des dieux, le second agissant pour retarder sa mort programmée, voulant en quelque sorte le rendre immortel. Hippocrate, que l'hagiographie fait descendre d'Asclépios, saura d'emblée, pour éviter le sort fatal réservé à son aïeul, insister sur l'existence de deux catégories de patients : ceux que la médecine peut aider, améliorant leur santé, et ceux pour lesquels elle ne peut malheureusement rien, malgré tous ses efforts. De ses trois lointains parrains, la chirurgie du XXe siècle a plus hérité des deux premiers que du troisième, dont elle a souvent oublié les enseignements philosophiques.

En chirurgie viscérale, le passage au troisième millénaire est marqué par le développement considérable de l'informatique et des télécommunications appliquées au domaine. Celles-ci rendent imaginable, surfant sur le développement concomitant de la chirurgie mini-invasive, de pouvoir un jour régulièrement opérer à distance, avec l'appoint de robots-chirurgiens, commandés humainement pour l'instant mais qui sait, un jour peut-être, dans le futur, devenus autonomes. Ne s'écartant pas du paradigme ambiant, cette évolution a sans doute de nombreux avantages. Il nous semble cependant que son développement probable oblige à prendre quelques précautions, en termes d'éthique médicale et en matière juridique. Oblige également à se poser quelques questions sur les objectifs visés.

Un retour historique sur la médecine depuis Hippocrate, ainsi que sur la riche période qui s'étend du XVIe au XVIIIe siècle, objective, comme une dimension constante, la permanence du recours au sensationnel en médecine et en chirurgie. Sensationnel dans lequel interviennent tout à la fois l'attrait pour les constructions sophistiquées de la science et l'inclination pour le magique et l'inexplicable, sans oublier parfois, bien qu'elle soit difficilement avouable, une pointe de voyeurisme et de perversion.

Sur ce point, il y a continuité au fil des siècles. Pourtant, l'anatomie est à l'origine d'un changement de paradigme à la Renaissance. Après le corps malade du Moyen Âge, possédé de son vivant, sacré après le trépas, on découvre, dès le XIIIe et le XIVe siècle, un corps riche de curiosités à découvrir et à décrire. Le respect pour les écrits galéniques transmis par les byzantins, notamment par Oribase et Paul d'Égine, a fait que jusqu'alors les grossières erreurs anatomiques n'ont pas été corrigées. Mais avec Vésale au XVIe siècle, la vérité anatomique l'emporte sur la tradition, ouvrant la porte à trois siècles de progrès médicaux presque ininterrompus. L'étude du fonctionnement de l'organisme et du développement des maladies se vérifiera bientôt sur le cadavre, dès la fin du XVIIIe siècle.

Les XIXe et XXe siècles voient inventer et fabriquer d'innombrables outils pour seconder les sens et la main de l'homme. Et dans une parfaite continuité, les dictionnaires, au XXIe siècle tout juste entamé, définissent la chirurgie comme une « partie de la thérapeutique médicale qui comporte une intervention *manuelle* avec des instruments, aidée d'appareils (laser, *robot*) »[1]. Chaque nouvelle invention véritable au cours du temps, du chemin de fer à l'ordinateur, génère des réactions de catastrophisme. Ainsi en fut-il parfois en médecine, comme l'exemple de la réception difficile de l'anesthésie à ses débuts, au milieu du XIXe siècle, suffirait à le montrer. Ce n'est donc pas dans le piège de la *technophobie*, grossier et sans nuances, qu'il faut s'engager. Bien plutôt est-ce dans une tentative de compréhension de ce que la robotique va engendrer comme possibles mutations dans la formation des chirurgiens, l'organisation de leur spécialité, les rapports patients-professionnels de santé.

Constatant le découplage entre les immenses progrès médicaux réalisés au cours de la deuxième moitié du XXe siècle et la multiplication des conflits entre usagers des systèmes de santé et acteurs de gestes médicaux invasifs, nous avons recherché si une quelconque relation de causalité pouvait relier les premiers et la seconde. Il apparaît en réalité que la

---

1. Voir dictionnaire petit Robert, édition 2003, à l'article « chirurgie ».

notion de faute, dès le XVIIᵉ siècle, après Grotius, Descartes et Domat, n'est plus distinguée de la simple erreur. Et la confusion est transmise inchangée dans le Code civil français, pour les siècles qui suivent, jusques à aujourd'hui. Oublié le « nul n'est méchant volontairement » de Socrate, avant que certaines traditions juridiques n'introduisent la notion de *risque* comme fondement *objectif* de la responsabilité, en matière médicale en particulier. L'ouverture des frontières européennes n'a pas jeté de pont, à ce jour, entre des conceptions philosophiques de la faute et de la peine si différentes que celle des pays nordiques et celle des pays latins. Mais à partir du moment où les conceptions sociologique et positiviste du droit l'emportent désormais sur sa conception de science humaine visant le juste (*to dikaion*), à partir du moment où le vrai scientifique et le bien se confondent, il faut au praticien de santé qui agit directement sur le vivant, au chirurgien en particulier, se forger une éthique qui, tenant compte de cette évolution, tente d'éviter cependant les écueils du surinvestissement d'un côté, de la réaction défensive de l'autre.

Le chirurgien a eu, tant que son action a pu s'apparenter à un *ergon* et non à un simple artisanat, le pouvoir de retourner, de sa main, l'affect en acte, la passion en action. Avec la possibilité qui se fait jour de pouvoir, à l'avenir, médiatiser[1] ses réalisations et son travail sur le corps humain qui en faisaient jusqu'alors un manuel à nul autre pareil, apparaît le risque de le voir relégué, à son corps et son âme défendants. Placer de longues distances, des relais informatiques et des fibres optiques, des prolongements robotiques, entre ses mains et le corps (*Leib*) sur lequel il intervient n'est, selon nous, ni indifférent ni neutre, d'abord pour lui-même et, par voie de conséquence, pour le patient qu'il opère. Tout en représentant une solution de relative facilité, histoire, peut-être, de séparer, au moins temporairement, l'affect et le geste ? Histoire d'au moins diminuer si ce n'est de supprimer les impressions, pour faire que

---

1. Cette « *médiatisation* », à l'instar de la médiatisation télévisuelle, n'est pas une *médiation*, mais une *im-médiation*, parce que le *live* (le suivi en direct de l'intervention chirurgicale sur le moniteur de télévision) supprime, pour les spectateurs, une part de « *recul* » par rapport à l'événement, et donc une part de la réflexion possible pendant sa durée.

l'expression soit plus facile, plus performante, dans l'œuvre de la main ? Histoire que l'émotion du cœur n'atteigne plus l'extrémité opératrice dans le feu de l'action, démentant les poètes :

> « Il est quelque part, au fond de moi, un vieux cœur que je devine et dont les battements sont bien à l'unisson de l'émotion de ma main. »[1]

Non plus une disposition aristotélicienne, un *ergon* d'« artisan » du corps humain, mais un exercice d'ouvrier très spécialisé, médiatisé, dans les multiples acceptions du terme…

Magnifier le *per*, l'extemporané, oublier – un peu – le *post*, les suites opératoires, parfois aussi affligeantes qu'inattendues. C'est ce que la chirurgie à distance, sans doute, très inconsciemment, fait miroiter sur l'Écran au chirurgien. Écran qui, associé au magnétoscope, fonctionne en boucle, si besoin, auto-suffisant, en autarcie. Rêver la maîtrise du vivant, la réparation sans erreur (et donc sans faute) possible, par la seule technique. Comme on comprend… Moins d'oppression, plus d'expression… Il suffirait alors d'éduquer puis de sélectionner, pour leur capacité et leurs dons dans le maniement micrométrique des *sticks*, des opérateurs dégagés de toute pression psychologique. Ne plus apporter de part – autre que purement technique et manuelle – à l'*opera*, l'activité, le travail : tel pourrait être l'objectif de la mise à distance, en chirurgie. Oublier la part de souffrance qui, avec la joie, fait l'existence humaine. Sorte de *désespoir-faiblesse* selon Kierkegaard, qui ferait que le chirurgien voudrait la chirurgie, mais dépourvue de sa part, négative mais incontournable, d'action sur le vivant ? Comme si, « au lieu de reporter le possible dans la nécessité, le désir le poursui[vai]t jusqu'à perdre le chemin du retour à lui-même »[2] ?

Objectiver au maximum le corps humain souffrant et les gestes qu'on réalise sur lui, afin de proscrire toute discussion autre que scientifique. Réaliser un film de toute intervention, afin de vérifier, en cas de nécessité, quand les suites opératoires sont plus compliquées que prévu, l'existence ou l'absence de toute imperfection technique. Le film prendrait ici la

1. Stéphane Mallarmé, *Correspondance, Lettres sur la poésie, Lettre à José Maria de Hérédia*, 7 mars 1867, cité par Paul Audi, *Créer*, *op. cit.*, p. 102.
2. Søren Kierkegaard, *Traité du désespoir*, *op. cit.*, p. 101.

place que tenait avant lui la « vérification anatomique ». Mais avec un objectif supplémentaire : celui de régler le problème assurantiel de la responsabilité dans une société du « risque zéro » ?

Qu'enfin, avec Leibniz, on puisse écrire, en médecine comme ailleurs, *quod omnis veritatis reddi ratio potest*, qu'il soit possible enfin de rendre *raison* de toute *vérité* (de toute proposition vraie), car *quod nihil fit sine causa*, rien n'arrive sans cause. Refoulant ainsi définitivement la dimension tragique de la vie de l'homme, son *aiôn*, temps et destin à la fois. Rendre raison de ce qui advient, quoi qu'il arrive. La perfection technique exige que le *principe de raison suffisante* soit universel et s'applique aussi aux sciences du vivant, dont la médecine.

Y a-t-il une alternative à cette geste prométhéenne ?

> « Ce qui mérite d'être pensé, avons-nous le droit de le délaisser, au profit d'une recherche frénétique, qui ne sait que compter, mais dont les succès sont grandioses ? Ou bien sommes-nous tenus de découvrir des chemins sur lesquels la pensée puisse répondre à ce qui mérite d'être pensé ? »[1]

Nous pensons que la réponse à cette question est positive. L'âme du chirurgien, c'est son esprit capable de réflexion, c'est sa *main-esprit*, qui garde la proximité. Un *conatus* conscient de soi-même, et des autres qu'il garde à portée, à porter, parfois – transitoirement. Les choses de la vie et les mots, ou plutôt la parole, pour les dire. Tension éthique, attention à l'autre. Qui ne peut exister qu'au travers de la clinique, en son sens premier de *klinikè technè*, soin donné au patient alité. Entre désir et proximité s'ouvre l'avenir du chirurgien, qui ne reste ouvert que s'il est vigilant et optimiste à la fois.

---

1. Heidegger, *Le principe de raison*, Paris, Gallimard « Tel », 2003, p. 270.

Achevé d'imprimer en octobre 2006
sur les presses de l'imprimerie Chirat
(42540 St-Just-la-Pendue),
pour le compte des Éditions Michalon
collection encre marine
selon une maquette fournie par leurs soins.
Dépôt légal : octobre 2006 - N° 1806
ISBN : 2-84186-340-9

catalogue disponible sur :
http : //www.encre-marine.com